AF494839

LE RAMOLLISSEMENT

ET

LA CONGESTION DU CERVEAU

Principalement considérés chez le vieillard

Paris. — A. PARENT, imprimeur de la Faculté de médecine, rue Monsieur-le-Prince, 31.

LE
RAMOLLISSEMENT

ET

LA CONGESTION

DU CERVEAU

Principalement considérés

CHEZ LE VIEILLARD

ÉTUDE CLINIQUE ET PATHOGÉNIQUE

PAR

Le Dr J.-V. LABORDE

Ancien interne des hôpitaux
Lauréat (médaille d'or) de la Faculté de médecine de Paris
Lauréat de la Société médicale des hôpitaux
Membre et lauréat (prix Godard) de la Société anatomique
Membre de la Société médicale d'observation
Secrétaire de la Société de biologie

«La *vieillesse* paraît prédisposer à cette maladie.. »
ROSTAN.

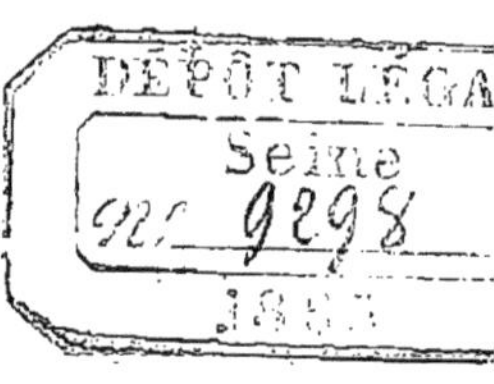

PARIS

ADRIEN DELAHAYE, LIBRAIRE-ÉDITEUR

23, PLACE DE L'ÉCOLE-DE-MÉDECINE, 23

1866

A M. LE PROFESSEUR ROSTAN

Daignez agréer, vénéré maître, l'humble hommage de ce travail,
dont le titre est inséparable de votre nom.

A M. LE Dr POTAIN,

Professeur agrégé de la Faculté de médecine
Médecin de l'hôpital Necker.

Hommage d'affectueuse gratitude.

INTRODUCTION

Lorsqu'une espèce nosologique est créée, elle ne tarde pas à subir le joug de la doctrine régnante; c'est là un fait dont la vérité se révèle à chaque page de l'histoire des maladies, et dont témoigne particulièrement l'histoire de l'affection du cerveau qui fait l'objet de ce travail.

Le Dr Rostan n'eut pas plutôt dévoilé et décrit, avec une exactitude qui n'a pas été égalée, la maladie cérébrale à laquelle il donnait le nom, faute d'un meilleur, de RAMOLLISSEMENT, que la doctrine de l'*inflammation*, encore dans son éclat, se hâtait de soumettre cette espèce morbide à sa despotique domination; la désignation d'*encéphalite*, à l'exclusion de toute autre, consacrait cette nouvelle conquête, et la plupart des travaux entrepris sur ce sujet obéissaient à l'irrésistible tendance de rattacher cet état pathologique à l'inflammation de la pulpe encéphalique : c'est vers ce but que furent principalement dirigées les célèbres recherches de Lallemand; c'est la même tendance qui dominait l'auteur du traité de l'*encéphalite*, et qui présidait aux tentatives plus récentes de Durand-Fardel.

Cependant, quelques voix isolées s'élevèrent pour réagir contre cet entraînement exclusif et pour restituer à la maladie son véritable type, tel qu'il ressortait de l'observation rigoureuse des faits, non assujettis à l'empire d'idées systématiques préconçues. Déjà le professeur Rostan lui-même avait manifesté, quoiqu'en termes un peu timides, sa répugnance à faire rentrer tous les cas de la maladie dont il donnait l'admirable description, dans le cadre si absorbant des inflammations ; et si ses vues spéciales sur la nature du travail morbide n'étaient point suffisamment justifiées, elles ne révélaient pas moins, dans son esprit, une prévision que devaient en partie confirmer les progrès ultérieurs de la science. Les auteurs du *Compendium de médecine* protestèrent aussi, avec des arguments dont la valeur a été trop méconnue, contre cette attribution exclusive de tout ramollissement à l'état inflammatoire. Mais, mieux que personne, le professeur Andral montrait l'erreur et l'exclusivisme des tendances doctrinales sur ce point, et traçait en même temps, en quelques mots, la véritable voie du progrès :

« Chercher, disait-il, à bien déterminer les conditions diverses dont l'influence amène l'altération dite ramollissement cérébral, voilà le travail à faire, travail difficile sans doute, mais d'une bien autre importance que celui dans lequel on s'est épuisé dans ces derniers temps, lorsqu'on a voulu ramener tout ramollissement cérébral à n'être qu'une des formes ou qu'un des degrés de l'inflammation des centres nerveux. »

Si ces sages avertissements ne devaient pas être perdus, ils ne purent néanmoins ramener les esprits dans la voie qu'ils avaient tracée. Bien que le souffle puissant qui animait la *doctrine* se fût éteint, la forte empreinte qu'il avait laissée même sur les esprits rebelles, ne devait pas s'effacer de sitôt : Le *ramollissement* du cerveau est demeuré, dans la plupart de nos livres classiques, une maladie *une* et *inflammatoire ;* et récemment encore, la science s'est enrichie d'une œuvre magistrale, qui n'en est pas moins un nouvel effort en faveur de cette notion exclusive et systématique (1).

Et cependant, il n'est plus possible aujourd'hui, ce livre est destiné à le montrer pour sa part, il n'est plus possible de considérer le ramollissement du cerveau comme une affection *unique*, toujours *identique* à elle-même, réductible à un même et invariable processus : sans doute le siége organique de la maladie ne change pas, mais les influences qui président à sa détermination d'une part, et de l'autre les conditions génératrices des phénomènes qui la constituent, sont *diverses ;* à cette diversité

(1) Calmeil, *Traité des maladies inflammatoires du cerveau ;* Paris, 1859.

sont subordonnés la nature réelle et le siége local du travail morbide, non moins que les expressions phénoménales de ce dernier. Il en résulte que la recherche de ces *conditions* constitue la seule base d'une étude fructueuse de ce sujet ; c'est en prenant pour appui cette base que nous avons essayé :

1° De dégager du groupe nosologique complexe et plein de confusion où elle a été mêlée, une espèce morbide bien définie par les conditions *étiologiques* et *pathogéniques* qui président à sa détermination ;

2° De préciser ces conditions par une étude attentive et complète de l'évolution physiologique à laquelle elles se rattachent ;

3° De saisir et de décrire, en les poursuivant jusque dans leurs éléments les plus intimes, les altérations qui constituent la maladie, et arriver par là à pénétrer sa nature anatomique.

Ce n'est pas, on le voit, un traité du ramollissement cérébral, tel qu'il faudrait le concevoir aujourd'hui, que nous donnons ici ; nous sommes d'autant plus à l'abri d'une semblable prétention, que nous avons pénétré plus avant dans l'étude de ce vaste et difficile sujet. Le temps est encore éloigné, pensons-nous, où, malgré les ardeurs modernes au travail, pareille entreprise pourra être convenablement réalisée : en attendant, plus humble en nos projets, nous avons borné notre tâche à la préparation d'un petit coin de l'édifice.

Si le sujet que nous avons traité n'est pas nouveau en lui-même, du moins l'avons-nous étudié sous quelques côtés peu ou pas explorés, et avons-nous été assez heureux pour voir surgir de cette étude quelques résultats jusqu'à présent ignorés ou peu connus.

L'étude topique des altérations nous a révélé l'existence de modifications remarquables dans la structure des vaisseaux les plus ténus de l'encéphale ; quelques-unes de ces modifications avaient déjà attiré l'attention d'observateurs illustres tels que : Paget, Bennet, Ch. Robin, Virchow, etc. Mais, ni la constance de ces lésions des vaisseaux capillaires, ni les degrés divers par lesquels elles s'expriment, ni surtout la détermination par l'examen direct des conditions physiologiques de leur développement, n'avaient été établis ; leur véritable rôle pathogénique n'avait pu dès lors être fixé, et il ne pouvait l'être qu'à la condition de réaliser une étude complète des modifications que subit la circulation capillaire du cerveau *aux divers âges :* cette étude, nous l'avons entreprise, et ses résultats apportent à la question si controversée de l'influence de l'âge sur les déterminations de la maladie, une solution qui, nous avons lieu de l'espérer, laisse peu à désirer.

Dans cette étude pathogénique qui entraînait la revue et l'appréciation des divers travaux antérieurs sur le même sujet, nous avons dû faire, on le conçoit, une large part à la critique. Ce n'est pas que, pour édifier, nous croyions qu'il soit nécessaire de détruire; mais la vérité ne nous semble pouvoir prendre la place de l'erreur qu'à la condition de dévoiler celle-ci jusque dans ses moindres traces. D'ailleurs, notre critique, il est à peine besoin de le dire, ne s'adresse qu'aux faits ou aux idées, jamais aux personnes; si quelque endroit de cet écrit pouvait donner lieu à une supposition contraire, nous le déclarons formellement, la forme aurait alors trahi nos intentions.

Parmi les résultats de nos recherches d'anatomie pathologique, il en est encore un qui doit être signalé ici d'avance : il est relatif au siége organique des altérations, et il consiste dans la *simultanéité* à peu près constante d'une lésion de la structure de la *couche corticale* des circonvolutions et d'une lésion de même nature des *régions centrales* (corps strié, couche optique). Ce fait, que nous nous sommes appliqué à mettre hors de doute, en l'appuyant de nombreux témoignages de l'observation directe, entraîne, dans le domaine de l'anatomie normale et de la sémiologie, des déductions dont la portée n'échappera, nous l'espérons, à personne.

De pareilles recherches, on le comprend, ne pouvaient être accomplies qu'à la faveur des moyens nouveaux d'investigation que le progrès a mis en nos mains; elles nous imposaient particulièrement la nécessité de l'emploi des verres grossisants. Certes, nous ne sommes pas de ceux qui s'exagèrent cette nécessité au point de croire, qu'en fait de science, *hors du microscope, il n'est point de salut;* mais, en vérité, nous ne voyons pas où leur intervention pourrait être mieux légitimée que dans la recherche des altérations des centres nerveux, non moins que dans l'étude de leur texture normale. Il ne nous en coûte nullement de reconnaître que, quelque admirable que soit l'appareil naturel d'optique dont nous sommes doués, il a ses limites et ses imperfections. Pour ne pas convenir de son impuissance, il faut véritablement, ou n'en avoir jamais fait une application sérieuse à des recherches de la nature de celles dont nous parlons, et s'ignorer en quelque sorte soi-même, ou bien sacrifier à un déplorable parti pris. Car nous n'imaginons pas que l'esprit, même le plus optimiste, puisse se montrer satisfait de nos acquisitions en anatomie pathologique des maladies encéphaliques, en dehors des études histologiques; il se trouverait, à peu près, réduit à la contemplation de l'*éternel piqueté*, ou de quelques autres altérations qui, jugées sur les seuls caractères d'aspect extérieur, ne sauraient conduire à aucune notion précise, ni sur la véritable constitution, ni surtout sur la nature du travail morbide. Sans doute, nos devanciers ont fait, à ce sujet, de merveilleux efforts d'investigation, et l'un des résultats de notre travail sera de rendre plus de justice qu'on ne l'a fait à la sagacité de quelques-uns d'entre eux ; mais, nous le répétons, l'on ne saurait se soustraire désormais à l'indispensable nécessité des instruments grossissants, pour réaliser quelques progrès dans l'étude des altérations que recèle la trame si délicate des centres nerveux.

Du reste, en ce qui nous concerne, nous avons, autant que possible, cherché à nous mettre à l'abri des reproches que trop souvent et trop injustement l'on s'est plu à adresser à l'instrument lui-même, oubliant que ce n'est pas lui qui se trompe, mais bien celui qui s'en sert : et, par exemple, avant d'aborder l'étude des altérations anatomiques, nous nous sommes longuement appliqué à celle des éléments de la structure normale, et cela comparativement *aux divers âges*.

La nécessité de cette étude s'imposait d'ailleurs à nous, pour aborder, avec fruit, le problème pathogénique (1).

____

(1) Nous avons eu recours, pour nos recherches histologiques, aux deux principaux modes de préparation et d'examen habituel-

Quels que soient l'intérêt et la nécessité des recherches anatomiques sur la nature morte, elles ne sauraient suffire et resteraient d'ailleurs à peu près stériles, si elles n'étaient fécondées, en quelque sorte, par l'étude des manifestations symptomatiques, qui sont comme l'expression vivante des altérations organiques; or, la connaissance de ces manifestations relève de l'*étude clinique* proprement dite, à laquelle nous avons consacré la majeure partie de ce travail. L'occasion était, pour cela, des plus favorables, car nous étions placé sur ce qu'on peut appeler le véritable théâtre de la maladie dont il s'agit : nous lui avons consacré deux années consé-

lement en usage : 1º examen à l'*état frais ;* 2º examen après *durcissement* préalable dans une solution d'acide chromique ou de bichromate de potasse.

Toutefois, malgré les difficultés que présente le premier mode, nous lui avons presque toujours accordé la préférence, aimant mieux voir nous échapper quelques particularités de la structure morbide, qu'introduire dans l'état réel des choses quelque modification artificielle. — L'usage de grossissements *faibles* ou *moyens ;* un foyer d'éclairage aussi intense que possible (nous avons trouvé dans un ancien modèle du microscope d'Oberhœser une réalisation admirable de cette condition); l'étude des tissus altérés sur de larges surfaces, vierges autant que possible de toute section du côté soumis à l'examen, quelquefois même sans intervention de la petite lamelle de verre, dont la pression n'est pas toujours innocente des erreurs commises; l'éclairage à la lumière artificielle, le plus souvent à l'aide du procédé dit par *réflection,* — tel est l'ensemble des principaux moyens auxquels nous avons eu recours; les résultats qu'ils nous ont permis de réaliser ont au moins le mérite d'avoir été puisés dans la *réalité* même des choses; pour en faciliter la compréhension, nous avons joint à notre travail quelques dessins pris sur nature, dont on pardonnera l'imperfection en faveur de la fidélité.

cutives d'une observation constante à l'*hospice de Bicêtre*. Convaincu qu'une connaissance incomplète des maladies vient le plus souvent d'une application insuffisante de l'observation à tous les moments de leur évolution, nous nous sommes imposé la tâche de nous tenir, autant que possible, au contact même des malades, à vivre au milieu d'eux et presque avec eux. C'est là, en effet, le seul moyen de ne laisser échapper aucune des phases de l'évolution morbide, dont pas un détail n'est insignifiant.

Cette assiduité d'observation n'a pas été stérile : elle nous a permis de remonter à l'éclosion même de la maladie, de saisir, pour ainsi dire, ses plus vagues préludes, et d'assister à quelques-unes de ses manifestations qui, en raison de leur fugacité sans doute, étaient demeurées jusqu'ici inaperçues : tels sont, en particulier, certains troubles fonctionnels de l'*ordre mental*, auxquels nous avons accordé une attention spéciale ; nous nous sommes appliqué d'autant plus à en déterminer la nature et les variétés, qu'ils ont été presque entièrement délaissés, dans ces conditions, par la plupart des nosographes, bien que constituant, ainsi que nous le montrerons, un ordre de signes des plus importants dans le groupe sémiologique. Non-seulement nous avons étudié ces troubles fonctionnels en eux-mêmes, mais nous nous sommes-attaché à faire ressortir les modifications que leur imprime l'âge avancé des sujets tributaires du ramollissement.

Cette étude devait naturellement faire surgir les analogies plus ou moins étroites qui existent entre des affections dont le siége organique est identique : nous n'avons eu garde de négliger ces rapprochements, destinés à jeter la lumière sur des points plus ou moins obscurs de l'histoire des maladies d'un même organe, en éclairant, pour ainsi dire, les unes par les autres.

Abordant ensuite l'étude intéressante de l'enchaînement des lésions organiques avec les troubles fonctionnels correspondants, nous en avons déduit les données propres à éclairer le siége organique des fonctions lésées et la solution des problèmes physiologiques qui se rattachent à cette étude : mais, sur ce terrain difficile et encore peu exploré, nous nous sommes étudié à ne nous écarter jamais de la voie rigoureuse tracée par les faits, et à ne pas aller au delà de leur expression.

Tel est, rapidement esquissé, le cadre que nous avons essayé de remplir. Ainsi conçu, et alimenté, en quelque sorte, par des recherches presque toujours personnelles, notre travail comportait peu de citations : aussi n'en avons-nous usé qu'à propos, nous sentant d'ailleurs peu de goût pour le facile étalage d'érudition, qui consiste à aligner des noms dans une longue liste bibliographique faite et prise ailleurs de toutes pièces, et dont il est si commode d'orner un livre. Nous n'aurons pas encouru pour cela, nous l'espérons, le reproche de n'avoir pas rendu hommage et justice à qui de droit.

Il nous reste à justifier, en quelques mots, le nom par lequel se trouve désignée le plus souvent, dans ce travail, la maladie dont il traite, et à indiquer le plan général qui y est suivi.

Le terme *ramollissement* exprimant, en soi, une notion unique, celle d'une modification de consistance, est certainement peu applicable à la désignation de l'état morbide très-complexe, dont il n'est que l'un des nombreux éléments ; il y aurait, j'en conviens, avantage à le remplacer par une dénomination plus compréhensive et mieux appropriée ; mais qui ne sait combien sont difficilement réalisables ces conditions d'une terminologie parfaite ! Aussi pensons-nous, avec le professeur Rostan, qu'il est plus sage de conserver ce nom qui ne préjuge rien, que de courir le risque de lui en substituer un pire. Mais nous avons cru devoir le faire suivre de deux épithètes qui expriment à la fois les conditions d'*étiologie* et l'influence *pathogénique* des conditions d'âge : RAMOLLISSEMENT SÉNILE

SPONTANÉ ; par ce dernier mot nous n'entendons pas dire que l'affection est sans cause, tout ayant une cause même dans la nature morbide, mais bien que la maladie n'est due à aucune influence extérieure, cosmique ou accidentelle, et qu'elle puise son origine dans l'individu même, c'est-à-dire dans les conditions de son évolution physiologique.

Quant au plan général de ce travail, il est subordonné nécessairement à la nature des recherches dont il est l'objet, et à l'étude particulière des points qui y sont abordés. Il comprend donc deux parties :

Une PREMIÈRE PARTIE est consacrée à l'étude des altérations anatomiques et à l'examen des conditions pathogéniques.

Une SECONDE PARTIE, destinée à l'étude clinique proprement dite, s'occupe plus particulièrement des phénomènes symptomatiques de l'*ordre mental*, et de leur *valeur sémiologique*. La congestion cérébrale s'y trouve également traitée dans ses rapports avec la maladie protopathique, et de cette étude découle une appréciation plus exacte, croyonsnous, que celle qui en avait été faite, du processus qui constitue cette affection.

Nous ne nous dissimulons pas l'inconvénient qu'il peut y avoir à donner tout d'abord une série de faits bruts, sur lesquels le lecteur trouve commode de glisser, parce qu'il est convenu que la lecture d'une observation présente en général peu d'attraits ; nous ne prétendons pas que les nôtres aient l'heureux privilége d'échapper à ce défaut réel ou supposé ; nous nous sommes appliqué, toutefois, à en dégager le récit des longueurs inutile dont on a tant abusé, sous prétexte d'exactitude. Mais, si les faits sont le fondement de toute vérité scientifique, ils s'imposent surtout lorsqu'ils sont destinés à la révélation de vérités nouvelles ou peu connues : tel est le motif qui nous a engagé et imposé même l'obligation d'en donner la relation préalable.

Je ne terminerai pas ces réflexions sans exprimer publiquement ma reconnaissance pour le maître aussi modeste que savant qui, témoin de ces recherches, les a encouragées avec tant de bienveillance et de sollicitude, et souvent guidées de son jugement sûr et éclairé : M. le Dr Léger. Deux années successives, passées dans l'intimité de l'étude, qui, avec ce maître, est nécessairement l'intimité du cœur, ne m'ont laissé qu'un seul regret : celui de les voir trop rapidement s'écouler ; mais elles ont gravé dans mon plus affectueux souvenir une de ces empreintes qui ne s'effacent plus.

Paris, le 1er novembre 1865.

PREMIÈRE PARTIE

Étude anatomo-pathologique et pathogénique.

CHAPITRE PREMIER

EXPOSITION DES FAITS.

§ 1er. *Faits relatifs à la simultanéité d'une altération de la structure de la* couche corticale *des circonvolutions du cerveau et d'une altération de même nature des parties centrales, en particulier du* corps strié *et de la* couche optique.

OBSERVATION PREMIÈRE.

Paralysie incomplète du mouvement du côté gauche.— Sensibilité à la douleur conservée. — Hémiplégie faciale du même côté. — Lésion de la parole. — Coma. — Mort.

Altération de la surface des circonvolutions de l'hémisphère cérébral droit, coïncidant avec une altération de même nature du corps strié du même côté.

Le nommé G... (Jean), 80 ans, cordonnier, est apporté à la salle Saint-André, n° 25 (infirmerie médicale de Bicêtre), le 13 mai 1860, dans l'état suivant :

Aspect congestionné de la face ; embarras très-notable de la parole, consistant dans une excessive *difficulté à trouver les mots* et *à les prononcer*, d'où l'impossibilité de faire une seule réponse véritablement explicite aux questions qui lui sont adressées.

La bouche est assez fortement tirée en haut du côté droit, la commissure labiale très-abaissée à gauche. Il existe une paralysie incomplète du mouvement dans les membres supérieur et inférieur gauches : ceux-ci, en effet, peuvent encore être soulevés par le malade, quoique très-difficilement; mais tout mouvement réglé est impossible.

Ce n'est que depuis quarante-huit heures, environ, que l'état dans lequel le malade se trouve actuellement s'est déclaré, sans qu'il y ait eu, toutefois, ni chute ni perte de connaissance.

Le 13 mai au soir, l'interne de service prescrit 8 sangsues aux apophyses mastoïdes, des sinapismes aux jambes.

Le lendemain matin, les accidents ne s'étant pas calmés, et paraissant au contraire empirer, l'on prescrit une nouvelle application de sangsues à l'anus.

Le 15, au matin, le malade ne peut proférer une seule parole, et paraît du reste étranger à ce qui se passe autour de lui; il est presque dans le coma. Cependant il réagit encore au pincement douloureux, même dans les parties paralysées (côté gauche), et il opère assez bien la déglutition des liquides qui lui sont versés dans la bouche. Mais un commencement *de roideur* se manifeste au bras et à la jambe du côté gauche.

Huile de ricin, 45 grammes ; un vésicatoire à chaque cuisse; bouillons.

Le 16, coma plus prononcé avec un peu de stertor ; la contracture est moindre au bras gauche ; il y a tendance à la résolution générale. Les vésicatoires ne prennent pas ; imminence de mort.

Le 17, même état comateux; pas de réponses. Le malade manifeste cependant, par des mouvements caractéristiques du visage, la persistance d'un reste de sensibilité à la douleur.

Le 18, coma complet; mort dans la nuit.

Autopsie pratiquée vingt-quatre heures après la mort. — Injection diffuse des méninges et aspect variqueux des vaisseaux méningiens, presque partout gorgés de sang, mais principalement vers les lobes postérieurs du cerveau; à l'incision des membranes, écoulement d'une assez grande quantité de sérosité sanguinolente sous-arachnoïdienne et ventriculaire. A la surface des circonvolutions du lobe cérébral droit, portion moyenne, *belle injection hortensia* s'étendant en longueur de 0,05 centimètres environ et de 2 centimètres et 1/2 en largeur. Cette coloration est un peu diffuse et manque par plaques. Les méninges se sont assez bien enlevées à cet endroit.

Mais l'aspect seul révèle une modification dans la consistance de la pulpe cérébrale, et en effet, il est facile de s'assurer, surtout à l'aide de l'intervention d'un léger filet d'eau, qu'elle est à cet endroit singulièrement ramollie et comme désagrégée, sans que, pour cela, il y existe un véritable foyer résultant d'une perte de substance visible. L'altération paraît, toutefois, être profonde et impliquer la plus grande partie de l'épaisseur des circonvolutions. C'est ce qui ressortira surtout du résultat de l'examen microscopique.

Du même côté (côté droit) le *corps strié* est le siège, à son centre, d'un véritable foyer, de forme allongée et du volume d'une grosse amande qui pourrait facilement y être contenue. Des fragments comme putrilagineux, d'une substance brunâtre, remplissent en partie ce foyer; dans une assez grande étendue de son voisinage, la substance cérébrale a perdu de sa consistance et est le siége d'une rougeur anormale. Les autres parties de l'organe paraissent saines.

Il n'existe pas d'altérations dignes d'être signalées dans les autres principaux viscères de l'économie.

Résultat sommaire de l'examen histologique.

1° Altération commençante des vaisseaux capillaires exprimée par un *état moniliforme* de ces derniers. Dans les points où existe cette déformation des vaisseaux, les tubes nerveux et les cellules de la substance grise conservent à peu de chose près leur intégrité normale.

2° Non loin cependant des capillaires ainsi altérés, l'on rencontre quelques rares globules sanguins épanchés au sein des tubes nerveux, déjà moins nombreux à cet endroit, comme refoulés, manquant complétement par places, et quelquefois interrompus dans leur trajet. Il existe également une diminution évidente dans le nombre relatif des cellules de substance grise.

3° Dans d'autres points, non-seulement les vaisseaux sont dilatés anormalement, *moniliformes,* mais ils sont véritablement rupturés, et l'on voit, comme si l'on assistait au phénomène au moment même de sa production, s'échapper en abondance de cette ouverture spontanée les globules sanguins plus ou moins déformés selon l'ancienneté de leur épanchement. A cet endroit, l'on ne retrouve presque plus trace de la structure normale cérébrale.

Les lésions précédemment décrites se rencontrent principalement dans les points que nous avons dits être physiquement altérés à la surface des circonvolutions.

Plus profondément et surtout dans le *corps strié,* les altérations de structure, quoique de même nature que les précédentes, sont beaucoup plus avancées.

4º En effet, les vaisseaux capillaires s'y montrent tellement déformés qu'à peine ils sont reconnaissables : tantôt démesurément dilatés et présentant assez fidèlement la forme de sangsues ; tantôt détruits dans leur continuité au point de ne plus présenter que quelques tronçons épars ; presque toujours rupturés en quelque endroit, et ayant laissé s'extravaser les globules sanguins. Ceux-ci plus ou moins déformés, mais caractéristiques, se voient épanchés en grand nombre et ayant, en quelque sorte, pris la place des éléments nerveux dont on ne trouve presque plus de trace. En même temps, autour et sur la paroi des vaisseaux s'accumulent des amas de matière amorphe, des granules moléculaires opaques en grande quantité, des granulations transparentes, graisseuses. Ces éléments morbides se rencontrent aussi dans la lumière des vaisseaux, qu'ils tendent à obstruer plus ou moins complétement.

Enfin, au sein de ce foyer d'altération, le microscope démontre aussi la présence de cristaux d'hématoïdine et de gros corpuscules régulièrement sphériques, remplis de granulations transparentes, et habituellement anhystes, corpuscules assimilables, quant à l'aspect et à la forme, à ce qu'on a *appelé cellule granulée du cerveau*.

OBSERVATION II.

Paralysie généralisée du mouvement et du sentiment, — plus prononcée du côté droit. — Incontinence des fèces et des urines.— État semi-cataleptique. — Lésion de l'intelligence, consistant dans une variété de lypémanie, sorte de mélancolie dépressive.

Altération des circonvolutions cérébrales du côté gauche ; — coïncidant avec une altération de même nature de la couche optique du même côté.

C..... (Étienne), 75 ans, charpentier, couché au nº 13, Saint-André, entré le 14 mars, mort le 8 juin 1860, faisait partie des grands infirmes (3e division de l'asile de Bicêtre), lorsqu'il fut apporté à l'infirmerie générale, le 14 mars 1860, dans l'état suivant :

Affaiblissement général de tous les membres, de nature paralytique : c'est à peine, en effet, s'il peut imprimer quelques mouvements imperceptibles à ses membres inférieurs, pour autant qu'on le lui commande. Il en est de même pour les membres supérieurs. — Toutefois, quand on vient à soulever ceux-ci, ils demeurent quelques instants dans la position qu'on leur a donnée, réalisant ainsi un état *cataleptique*, lequel, d'ailleurs, n'est pas complet, car ils ne tardent pas à retomber sur le lit à la façon de masses inertes. — De plus la sensibilité à la douleur y est très-obtuse, et c'est à peine si le malade manifeste un peu de réaction à un pincement vigoureux des téguments.

La paralysie du mouvement est sensiblement plus prononcée à droite qu'à gauche. Les fèces et les urines s'écoulent sans que le malade en ait conscience.

Une expression remarquable de profonde tristesse est peinte sur sa physionomie : toute question qui provoque de sa part une intervention demeure non satisfaite ; d'ailleurs, pour obtenir de lui une réponse quelconque, il faut le presser, le tourmenter, en quelque sorte, et lorsque enfin il se décide à parler, il le fait avec une lenteur et une paresse telles que la plus angélique patience à l'écouter serait bientôt lassée. Cependant la langue paraît jouir de tous ses mouvements normaux appréciables.

Depuis quelque temps, et encore aujourd'hui, le malade refuse obstinément toute espèce d'aliments ; il est indifférent à tout ce qui l'entoure, bien qu'il ne présente aucun symptôme de nature comateuse. Sa situation générale, en un mot, se résume assez bien dans un état de *mélancolie dépressive*, presque avec de la stupeur, et rappelle assez bien celle des malades décrits par Calmeil sous le nom de *paralytiques lypémaniaques*.

Pour tout renseignement sur son état antérieur, nous avons pu apprendre qu'il n'y avait eu rien de *brusque*, de *subit*, dans le développement des accidents que l'on observait chez lui, et que ceux-ci, au contraire, s'étaient déclarés *très-lentement* et *progressivement*.

Traitement tonique à l'intérieur. — Alimentation forcée. — Révulsifs cutanés.

L'affaiblissement physique et cette sorte d'état dépressif ont persisté et augmenté. Pendant près de deux mois, le malade est resté plongé dans une espèce de vie végétative qui, par extinction graduelle des forces, sans autre phénomène notable, s'est terminée par la mort, le 8 juin 1860.

Résultat de l'examen cadavérique. — La masse encéphalique étant extraite de la boîte crânienne, sans que les membranes méningées aient présenté rien de notable autre qu'une *forte réplétion congestive de leurs vaisseaux*, on aperçoit aussitôt :

A la surface des circonvolutions du côté gauche, et particulièrement dans toute la portion qui sert de plancher au ventricule latéral depuis la portion réfléchie dudit ventricule jusques et y compris toute la corne postérieure, une remarquable désorganisation de la pulpe cérébrale : celle-ci est réduite en une véritable bouillie de couleur brunâtre ; et dans la région la plus postérieure, elle est, en quelque sorte, fondue, au point que les membranes d'enveloppe (arachnoïde et pie-mère) y persistent seules. L'altération s'étend à la majeure partie de la surface interne du ventricule correspondant.

Plus profondément du *même côté*, la *couche optique* a complétement perdu son aspect et sa consistance normales ; sa substance est ramollie, comme désagrégée, et réduite en une sorte de magma putrilagineux de couleur jaunâtre. Il n'y a pas de foyer véritable, c'est-à-dire d'excavation; on n'y aperçoit pas non plus de caillot sanguin, soit ancien, soit en voie de résorption.

Enfin, du côté droit, la *couche optique* présente, dans une étendue grande comme une pièce de 50 centimes, une altération consistant surtout dans un défaut de cohésion de sa substance, avec coloration rougeâtre très-prononcée. — Nous n'avons pu retrouver dans nos notes le résultat des recherches que nous avons dû faire, cependant, du côté des circonvolutions cérébrales de ce dernier côté.

Nous n'avons rien noté de particulier dans les autres organes de l'économie.

Examen histologique.

1° *Du foyer jaunâtre dans la couche optique gauche* : Vaisseaux capillaires très-dilatés. — Accumulation sur leurs parois de matière *athéromateuse*. L'épaisseur du dépôt est remarquable en certains points, et l'intérieur même des vaisseaux paraît être en partie envahi et obstrué; on y aperçoit une quantité considérable de globules transparents, adipeux; les branches secondaires du capillaire principal sont également impliquées et quelques-unes sont rompues. Les globules sanguins épanchés sont ou disséminés ou ramassés en petits foyers; en ces points on n'aperçoit presque plus de traces des éléments nerveux proprement dits.

2° *Altération rougeâtre de la couche optique droite.* — Des cristaux d'hématoïdine dominaient dans les préparations de cette portion altérée; ils y sont le témoignage irrécusable d'un épanchement de globules sanguins, dont on voit, d'ailleurs, encore un certain nombre plus ou moins altérés. — Les granulations moléculaires et les globules transparents y abondent aussi, imprégnant les parois des vaisseaux capillaires dilatés et les rares éléments nerveux qui persistent dissociés et fragmentés.

3° *Ramollissement putrilagineux brunâtre de la surface des circonvolutions* (corne postérieure). — Ici où l'altération paraît être à son comble, on ne trouve plus trace ni de vaisseaux, ni d'éléments nerveux. — De grosses cellules arrondies, sphériques, à contour net et opaque rempli d'un très-grand nombre de granulations distinctes et demi-transparentes, et colorées en brun, forment, avec des globules transparents et de simples granules moléculaires opaques, les seuls éléments histologiques morbides de cette portion altérée.

OBSERVATION III.

Paralysie généralisée du mouvement et du sentiment ; — plus prononcée du côté gauche (forme hémiplégique). — Délire partiel, impliquant la motilité. — Démence et mélancolie dépressive.

Altération de la couche corticale des circonvolutions du lobe cérébral droit ; — coïncidant avec une altération de même nature de la couche optique du même côté.

Charité (Jean-Baptiste), 72 ans, cocher, couché au n° 6 de la salle Saint-André, entré le 29 avril 1860, mort le 17 mai suivant.

30 avril. C'est un homme de taille élevée et autrefois d'une forte complexion, mais ayant beaucoup maigri dans ces derniers temps.

Quand on lui demande où il souffre, il montre avec obstination sa tête, et particulièrement la région antérieure de celle-ci. — Un air de stupéfaction est répandu sur sa physionomie. Quand on parvient à lui faire entendre les questions qu'on lui adresse (car il est très-sourd), il y répond avec une extrême difficulté, *cherchant, ou du moins ayant l'air de chercher vainement les expressions capables de traduire ce qu'il veut dire,*

— La langue paraît, néanmoins, avoir conservé l'intégrité de ses mouvements appréciables.

Les mouvements sont possibles dans les membres tant supérieurs qu'inférieurs; mais ils s'exécutent avec une lenteur et une paresse excessives. Il ressort d'un examen attentif que la difficulté des mouvements est beaucoup plus prononcée du côté gauche, bien qu'ils n'y soient pas totalement abolis. De ce même côté, il existe une très-faible réaction à la provocation de la sensibilité douloureuse par le pincement. — Les selles et la miction s'accomplissent involontairement.

Depuis quelques jours, le malade refuse tout aliment; mais ce refus nous paraît, après une enquête attentive, tenir à un état gastro-intestinal. En effet, le malade a, selon son expression, le *cœur barbouillé*, sa bouche est pâteuse, et sa langue est recouverte d'un enduit jaunâtre.

Enfin, nous apprenons que le malade se lève pendant la nuit, malgré son état semi-paralytique; qu'il est sans cesse occupé à chercher on ne sait quoi parmi ses couvertures qu'il remue sans désemparer; qu'il se promène aveuglément dans la salle, et qu'il réalise la miction là où il se trouve sans discernement, ni conscience.

La douleur de tête, l'affaiblissement progressif des facultés et des forces physiques, l'état semi-paralytique, localisé surtout à gauche, le désordre des fonctions végétatives, etc., ne laissent pas de doute relativement à l'existence, chez ce malade, d'une altération organique des centres encéphaliques siégeant principalement dans l'hémisphère droit. — De plus, les manifestations délirantes observées portent à penser qu'il y a implication des circonvolutions cérébrales à leur périphérie. — Eau de Sedlitz; sinapismes, bouillons, potages.

Le 2 mai. Il y a une rémission et un mieux notables; le malade demande spontanément des aliments. — 1 portion.

Cependant, les jours suivants, le malade retombe dans un affaiblissement progressif et dans un espèce d'état végétatif ; la paralysie du sentiment et du mouvement se prononce davantage : la démence devient complète.

Le 15. État comateux et stertor. — Mort dans la nuit du 16 au 17.

Autopsie pratiquée vingt-quatre heures après la mort.

Les méninges sont le siége d'une suffusion sanguine remarquable, généralisée, mais beaucoup plus marquée vers les lobes postérieurs et les cornes cérébrales postérieures. On dirait, à cet endroit, d'une influence hypostatique. — D'ailleurs les méninges et surtout l'arachnoïde sont épaissies, blanchâtres par plaques, et *la pie-mère se sépare avec quelque difficulté de la substance cérébrale sous-jacente.* — Cette difficulté se fait particulièrement sentir, du côté droit, à la surface du lobe postérieur. Là, en effet, la pie-mère, très-adhérente, ne peut être détachée sans emporter avec elle une lame assez étendue de substance corticale, absolument comme cela a lieu dans la paralysie générale dite des aliénés. Mais il y a cette différence que le phénomène est ici borné et tout local. — A cet endroit, il existe, de toute évidence, une altération de la pulpe cérébrale consistant en un ramollissement notable de celle-ci, une coloration rosée anormale, et des pertes partielles de substance simulant des *ulcérations.* — Cette altération ne paraît pas s'étendre, en profondeur, au delà de la couche corticale ; mais elle embrasse, d'une façon diffuse, toute la surface de la corne postérieure de l'hémisphère droit.

Passant à l'examen des parties centrales, nous retrouvons, avec tous ses caractères extérieurs, la même altération, siégeant à la *partie postérieure de la couche optique droite,* à la limite de celle-ci et du corps strié. Un léger filet d'eau projeté à cet endroit y détermine une désagrégation parcellaire de la pulpe cérébrale, et y donne lieu à un véritable foyer comprenant surtout le noyau postérieur de la couche optique.

Rien de semblable ne s'observe du côté gauche ni dans les autres parties encéphaliques.

OBSERVATION IV.

Hémiplégie ancienne du côté droit ; et, au début, contracture de plusieurs doigts de la main du même côté. — Délire d'action. — Affaiblissement intellectuel impliquant surtout la mémoire. — Lésion de la parole.— Pneumonie hypostatique intercurrente.

Altération de la surface des circonvolutions du lobe postérieur gauche, coïncidant avec une altération de la couche optique du même côté.

Denis (Jean), 72 ans, tailleur, couché au n° 18 de la salle Saint-André, entré le 25 août 1860, mort le 30 du même mois.

A peine aborde-t-on ce malade qu'on est frappé de l'affaiblissement intellectuel dont il est le siége. Il parle difficilement, bien qu'il parvienne encore à se faire comprendre ; cette difficulté paraît surtout résider dans une atteinte de *la mémoire*. Ainsi, il cherche vainement les mots pour les approprier à ce qu'il voudrait exprimer ; il ne se souvient nullement ni du jour, ni de l'année de sa naissance : il ne sait pas où il est en ce moment, ni pourquoi il s'y trouve.

En même temps, il est facile de constater l'existence d'une paralysie presque complète du mouvement dans les membres supérieur et inférieur du côté droit. Il n'y existe pas actuellement de contracture notable, mais il en a existé, ainsi qu'en font foi des notes antérieures que nous possédons sur ce malade.

En effet, au mois de février 1859, époque à laquelle il est venu pour la première fois dans notre service, nous avons appris et écrit : que sa paralysie remontait à deux ans environ ;

qu'elle s'était manifestée à la suite d'un étourdissement, sans *perte de connaissance*, et qu'il avait été immédiatement saigné. — D'abord complète, la paralysie a ensuite perdu peu à peu de son intensité, et, à l'époque dont nous parlons (25 février 1859), le malade mouvait assez bien son bras, et pouvait, quoiqu'imparfaitement, se servir de sa jambe pour la locomotion; mais nous notions alors la persistance d'une contracture bien dessinée des trois derniers doigts de la main droite. — Ainsi que nous venons de le dire, cette contracture a à peu près complétement disparu.

Aux symptômes que nous avons déjà indiqués et qui témoignent d'une exacerbation nouvelle dans les lésions encéphaliques, se joignent les manifestations locales et générales d'un engouement hypostatique des poumons, enté sur une bronchite catarrhale chronique.

Le 26. Il n'y a pas de modification notable du côté des accidents respiratoires. — La parole est plus difficultueuse; la bouche paraît s'être déviée sensiblement à gauche.

Le 27. Malgré les difficultés de la locomotion, le malade se lève constamment de son lit avec des préoccupations diverses : tantôt il cherche son couteau, d'autres fois de l'argent qu'il n'a pas, enfin du pain, etc., etc. La nuit il est soumis plus encore que le jour à cette espèce d'impulsion délirante. Les symptômes s'aggravent aussi du côté des organes respiratoires; la dyspnée est extrême.

Le 29, le malade est dans un état de subasphyxie; il expire dans la nuit.

A l'autopsie pratiquée vingt-quatre heures après la mort, l'ouverture de la boîte crânienne laisse s'écouler une assez grande quantité de sérosité sanguinolente; les vaisseaux méningiens superficiels ont un aspect variqueux et sont gorgés de sang, principalement à la région postérieure et déclive; de fortes adhérences de la dure-mère aux os du crâne existent au niveau de la faux cérébrale.

Les circonvolutions se dépouillent facilement de leurs enveloppes, et au premier abord on n'y aperçoit pas trace d'altération; mais, en cherchant plus attentivement et sans le secours d'aucun instrument, on voit bientôt à la surface du lobe postérieur gauche, et plus particulièrement vers le tiers moyen de ce lobe, comme de *petites ulcérations* de la surface corticale : il existe là de toute évidence une modification dans la consistance et l'aspect habituels de la pulpe cérébrale, et cette modification devient très-apparente à la faveur d'un léger filet d'eau qui, versé en ce point, y détermine une désorganisation facile et circonscrite. On a alors sous les yeux une perte de substance s'enfonçant de 1 centimètre environ dans la profondeur des circonvolutions, et impliquant, par conséquent, une petite portion de la substance blanche proprement dite; le foyer pourrait contenir une petite noisette : à son centre voltigent de nombreux filaments, trace des fibres nerveuses rompues, et déchiquetées.

Examinant les parties centrales de l'organe, nous n'avons pas tardé à rencontrer à la partie postérieure de la *couche optique* et limitrophe du corps strié gauche, un foyer de désorganisation plus avancée, constituée par un amas de substance ramollie, comme putrilagineuse et de couleur brunâtre.

Pareille chose n'existait pas ailleurs, quoique la substance encéphalique fût généralement moins consistante que normalement. Un filet d'eau légèrement projeté sur toutes les autres parties de l'organe n'a pu déterminer des phénomènes d'altération semblables à ceux qui viennent d'être décrits.

L'examen histologique n'a rien fourni que de tout à fait semblable à ce que nous avons noté dans les cas précédents.

OBSERVATION V.

Paralysie généralisée du mouvement et du sentiment. — Signes de démence partielle. — Délire loquace vague et délire d'action.

Coïncidence d'une altération de la surface des circonvolutions cérébrales, avec une altération de même nature de la couche optique du même côté.

G... (Jean), 73 ans, jardinier, a été transporté, le 15 mai 1860, à l'infirmerie, salle Saint-André, n° 6, dans l'état suivant :

Impuissance de presque tous les membres qu'il meut à peine quand on le lui commande; expression d'hébétude; réponses vagues, difficiles, incomplètes, traduisant un affaiblissement très-notable des facultés, particulièrement *de la mémoire*. Il se dit aveugle et paralysé depuis longtemps sans pouvoir en aucune façon fixer une date.

La cécité tient à l'existence d'une cataracte double. Quant à sa paralysie elle se traduit par un affaiblissement général et une paresse extrême des mouvements, sans qu'il soit possible dans l'état actuel du malade, de déterminer si elle prédomine dans l'un des côtés du corps.

Les diverses sensibilités sont très-obtuses; toutefois le malade se plaint avec insistance de douleurs assez vives dans la région lombaire et à la tête. La pression exaspère les douleurs lombaires qui nous ont paru être musculaires. Quant à la céphalalgie, elle s'accompagne de quelques phénomènes délirants non douteux. Pendant la nuit le malade est très-agité, il prononce à haute voix, et pendant longtemps des paroles incohérentes, et à tout instant, il essaye de sortir de son lit. Nous l'avons vu nous-même se livrer avec ses mains,

sur son lit et autour de lui, à une recherche continue et illu
soire.

La langue est sèche; la soif vive; incontinence de fèces
et d'urines et constipation opiniâtre actuelle. — Huile de ricin,
45 grammes, etc.

Le 17, à la visite du matin, nous trouvons le malade
mort. Il s'est comme éteint graduellement dans la nuit,
sans aucune autre manifestation qu'une respiration un peu
bruyante.

Résultat de l'examen cadavérique.

Une suffusion sanguine remarquable existe dans les méninges, principalement à la partie postérieure et déclive des
lobes cérébraux. — Les méninges, arachnoïde et pie-mère,
sont manifestement épaissies, comme tomenteuses, mais ne
présentent pas trace d'exsudats plastiques ou de purulence;
c'est l'état purement congestif qui domine.

A la surface de l'hémisphère droit, en arrière et dans un
point où la suffusion sanguine notée est très-considérable, la
pie-mère, enlevée avec soin, entraîne avec elle un lambeau de
substance corticale de l'étendue d'au moins une pièce de
5 francs. — Ainsi que nous l'avons fait remarquer à MM. les
Drs Marcé et Luys, présents à l'autopsie, les choses se passent
comme dans les cas d'adhérence chez les sujets morts de
paralysie générale, avec cette différence, toutefois, qu'ici le
phénomène est localisé et se borne à un seul point de la substance encéphalique. — Dans ce point, la substance corticale
présente une coloration beaucoup plus foncée que d'habitude
et une consistance moins ferme que partout ailleurs; l'altération devient évidente sous la projection légère d'un filet d'eau
qui détermine une disgrégation parcellaire de la substance,
sans donner lieu toutefois à un véritable foyer. Du reste, cette

altération se prolonge un peu jusqu'à la substance blanche proprement dite.

En même temps, au centre de la *couche optique*, du côté droit, existent trois petites dépressions cupuliformes, au milieu desquelles se détachent et voltigent des filaments fibril·laires de substances nerveuses désagrégées. — Le ramollissement et une coloration rougeâtre anormale de la pulpe cérébrale s'étendent assez loin autour de ces petits foyers.

Les autres parties encéphaliques sont saines.

OBSERVATION VI (1).

Coïncidence d'une double altération de la surface des circonvolutions des lobes cérébraux antérieurs, avec une double altération de même nature de la couche optique et du corps strié.

Le 24 septembre 1860, est mort au n° 28 de la salle Sainte-Marthe (à Bicêtre), le nommé W..... (Antoine), âgé de 63 ans). N'ayant pu observer nous-même ce malade avant sa mort, nous avons appris seulement en termes vagues et généraux qu'il était paralysé depuis longtemps. Cette unique indication nous a engagé à pratiquer son autopsie, et, ainsi qu'on va le voir, le résultat de celle-ci pourrait, jusqu'à un certain point, permettre de reconstituer la symptomatologie de la maladie, en s'appuyant sur les faits qui précèdent.

Le cadavre est très-amaigri.

Après l'enlèvement de la dure-mère crânienne, l'on est frappé de l'aspect tomenteux de l'arachnoïde, de l'ampleur et de la varicosité des vaisseaux qui rampent à sa surface. Une quantité notable de sérosité sanguinolente s'écoule à la suite de l'incision de cette membrane.

D'une manière générale, la substance cérébrale est moins

(1) Ce fait n'est rapporté qu'au point de vue de l'anatomie pathologique.

consistante que normalement ; mais, en avant, à la surface des cornes cérébrales antérieures, partie convexe, apparaissent comme *deux ulcérations* de la substance cérébrale : elles existent symétriquement sur chaque hémisphère, et un filet d'eau légèrement versé à ces endroits imprime à la lésion toute son évidence : il s'y creuse, en effet, comme deux petits foyers de la largeur d'une pièce de 2 francs, n'atteignant, en profondeur, que l'épaisseur de la substance corticale, et au centre desquels voltigent des filaments nombreux de la pulpe cérébrale désagrégée.

Pareille chose n'existe dans aucun autre endroit des circonvolutions.

Examinant les parties centrales, nous ne tardons pas à rencontrer : 1° du côté droit, dans le *corps strié* vers sa portion antérieure et limitrophe de la couche optique, un petit foyer de la grandeur d'une pièce de 50 centimes, grisâtre, pultacé, avec modification de consistance et de couleur de la substance ambiante dans un rayon assez étendu.

2° Du *côté gauche*, tout à fait à la partie antérieure de la *couche optique*, un second foyer de la grandeur d'une pièce de 1 *franc*, rougeâtre, et paraissant constitué par un mélange de sang épanché et de substance nerveuse ramollie.

L'examen histologique permet de constater au sein des altérations précédentes :

Des globules sanguins plus ou moins déformés et abondants surtout dans le foyer de la *couche optique*, à gauche ; des tronçons de vaisseaux capillaires dilatés ou rompus ; des fragments de tubes nerveux et de cellules de substance grise déformés et anormalement colorés ; des cristaux d'hématoïdine ; des granulations moléculaires et des globules transparents adipeux ; enfin de grosses cellules granulées colorées en jaune-oranger ou en noir.

OBSERVATION VII.

Paralysie complète du mouvement et du sentiment à droite. — Hémiplégie faciale, incomplète du même côté. — Symptômes antécédents de congestion céphalique avec délire. — Rechute presque subite et mort dans le coma.

Double foyer de ramollissement à gauche : l'un affectant la couche optique et le corps strié ; l'autre les couches superficielles des circonvolutions dans les environs de la scissure de Sylvius.

H.... (Marie), âgé de 79 ans, n° 6, salle Saint-André, entré le 27 octobre 1859, mort le 30.

Ce malade était déjà venu réclamer nos soins quelques mois auparavant, pour des accidents congestifs qui avaient consisté en étourdissements avec céphalalgie diffuse, menaces de chute quand il marchait, *délire partiel d'activité* locomotrice, confusion des idées et *grande difficulté à les exprimer* ; le tout sans trace saisissable de paralysie.

Des applications réitérées de ventouses scarifiées à la nuque amenèrent un amendement tel de ses symptômes qu'au bout de peu de jours le malade put retourner dans sa division. Il ne fut l'objet d'aucun incident nouveau jusqu'au 27 octobre 1859, époque à laquelle il nous fut apporté dans l'état suivant :

Perte de la conscience ; impossibilité de la parole ; paralysie complète du mouvement et du sentiment du côté droit, où les membres soulevés se comportent comme de véritables masses inertes, tandis que ceux du côté gauche sont encore animés de temps en temps de mouvements spontanés. — Du côté droit aussi existent les signes non équivoques d'une hémiplégie faciale. — Le pouls est à peine perceptible ; le tégument externe est couvert de sueurs profuses. — Promener des sinapismes sur les membres inférieurs.

Il ne se fait point d'amélioration ; le coma se prononce de

plus en plus ; la conscience ne revient pas, et le malade expire dans la nuit du 29 au 30 octobre.

Autopsie pratiquée 24 heures après la mort.

La substance cérébrale a généralement perdu de sa consistance normale. Un foyer de ramollissement se voit dans la *couche optique* et le *corps strié* du côté gauche : l'un et l'autre de ces centres sont presque complétement désorganisés ; à leur place existe un amas de substance putrilagineuse, de couleur jaunâtre.

L'altération partant de ce foyer comme d'un centre, s'étend, quoique moins intense, à toute la surface ventriculaire du même côté, et gagne jusqu'aux *couches superficielles* des circonvolutions dans les environs de la scissure de Sylvius, où elle forme un autre petit foyer circonscrit (1).

OBSERVATION VIII.

Paralysie complète du mouvement et du sentiment du côté droit. — Hémiplégie faciale du même côté. — Lésion de la parole et démence. — Affaiblissement intellectuel antérieur.

Double foyer de ramollissement cérébral du côté gauche : 1° dans le corps strié, dont une portion (partie antérieure) est complétement désorganisée ; 2° dans les circonvolutions de la corne cérébrale antérieure.

Le nommé F...: (Bernard), âgé de 62 ans, entrait, le 22 août 1859, à l'infirmerie générale de Bicêtre, salle Saint-André, n° 10, pour un eczéma chronique qui avait envahi les deux mains et les deux jambes, principalement la jambe gauche. — En raison des manifestations très-aiguës de la maladie, les

(1) Cette observation a été prise à une époque où nous ne connaissions pas encore très-bien le fait de la simultanéité des altérations superficielles et centrales. — C'est pourquoi elle manque de détails, bien que les lésions et leur siége s'y trouvent notés avec soin.

cataplasmes seuls furent prescrits le premier jour ; puis l'on eut recours à des lotions avec l'huile de cade. Ce traitement amena des modifications tellement rapides que le huitième jour après l'entrée du malade, il lui restait à peine quelques traces de l'affection eczémateuse.

Mais aussitôt apparurent des accidents d'une autre nature : presque subitement, le malade perdit connaissance étant couché dans son lit, et lorsqu'il revint à lui, il se trouva dans l'impossibilité de mouvoir ses membres du côté droit et d'articuler une seule parole.

Le lendemain matin, à la visite, il nous était facile de constater une paralysie complète du mouvement et du sentiment dans tout le côté droit du corps, sans contracture ; une hémiplégie faciale très-notable du même côté, et enfin une impossibilité à peu près absolue de la parole, bien que, pourtant, les mouvements de la langue parussent intacts. Ce dernier symptôme ne permettait guère de remonter aux antécédents du malade par des renseignements émanés de lui ; mais avant l'accident actuel, notre attention avait été provoquée par cer taines manifestations qui témoignaient d'un affaiblissement notable de ses facultés. — Les réponses aux questions qu'on lui adressait étaient embarrassées, peu satisfaisantes ; d'ailleurs la marche subséquente de la maladie ne tarda pas à jeter quelques éclaircissements sur sa nature.

En effet, une légère rémission se fit bientôt dans l'état d'amyosthénie, et au bout de quelques jours, la sensibilité douloureuse avait en partie au moins reparu ; mais l'impossibilité de la parole persista et l'affaiblisssement intellectuel aboutit bientôt à un état de démence complète ; enfin il y avait incontinence des urines et des fèces. — Cet ensemble de symptômes constituait une sorte d'état végétatif dans lequel le malade demeura plongé jusqu'à sa mort qui eut lieu le 31 octobre 1859. — L'eczéma s'était en partie reproduit, et il était survenu en même temps une double congestion hypostatique des poumons qui ne contribua pas peu à hâter la fatale terminaison.

L'*autopsie*, pratiquée le 1er novembre (26 heures après la mort), fit voir :

1° Un foyer de ramollissement impliquant une portion (partie antérieure) du *corps strié* gauche, altération caractérisée par une très-notable diminution de la consistance et une coloration anormale, brunâtre, de la pulpe cérébrale ; elle se prolonge, d'ailleurs, dans la région antérieure de la cavité ventriculaire du même côté.

2° Un second foyer intéressant profondément les circonvolutions de la *corne cérébrale antérieure* (toujours du côté gauche), foyer d'aspect brunâtre dans lequel la désorganisation de la pulpe cérébrale paraît portée à son comble. La lésion s'irradie vers la grande scissure médiane, et le corps calleux se trouve ainsi légèrement intéressé par elle à sa partie antérieure.

Enfin, un examen attentif nous fait découvrir sur le plancher de la portion postérieure ou réfléchie, du même ventricule, une altération qui, quoique de la même nature que la précédente et s'y reliant, paraît être moins avancée ; elle est caractérisée par une rougeur, sous forme de striation, ressemblant assez bien à ce que Baillarger a appelé *coups de pinceau* ; elle n'est point constituée par un foyer véritable ; mais la moindre traction exercée sur cette partie de l'organe, ou un léger filet d'eau versé à cet endroit, y donnent lieu à une désorganisation facile qui témoigne du ramollissement déjà réalisé de la pulpe cérébrale.

OBSERVATION IX.

Paralysie généralisée du mouvement, plus prononcée dans les
membres du côté droit. — Hémiplégie faciale du même côté. —
Sensibilité à la douleur en partie conservée. — Lésion de la
parole, portant surtout sur la mémoire. — Démence.

Altération superficielle des circonvolutions cérébrales et la surface
des deux lobes antérieurs, coïncidant avec des altérations de la
couche optique et du corps strié de chaque côté.

B...... (Louis), 67 ans, marchand d'habits, entré à l'infirmerie, salle Sainte-Foy, n° 5, le 8 juin 1860, mort le 16.

Ce malade, qui s'était couché le soir dans son dortoir bien
portant, a été trouvé le lendemain matin dans son lit pouvant
à peine remuer, et dans l'impossibilité de proférer une parole ;
immédiatement transporté à l'infirmerie. Voici dans quel état
nous l'avons trouvé :

Air d'hébétude sans perte complète de connaissance ; paralysie absolue du mouvement dans les membres supérieurs et
inférieurs du côté droit, incomplète dans ceux du côté gauche ;
contracture légère au bras droit (articulation huméro-cubi-
tale) ; sensibilité à la douleur conservée et paraissant même
exagérée ; hémiplégie faciale droite bien prononcée. Le malade
a, en partie, recouvré la parole ; mais celle-ci est très-diffi-
cultueuse et n'aboutit qu'à des réponses incohérentes et à des
expressions mal appropriées, par défaut de mémoire.

Il résulte, d'ailleurs, des renseignements que nous avons pu
recueillir sur le malade, qu'il était paralysé déjà depuis longtemps, mais que les fonctions de la motilité n'avaient pas été
totalement abolies.

Ventouses scarifiées à la nuque, lavement purgatif, etc.

Le 9 juin. Le malade paraît très-absorbé ; il a de la tendance
à pleurer ; il *ne sait pas* comment il va et ne *se souvient pas* de
son nom ; il ne peut ou ne sait sortir sa langue hors de la

bouche, dans laquelle il la meut cependant assez bien; il pousse de grands soupirs. La paralysie du mouvement demeure dans le même état qu'hier; mais la sensibilité à la douleur paraît plus obtuse; l'hémiplégie faciale est très-prononcée. — Huile de ricin, 45 gr.; sinapismes, etc.

Le 10. Dans la nuit, recrudescence dans les symptômes cérébraux; la parole est redevenue complétement impossible. — Nouvelle application de ventouses, etc.

Pas de modification sensible les jours suivants.

Mais, le 14, survient une complication grave; le ventre présente, sans cause connue, un ballonnement extrême avec tympanite; la vessie ne contient pas d'urine; mais, malgré les purgatifs réitérés, il n'a presque pas eu de selles les jours précédents. — Huile de croton tiglium, 2 gouttes; cataplasmes à la glace sur l'abdomen; bouillons.

Le 15. La tympanite a diminué à la suite d'une abondante évacuation de gaz, mais sans évacuation de matières fécales. Commencement de coma.

Le 16. Point de rémission; coma confirmé; mort dans la journée.

Examen cadavérique pratiqué **28** *heures après la mort.*

Le ventre est resté excessivement gonflé; mais nous n'avons pu l'ouvrir, ayant rencontré quelques difficultés à pratiquer l'autopsie, et notre attention se trouvant d'ailleurs plus particulièrement attirée vers l'examen de la boîte crânienne.

A l'ouverture de celle-ci, il s'écoule une petite quantité de sérosité sanguinolente. Les vaisseaux superficiels des méninges apparaissent très-congestionnés et comme variqueux, principalement aux régions postérieures de l'encéphale. Sur les bords de la grande scissure médiane, les méninges, l'arachnoïde surtout, sont parsemés de plaques blanchâtres, d'aspect laiteux.

D'ailleurs, la pie-mère se détache avec facilité des circonvolutions. Mais, à peine cet enlèvement opéré, on aperçoit à la surface de ces dernières et sur les cornes antérieures de chaque hémisphère, comme de *larges ulcérations*, de l'étendue d'une pièce de 5 francs environ, et symétriquement placées. A ces endroits, la substance corticale paraît enlevée par plaques, comme à l'emporte-pièce ; dans toute l'étendue de l'altération existe une coloration rougeâtre de la substance cérébrale, laquelle s'y trouve véritablement ramollie et comme désagrégée en petites parcelles, ce que met surtout en évidence la projection d'un léger filet d'eau. Du reste, l'altération est plutôt diffuse que circonscrite et profonde.

A l'aspect de ces lésions superficielles, et déjà instruit par nos observations antérieures, nous avons immédiatement annoncé à MM. les Drs Marcé et Luys, présents à l'autopsie, l'existence d'altérations plus considérables dans la profondeur de l'organe, et probablement localisées soit dans les corps striés, soit dans les couches optiques des deux côtés, soit dans l'un et l'autre centre à la fois. Bientôt, en effet, nous avons pu constater :

1º Du côté droit et contigu à la portion ventriculaire du corps strié (région antérieure), un foyer du volume d'une pièce de 50 centimes environ, cupuliforme, peu profond, de couleur jaune-oranger clair. Du même côté, l'incision du *corps strié* met à nu une altération de celui-ci, consistant dans un ramollissement brunâtre de sa substance, avec disgrégation de celle-ci, sans véritable excavation. Elle s'étend jusqu'à la portion limitrophe de la couche optique.

2º Du côté gauche, vaste foyer hémorrhagique capable de contenir un œuf de poule, situé tout à fait symétriquement relativement au premier foyer de droite, c'est-à-dire à *la partie antérieure du corps strié et de la couche optique* qui, à cet endroit, se trouvent à peu près complétement détruits. Il en résulte que le foyer s'étend de la surface ventriculaire, en passant par les centres susdits, jusqu'à la scissure de Sylvius, extrémité interne. Les circonvolutions de celle-ci forment comme un pont à la portion inférieure du foyer. Le caillot qui le remplit est noirâtre, entièrement semblable aux caillots passifs des cavités droites du cœur. Tout autour du foyer apparaît une infiltration noirâtre de la substance nerveuse, laquelle est sensiblement ramollie dans un rayon assez étendu.

Enfin, un autre petit foyer de ramollissement de couleur rougeâtre existe à la surface du ventricule lui-même, tout près du corps strié et touchant presque au foyer principal.

OBSERVATION X.

Délire maniaque avec agitation. — Loquacité incohérente et délire d'action. — Congestion hypostatique terminale des poumons. — Oreillons. — Mort.

Double altération de la surface des circonvolutions cérébrales (cornes antérieures), coïncidant avec une altération semblable des deux corps striés (portion antérieure).

Le nommé A... (André), âgé de 84 ans, sans profession, de complexion robuste, donnait depuis deux jours les signes d'un dérangement intellectuel qui l'avaient fait remarquer dans son dortoir et dont les bruyantes manifestations étaient devenues incompatibles avec le repos de la salle. La nuit, il parlait à haute voix, sans motif ni suite, se levait de son lit et se promenait de tous côtés.

Amené le 15 novembre 1860, salle Saint-André, n° 24, il a dû immédiatement être maintenu dans son lit à l'aide de la camisole.

Le 20 novembre, époque à laquelle nous avons pu l'observer nous-même, et après une application de ventouses scarifiées à la nuque, il est un peu plus calme. Il paraît avoir

quelque conscience de l'état par lequel il vient de passer
« comme à travers un rêve, » selon son expression. « La tête,
nous dit-il, avait *déménagé*, et il venait de traverser de grandes
et rudes épreuves, d'où il était du reste bravement sorti, grâce
à Dieu... » Toutefois, une certaine animation du regard, un
peu de gesticulation, et une tendance irrésistible à parler
alors même que l'on ne prête plus d'attention à ses discours,
ne permettent guère de méconnaître l'imminence d'une rechute prochaine.

Le 23, il a fait, pendant la nuit, une excursion hors de son
lit, mais en se tenant calme.

Le 26, il nous déclare se porter à merveille. « Je ne varie
plus, dit-il, » et tout aussitôt il ajoute : «*Je suis mobile, mais
immobile*.» L'incohérence est flagrante.

Le 30. Le retour du délire est complet; le malade s'agite
violemment dans son lit; il se lève à tout instant, s'habille
tant bien que mal et s'en va ne sait où. Il dit et répète qu'on
lui vole son argent, profère à haute voix des phrases sans
suite, et trouble, par sa bruyante loquacité, le repos de la salle,
au point qu'il a dû être transporté dans la salle dite des convalescents.

Du reste, il n'y a point de manifestations du côté des organes
respiratoires; point de paralysie motrice localisée, mais seulement un affaiblissement général; la langue est sèche, sans état
fébrile notable. — Opium, 0,05 centigr.; sinapismes; bouillons.

Les jours suivants, le délire continue avec des alternatives
d'exacerbat   et de calme; la camisole est constamment nécessitée.

Le 24 décembre, surviennent du soir au lendemain deux
oreillons, et le malade tombe dans une dépression profonde
qui tend au coma; en même temps existent des signes de congestion pulmonaire hypostatique.

Le 26, il succombe dans la nuit.

Autopsie pratiquée 24 *heures après la mort.* — Congestion des vaisseaux méningiens superficiels, surtout vers les parties dé-clives, sans traces de méningite ; très-petite quantité de séro-sité sanguinolente.

Le cerveau étant dépouillé, et cela facilement, de ses mem-branes, on aperçoit assez distinctement, à la surface *des cir-convolutions des cornes antérieures,* de chaque côté et symétri-quement situées, comme *des ulcérations* de la substance cérébrale. Un filet d'eau légèrement projeté à ces endroits rend l'altéra-tion plus évidente et donne lieu à une désagrégation facile des fibres nerveuses, dont les filaments épars voltigent au milieu de ces petits foyers partiels n'intéressant guère en profondeur que la substance corticale.

Pareille chose ne se rencontre pas dans d'autres endroits de la périphérie de l'organe, si ce n'est, toutefois, à la surface du lobe moyen gauche, où se voit une toute petite perte de sub-stance, sous forme de plaque ulcéreuse.

En même temps, chaque *corps strié* présente tout à fait su-perficiellement, et à la partie antérieure de son noyau, un défaut de cohésion déjà constatable par la vue seule, mais que le palper et surtout le procédé employé plus haut (projection d'un léger filet d'eau) mettent hors de doute ; leur substance, en effet, se désagrége avec la plus grande facilité dans l'éten-due approximative d'une pièce de 2 fr., et il en résulte deux petits foyers circonscrits, symétriquement placés comme aux circonvolutions, et affectant aussi la forme d'ulcérations. Rien de semblable ne s'observe ailleurs.

L'examen histologique fournit des résultats tellement sem-blables à ceux que nous avons déjà fait connaître, que nous croyons inutile et superflu de le reproduire.

§ 2. Réflexions sur les observations qui précèdent.

Le fait capital qui ressort des observations qui précèdent, c'est la *coexistence d'une altération de la structure de l'un des points de la périphérie encéphalique avec une altération, en général, de même nature, des parties centrales, soit du corps strié, soit de la couche optique.*

C'est sur ce fait pur d'anatomie pathologique que nous voulons insister, avant d'arriver à la description des altérations elles-mêmes.

Or, une chose frappe et étonne tout à la fois dans l'étude de ce fait anatomique, c'est qu'il n'ait été aperçu ni formulé par aucun des auteurs qui ont traité, d'une façon si magistrale, du reste, de la maladie appelée par les uns *ramollissement, encéphalite* par les autres. Après que notre attention a été éveillée sur lui, vainement nous l'avons cherché dans leurs écrits ; et cependant, il se rencontre *implicitement* dans la description nécropsique de presque tous ces auteurs. Il eût été difficile, en effet, que la réalité d'un fait presque constant échappât à la description si exacte d'un observateur tel que le professeur Rostan.

Mais l'on ne s'est pas toujours appliqué, dans les autopsies des maladies encéphaliques, à rechercher si l'organe était affecté dans ses régions superficielles: en raison de la fréquence réputée des altérations de ses parties centrales, particulièrement de la couche optique, ou des corps striés, ou du centre des circonvolutions, on a l'habitude de courir sus à ces parties, et pourvu qu'on les trouve lésées, ce qui arrive le plus souvent, la conscience de l'anatomo-pathologiste demeure satisfaite. D'un autre côté, ce n'est pas au moyen de trois ou quatre grands coups de scalpel donnés à l'abandon, au sein de la substance des circonvolutions, qu'il était possible de saisir l'altération dont il s'agit. Là, plus qu'ailleurs, le soin et la délicatesse des recherches sont, pour ainsi dire, commandés par la délicatesse de l'organe lui-même.

Cependant, une fois l'attention éveillée, la simple vue suffit, le plus souvent, pour permettre de constater l'altération, ainsi que cela ressort de nos observations ; et l'intervention du microscope n'est alors nécessaire que pour accréditer la certitude de l'existence de la lésion, et surtout pour en dévoiler, autant que possible, la constitution. Mais il est des cas où on ne la soupçonnerait même pas si l'on ne s'en rapportait qu'à l'œil nu et aux moyens d'investigation ordinaire. C'est presque toujours dans de semblables circonstances que le médecin est revenu de l'amphithéâtre, déconcerté et découragé de n'avoir trouvé, dans l'organe inculpé, rien qui pût non-seulement expliquer, mais même légitimer les symptômes observés pendant la vie.

Il est, enfin, un autre motif qui n'a pas peu contribué sans doute à détourner de ce fait anatomique l'attention des observateurs ; c'est l'absence pour eux ou l'ignorance d'une manifestation sym-

ptomatique qui pût lui être subordonnée et servir à
son interprétation.

Or, nous espérons pouvoir démontrer la réalité
de cette manifestation, et par conséquent le lien
qui rattache la lésion au symptôme. Ce point si
important et sans lequel l'étude *post mortem* de l'altération resterait stérile, sera l'objet spécial de la
partie clinique proprement dite de nos recherches.

Voyons, actuellement, à établir que le fait même
de la simultanéité des altérations dont il s'agit est,
en quelque sorte, consacré dans sa réalité, par les
descriptions nécroscopiques de la plupart des auteurs.

§ 3. Analyse des faits empruntés à divers auteurs.

Nous avons, sans peine, rencontré une vingtaine
de cas de *coïncidence* parmi les observations rapportées dans le traité du professeur Rostan.

Il n'est pas sans importance, pour le but que
nous nous proposons, de mettre sous les yeux du
lecteur le résumé sommaire de ces observations :
elles fournissent un solide appui à la réalité du fait
que nous cherchons à établir, et montrent, une fois
de plus, combien leur auteur était autorisé à écrire :
« Ceux qui étudient la nature verront si j'ai observé
avec attention... » (1).

(1) *Introduction à la* 1re *édition.* p. 3.

OBSERVATION XI.

(23ᵉ du *Traité du ramollissement*, p. 98.)

«On remarque à la partie antérieure de l'hémisphère droit une ecchymose qui se prolonge dans la circonvolution voisine, n'occupant que la *surface* de cette circonvolution qui est *très-ramollie*.

«On rencontre, en arrière, du même côté, plusieurs ecchymoses absolument semblables.

«Le *corps strié du même côté*, qui paraît macéré, est *manifestement ramolli.*»

Sans entrer dans les détails de l'observation, ce qui serait, pour le moment, inutile, nous nous contenterons de noter (et ceci est important), qu'il est dit de cette femme âgée de 68 ans, « qu'elle sortait des *Aliénés*, où elle était depuis quinze mois. »

OBSERVATION XII.

(11ᵉ du *Traité du ramollissement*, p. 59.)

«La substance cérébrale coupée par tranches n'a présenté aucune altération, seulement, on remarquait que la *substance corticale* était un peu *plus rose* qu'elle n'est ordinairement.

«Le *corps strié* du côté gauche était réduit en une espèce de putrilage qui présentait une *couleur rose* comme si une légère quantité de sang avait été mêlée avec la substance cérébrale.

«Un tiers environ du *corps strié droit* offrait absolument le même aspect et la même mollesse.

«La malade qui était couchée dans le lit voisin de celle-ci (âgée de 78 ans), et qui la connaissait, m'assura qu'elle s'était levée plus de *trente fois*, la nuit, croyant avoir besoin d'uriner.»

Bien qu'il ne soit pas dit explicitement de quel côté était cette modification de la coloration de la substance corticale, tout porte à croire qu'elle existait en même temps à la surface des deux hémisphères.

Il n'est pas indifférent de noter l'aspect identique de l'altération superficielle et centrale.

OBSERVATION XIII.

(40e *idem*, p. 151.)

« Les circonvolutions du lobe antérieur gauche furent *trou vées rosées.*

« Et le *corps strié* de ce côté était réduit en bouillie... »

« Il existait chez cette femme, âgée de 65 ans, une stupeur remarquable..... et *du délire* qui avait fait aussi des progrès. »

OBSERVATION XIV.

(28e *idem*, p. 111.)

«Le cerveau est petit et mou... Extrémités antérieures *oblitérées* par des *adhérences* qu'on ne pouvait séparer qu'en altérant la substance cérébrale *très-ramollie,* comme pultacée...

« C'étaient surtout *les corps cannelés* et *les couches optiques* qui présentaient le ramollissement qui s'étendait jusqu'à la protubérance annulaire exclusivement. Dans quelques points, la substance médullaire était brune, noirâtre et très-ramollie...

«Les méninges étaient *adhérentes* à la substance cérébrale altérée. »

Jeanne Bellanger, 63 ans, qui fait l'objet de cette observation, est notée comme : «*Aliénée,* ayant un *délire continuel,* faisant des efforts pour sortir de son lit, qui nécessitent la camisole.....»

OBSERVATION XV.
(1re *idem*, p. 26.)

«On peut arracher facilement la membrane arachnoïde de tous les points du cerveau, *excepté à la partie interne, moyenne et supérieure du lobe droit, sans enlever en même temps des portions du cerveau ;* cet endroit du cerveau est le siége d'une altération d'autant plus intéressante qu'elle avait été diagnostiquée par M. Rostan. La couche corticale était confondue avec la couche médullaire, et l'une et l'autre dans un état *de ramollissement* tel qu'elles se présentaient sous l'aspect d'une bouillie grisâtre.....

« Le *corps strié* du côté *droit* offrait une couleur rosée qui ne se présentait pas du tout dans celui du côté opposé.....

« La *couche optique* du côté *droit* était aussi le siége d'un *ramollissement,* mais peu marqué.....»

Dans l'observation, il est dit de cette malade, âgée de 70 ans : « La cause de cet engourdissement (dans les membres inférieurs) paraît encore avoir agi sur *les facultés mentales* de la malade, au point qu'elle passe, dans son dortoir , pour avoir le *cerveau un peu dérangé.*

Notons encore , dans ce cas, les *adhérences méningées.*

OBSERVATION XVI.
(5e *idem,* p. 38.)

«Ramollissement de *deux corps striés :* la partie antérieure de celui du côté gauche présente dans le siége du ramollissement des aréoles jaunâtres. La *couche médullaire,* qui est en rapport avec cette partie du cerveau et qui concourt à former la paroi supérieure des ventricules, est elle-même *ramollie* d'une manière assez remarquable; de *l'autre côté* existaient quelques traces de ramollissement, mais beaucoup moins sensibles.....

« Il s'agit d'une femme de 80 ans, chez laquelle on a observé du *trouble dans les fonctions intellectuelles*, pas assez marqué, cependant, pour qu'elle ne pût répondre à quelques-unes des questions qui lui étaient adressées; elle ne pouvait rassembler que quelques idées, et si l'on voulait la faire parler plus long-temps, il était facile de voir de l'incohérence dans ses réponses.....»(1).

OBSERVATION XVII.

(39e *idem*, p. 148.)

« Les *circonvolutions* sont boursouflées vers la partie latérale et postérieure de l'hémisphère droit; elles sont, à leur surface, d'une couleur rouge-brunâtre..... Il y a commencement de *ramollissement*, ou plutôt cette partie offre l'aspect d'un *effort hémorrhagique avorté*.....

« La *couche optique du même côté* présente cette même altération dans presque toute son étendue, ainsi que la partie postérieure *du corps strié*.....»

Il n'est rien dit, dans l'observation, de l'état intellectuel de cette malade âgée de 62 ans.

OBSERVATION XVIII.

(19e *idem*, p. 83.)

« Le cerveau coupé par tranches laisse voir çà et là des couches rosées et jaunâtres; *les deux lobes antérieurs, vers leur partie la plus rapprochée du front*, sont *soudés, ramollis*; toute la par-

____

(1) La relation de ce fait laisse peut-être un peu à désirer relativement à la détermination de la lésion superficielle. Il nous paraît néanmoins rentrer dans les cas de *coïncidence*, car on y voit, en définitive, indiquées des altérations concomitantes, des circonvolutions des deux hémisphères et des deux corps striés.

tie du lobule droit, la plus extérieure et la plus rapprochée des parties que nous venons d'indiquer, partageait leur état maladif; l'altération était surtout remarquable vers son point le plus inférieur; là, l'organe était pulpeux, comme puru-lent.

« *Les corps striés du même côté* étaient *mous*..... »

La malade, âgée de 81 ans, «ne cessait d'élever les bras en tous sens avec une sorte d'agitation...» Ailleurs, il est dit qu'elle était dans un *état complet d'imbécillité.*

OBSERVATION XIX.
(83e *idem*, p. 382.)

« L'arachnoïde *adhère* à la substance grise dans une petite étendue, à peu près vers la partie supérieure et moyenne du lobe gauche du cerveau.

«La *substance grise* offre des *marbrures rougeâtres* dans plu-sieurs points, la blanche est un peu injectée..... Les artères sont ossifiées.

«Au lobe gauche, il y a des traces de deux très-petits épan-chements dans la substance blanche des lobules antérieur et moyen.

«On trouve un épanchement récent peu profond à la surface du *corps strié;* des traces d'un épanchement ancien, central, peu étendu, existent dans la *couche optique.....*»

Femme de 62 ans, chez laquelle «*la raison paraît s'altérer; elle a eu du délire,* de la somnolence, etc..... »

OBSERVATION XX.
(6e *idem*, p. 42.)

«Après avoir enlevé plusieurs couches de l'hémisphère gau-che, on observe un *ramollissement* occupant le lobe moyen, et une partie des lobes antérieur et postérieur; la partie malade, de couleur jaune-verdâtre, est séparée de la partie saine par une ligne de démarcation bien tranchée, d'un blanc grisâtre.....

«Le *corps strié* est de même *ramolli*, et offre de légères traces d'une ancienne apoplexie.»

Les seuls détails que l'on trouve, dans ce cas, sur l'état intellectuel, sont les suivants : « La malade a entièrement *perdu la parole;* cependant elle fait beaucoup d'efforts pour parler..... »

OBSERVATION XXI.

(10ᵉ *idem*, p. 55.)

«Après avoir détaché l'arachnoïde, le cerveau a été examiné avec soin et on l'a généralement trouvé plus *mou* qu'il n'est dans l'état sain ; c'est sur le côté droit qu'il présentait cette *mollesse;* la substance *corticale était un peu rose.*

«A la partie moyenne latérale et inférieure du côté droit, nous avons trouvé la trace d'un ancien petit épanchement.

«Mais la couche optique de ce côté était entièrement réduite en une *espèce de bouillie.*

Chez cette femme, âgée de 82 ans, «on remarqua que *l'intelligence faiblissait* et qu'elle n'était plus la même dans la conversation..... »

OBSERVATION XXII.

(7ᵉ *idem*, p. 45.)

«Nous trouvâmes une *fonte pultacée* de toute la partie moyenne de l'hémisphère droit ; la *substance corticale* était *rouge*, et nous rencontrâmes entre la couche *optique* et les *corps striés* une cavité revêtue d'une espèce de membrane jaunâtre, et contenant environ une aveline de sang caillé, d'un gris violet, résultat d'un très-ancien épanchement.....

«La nuit qui précéda son attaque apoplectiforme, la malade, âgée de 80 ans, avait éprouvé *du délire.* «Cette seule circonstance, dit M. Rostan, me fit croire que cette apoplexie pouvait bien n'être qu'une *phlegmasie aiguë* du cerveau ou de ses membranes; l'ouverture du cadavre confirma mon opinion.....»

Quel était le siége de cette phlegmasie aiguë qui pouvait donner la raison du délire : là était la question, qui n'est pas résolue par l'illustre pathologiste; et cependant, elle est résolue par l'observation même. On y lit : « *que la substance corticale* était lésée» (voyez ci-dessus) (1).

OBSERVATION XXIII.
(8e *idem*, p. 46.)

«*Ramollissement* de la partie postérieure de l'hémisphère droit s'étendant de la *surface* de cet hémisphère à la profondeur de 6 à 8 lignes.

«Dans le même hémisphère, au voisinage du *corps strié,* on trouve un kyste, résultat probable d'un ancien épanchement sanguin.....

«Dans la nuit du 25, *un délire* assez violent eut lieu chez cette malade. »

OBSERVATION XXIV.
(51e *idem*, p. 262.)

«L'hémisphère gauche présente antérieurement un épanchement ancien contenu dans un kyste jaunâtre; un autre

(1) Rostan ajoute, à propos de ce fait : « ... Il démontre bien clairement de quelle importance est l'observation des symptômes, et comment il faut fixer son attention sur toutes les circonstances qui précèdent ou accompagnent les maladies... »
Ces paroles pourront servir de texte aux recherches qui feront bientôt l'objet d'une autre partie de ce travail.

épanchement plus récent formé d'un caillot noirâtre ; ces deux épanchements sont *superficiels.*

«La *couche optique* du même côté est gonflée dans toute son étendue ; mais c'est surtout à sa partie antérieure que la texture est changée ; elle est, en cet endroit, *rougeâtre, boursouflée.....*

Dans l'hémisphère droit «la substance corticale offre surtout, en avant, une teinte rougeâtre à sa *superficie ;* sa consistance est tellement diminuée, qu'en la raclant avec le scalpel, elle s'enlève comme du beurre.

«Le *corps strié* présente en haut des adhérences avec la paroi opposée du ventricule ; il est *ramolli* au-dessous de ces adhérences ; dans le reste de son étendue, il est un peu *rouge.*

«Quelquefois elle *délirait,* les phrases étaient toujours incomplètes, *l'intelligence était presque nulle,* etc.....»

OBSERVATION XXV.

(33e *idem,* p. 126.)

«On découvre un *ramollissement* de la largeur d'une pièce de 5 francs à la partie moyenne et antérieure du lobe droit ; la substance ramollie est convertie en une couleur d'un roux foncé.....

«Épanchement sanguin circonscrit d'un pouce environ d'étendue, occupant le lobe droit (1) au milieu de sa *couche optique,* qui a entièrement *perdu sa consistance.* »

A propos de cette malade, il n'est pas fait mention de symptômes observés du côté des *facultés intellectuelles.*

Les cinq ou six dernières observations qui précèdent sont, en quelque sorte, mixtes, quant à la

---

(1) Le texte porte lobe gauche. C'est de toute évidence une faute typographique. La lecture attentive de l'observation démontre clairement que c'est du *lobe droit* qu'il s'agit.

nature de l'altération qui s'y trouve mentionnée : on y constate à la fois la présence d'un *ramollissement* proprement dit et la présence ou les traces d'*hémorrhagie*.

Nous pourrions, en empruntant une partie des expressions d'un auteur moderne, les caractériser par la dénomination de *ramollissement avec caillot sanguin* (Calmeil); c'est là, au reste, un point intéressant sur lequel nous reviendrons, lorsque nous aurons à discuter, d'après nos recherches, la nature de l'altération qui constitue le ramollissement. Nous verrons, en effet, que ce ne sont là, en réalité, que les manifestations diverses d'un même travail morbide.

OBSERVATION XXVI.

(12e *idem*, p. 60.)

« La dure-mère enlevée et l'arachnoïde détachée avec soin, nous avons trouvé cette dernière membrane *adhérente* dans plusieurs points.....

« La *superficie* de la substance cérébrale a présenté vers la partie moyenne et supérieure de chaque hémisphère une altération bien sensible, de couleur jaune, ayant une étendue d'environ 1 pouce, mais beaucoup *plus molle* que dans les autres points du cerveau.....

« *Toute la masse cérébrale* était altérée et offrait une teinte marbrée. »

Il s'agit d'une femme de 77 ans « affectée de *démence sénile.* »

A part les symptômes de démence coexistant avec une altération de la couche corticale des circonvolutions, ce cas offre aussi un exemple d'*adhé-rences méningées* à la substance altérée.

D'ailleurs, cette mention générale que : *toute la masse encéphalique est altérée*, indique implicitement que les *couches optiques* et les *corps striés* partici-pent également à l'altération. Il est regrettable, toutefois, que l'on n'ait pas insisté davantage et plus particulièrement sur cette altération.

Un auteur qui a longuement écrit, dans ces der-niers temps, sur les maladies des vieillards, et que nous aurons souvent à citer, le docteur Durand-Fardel, insiste, dès le début de son chapitre rela-tif à l'anatomie pathologique du ramollissement, sur ce fait que *rarement* la substance grise seule est atteinte; et cependant, sur 86 cas dont il produit la statistique, il note que les *circonvolutions* ont été malades 59 fois, tandis que les *corps striés* et les *couches optiques* l'ont été dans la moitié des cas seulement.

Peut-être Durand-Fardel a-t-il voulu dire que rarement la lésion implique la substance grise sans dépasser en même temps les limites de celle-ci. Pourtant, il ajoute que le corps strié et la couche optique ont été trouvés *ramollis quelquefois en même temps que les circonvolutions*. Dans quelle propor-tion? C'est ce qui n'est pas dit. Quoi qu'il en soit, le fait *brut* se rencontre dans un certain nombre d'observations rapportées par cet auteur.

Dès la première observation de son *Traité du ra-*

mollissement, on en trouve un exemple remarquable.

OBSERVATION XXVII.
(1re de Durand-Fardel, p. 24.)

« Vers la partie moyenne de l'hémisphère gauche deux circonvolutions voisines de la grande scissure dont le bord les sépare seul, et appartenant l'une à la convexité, l'autre à la face interne de l'hémisphère, se *laissent éroder* par l'enlèvement de la pie-mère *qui détache* sur chacune d'elles une plaque grande comme une pièce de 20 sols ; ces plaques ne comprennent qu'une-partie de l'épaisseur de la *substance corticale* ; leur fond est d'un gris rougeâtre. Il n'y a point de rougeur à la superficie des circonvolutions environnantes....

« Vers la partie externe du *corps strié*, on trouve un petit foyer hémorrhagique de la grosseur d'un noyau de cerise, contenant un petit caillot noir un peu mol : les parois en sont parfaitement lisses et nettes sans aucune coloration. Le *corps strié* présentait, en outre, quelque chose d'assez remarquable : on voyait sur chacune des coupes qu'on y pratiquait un grand nombre de trous bien arrondis, quelquefois un peu allongés dans un sens, à circonférence bien nette, sans aucune coloration, ayant, les plus grands, plus de un millimètre de diamètre ; ces trous qui paraissaient d'abord indiquer la présence de lacunes nombreuses dans le corps strié, on reconnut avec assez de facilité (comment ?) qu'ils n'étaient autre chose que l'orifice de canaux vasculaires très-dilatés, par suite, sans doute, de la dilatation des vaisseaux revenus sur eux-mêmes dans l'état de vacuité....

« Le corps strié de l'autre côté n'offrait presque rien de semblable.... »

Il s'agit d'une femme de 80 ans, chez laquelle ont été observés « un *état de stupeur*, et l'impossibilité d'obtenir des réponses.... »

Nous ferons remarquer qu'il existait aussi des *adhérences* de la pie-mère.

OBSERVATION XXVIII.

(2ᵉ *ibid.*, p. 27.)

« Vers le milieu du lobe antérieur droit, on trouve dans un espace grand comme une amande dépouillée de son enveloppe, la substance médullaire raréfiée, *molle*, comme éraillée : ce point ramolli offre un très-léger reflet rougeâtre.

« Les *corps striés* et les *couches optiques* ne présentent pas le même degré de congestion sanguine que la substance médullaire : *on y trouve plusieurs petites lacunes pisiformes*, dans une desquelles on distingue une membrane fine... » (1)?

Il est dit de cette malade, âgée de 72 ans, qu'elle éprouvait de la *difficulté à s'exprimer* et demandait qu'on la fît parler plus aisément. L'intitulé de l'observation porte, d'ailleurs : *Affaiblissement de l'intelligence*. »

(1) Qu'est-ce que les *lacunes* pisiformes dont il est question dans le récit des deux faits qui précèdent? On trouvera plusieurs cas semblables parmi nos observations ; or, il ne saurait être douteux pour nous qu'il s'agit là de petits foyers d'*hémorrhagie capillaire* dont nous espérons faire mieux comprendre la formation, lorsque nous nous occuperons de la pathogénie du ramollissement. Qu'il nous suffise d'ajouter ici que l'existence de ces petites cavités au sein du tissu cérébral est loin, selon nous, d'être indifférente, et que les réflexions suivantes qu'elles ont inspirées à Durand-Fardel ne nous paraissent guère légitimées : « Ces cas ne sont à proprement parler que des cas de congestion cérébrale, car des *ramollissements aussi légers* ne sauraient prendre encore aucune part à la *production des symptômes* ni à l'issue des maladies. » (!)

OBSERVATION XXIX.
(5e *ibid., p.* 31.)

« Les *circonvolutions* de l'hémisphère droit sont aplaties. On remarque à leur surface quelques taches d'un rouge violet foncé : deux situées au sommet d'une circonvolution ont le diamètre d'une pièce de 10 ou 20 sous ; une autre beaucoup plus étendue occupe toute une anfractuosité : elles sont entourées d'un grand nombre de petits points noirs entourés d'une rougeur vive, etc. Quelque ramollies que soient ces circonvolutions, elles ont cependant toutes conservé leurs formes, mais la *pie-mère entraine avec elle la couche superficielle* d'un bon nombre d'entre elles.

« On trouve dans la *couche optique,* dans un espace grand comme un noyau de cerise, *un pointillé rouge, fin, très-serré....* attribué à une petite infiltration sanguine.

« Dans le *corps strié* se remarquent plusieurs *petites cavités* irrégulières, tapissées par une membrane très-fine, vasculaire, et qui se laisse aisément détacher.... »

Cette malade, âgée de 86 ans, « *ne parlait pas,* mais *elle murmurait quelques paroles inintelligibles....*» (1).

OBSERVATION XXX.
(7e *ibid.,* p. 37.)

A la partie interne de la convexité du lobe moyen de l'hémisphère gauche, près de la grande scissure, la *pie-mère entraine* avec elle des *lambeaux considérables* de substance cérébrale *mollasse et rougeâtre....* Quelques anfractuosités présentent une coloration d'un rouge vif, due à une combinaison du sang

(1) Ce cas offre, comme le précédent, un exemple de ces petites cavités aréolaires auxquelles Durand-Fardel paraît n'accorder aucune importance.

à la substance cérébrale qui lui donne l'apparence de fraises écrasées.....

« *Altération semblable*, mais moins étendue du *corps strié*....

« *Petites cavités irrégulières* dans le *corps strié droit*, etc.. .

« Deux fois l'on a observé chez cette malade, âgée de 60 ans, une hémiplégie droite accompagnée d'une *altération des facultés intellectuelles, curieuse, insolite*, et qui semble s'être montrée, à deux reprises, sous le même aspect. Voici en quoi paraît avoir consisté cette curieuse altération :

« Après sa première attaque d'hémiplégie, à la suite d'accidents congestifs, elle fut vivement effrayée par un rassemblement d'ouvriers, et son intelligence en demeura fort altérée. Pendant les deux années suivantes, au rapport de sa fille, elle fut *comme en enfance*.... Huit mois après, elle avait recouvré sa mémoire et son intelligence. Puis, après une nouvelle attaque, elle retomba dans une espèce de stupeur intellectuelle. »

Nous verrons plus tard (partie clinique), qu'il n'y a rien d'*insolite* dans de pareils accidents, qui appartiennent de droit à une certaine variété de *siége* du ramollissement cérébral.

OBSERVATION XXXI.
(9e *ibid.*, p. 42.)

« Les *circonvolutions* des deux hémisphères présentent la plupart une coloration d'un *rose* vif ou d'un jaune foncé, avec une foule de nuances intermédiaires....

« Les parois des ventricules latéraux sont très-molles à leur superficie, avec une légère coloration des *corps striés* et des *couches optiques*.... »

Il n'est pas fait mention de l'état intellectuel de cette malade (79 ans), que l'on est toutefois autorisé à soupçonner *de démence,* car elle était couchée depuis deux mois dans une salle de *gâteuses.*

OBSERVATION XXXII.
(10e *ibid.,* p. 43.)

« L'hémisphère gauche est plus volumineux que le droit; ses *circonvolutions,* tuméfiées et pressées les unes contre les autres, sont d'une *couleur rose très-vive,* surtout à la partie antérieure, moyenne, et externe de l'hémisphère…. La coloration rouge occupe toute l'*épaisseur de la substance corticale;* les circonvolutions semblent un peu *mollasses* au toucher…. Un filet d'eau dessine quelques franges sur le bord d'une coupe faite à la *substance corticale.*

« Le *corps strié* est beaucoup plus volumineux que celui du côté opposé; il est, à sa surface et dans son épaisseur, d'une *couleur rougeâtre semblable à celle des circonvolutions;* il ne paraît nullement désorganisé; cependant, quand on le touche, on éprouve une sensation de *mollesse,* de rénitence assez semblable à celle d'une gelée un peu ferme… La projection d'un jet d'eau un peu fort produit sur le corps strié un phénomène assez curieux; c'est une énucléation presque complète de ce corps de l'espèce de coque qui le renferme. »

La malade, âgée de 79 ans, a présenté « une grande *difficulté à s'exprimer* dès le début prodromique de l'affection. »

Dans l'observation qui suit, les renseignements laissent à désirer relativement aux symptômes paralytiques du côté du mouvement; mais la concomitance d'un délire (loquace) et d'une altération de la substance corticale, avec *adhérences,* y est remarquable. On y note aussi l'existence d'une petite *cavité pisiforme,* jaunâtre, et de canaux vasculaires assez développés dans le corps strié gauche.

OBSERVATION XXXIII.
(Page 88 du *Traité* de Durand-Fardel.)

«... En retirant cette membrane (la pie-mère), on *enlève* la superficie de quelques circonvolutions de la convexité, surtout à gauche. Ces points sont rosés, *très-mous;* un filet d'eau les pénètre jusqu'au delà de la substance corticale ; on y voit par places un peu de pointillé rouge fin et serré...

« A l'extrémité postérieure de l'*hémisphère gauche*, les circonvolutions sont réduites en une bouillie rosée à l'extérieur, d'un rouge lie de vin dans quelques points, grisâtre à l'intérieur. *La couche la plus superficielle*, entraînée par la pie-mère, laisse à découvert une cavité profonde creusée dans l'épaisseur du lobe cérébral, — traversée par quelques brides celluleuses, — et pénétrant presque jusqu'au ventricule...

« *Dans le corps strié gauche*, petite *cavité pisiforme jaunâtre;* — canaux vasculaires assez développés... »

Au délire loquace que présentait cette malade, âgée de 79 ans, il faut ajouter des *hallucinations de l'ouïe.*

OBSERVATION XXXIV.
(Page 91 *ibid.*)

« La pie-mère s'enlève, en général, assez facilement de la superficie du cerveau, *excepté dans quelques points où elle entraîne avec elle la couche la plus superficielle de la substance corticale :* les points *ramollis* sont une circonvolution de l'hémisphère gauche, et sept ou huit de la convexité de l'hémisphère droit; il sont rougeâtres, et se laissent pénétrer et un peu soulever par un filet d'eau sans qu'il s'en détache des lambeaux ; *la rougeur et le ramollissement n'intéressent guère que la substance corticale...*

« La surface des *deux corps striés* était affaissée, un peu jaunâtre, bosselée ; on trouve dans chacun d'eux *une cavité* du volume d'un noyau de cerise ou d'une amande, tapissée par une membrane (?) fine, vasculaire, jaunâtre ; les parois de la plus petite étaient rapprochées ; celles de la plus grande séparées par un peu de liquide incolore...

« Auprès d'elles, le reste *des deux corps striés* offrait un certain nombre de *petites lacunes* sans altération de couleur ni de consistance, de la surface desquelles une pince fine détachait un peu de tissu cellulaire contenant de très-petits vaisseaux... »

Il s'agit dans cette observation d'un homme de 77 ans... On rapporte « qu'il *s'exprime avec difficulté, et que parfois on avait de la peine à le comprendre ; son intelligence était affaiblie ; il pavillonnait,* c'est-à-dire il divaguait parfois. »

OBSERVATION XXXV.

(Page 92 *ibid.*)

« Les *circonvolutions* de la partie externe de la convexité de l'hémisphère droit sont considérablement amincies, un peu inégales à leur surface et comme ratatinées ; en même temps beaucoup plus denses qu'à l'ordinaire et que celles du côté opposé ; cette diminution de volume paraît due surtout à l'amincissement de la *couche corticale*. Au sommet d'une de ces circonvolutions, est un petit enfoncement au fond duquel on trouve un peu de *tissu cellulaire jaunâtre*...

« Du côté droit, à l'extrémité postérieure et supérieure de l'insula, la *substance corticale* a complétement disparu de la surface d'une circonvolution, dans un espace grand comme une pièce de 2 francs.

« La surface ventriculaire du corps strié était inégale et déprimée, surtout vers la queue; une incision étant pratiquée
sur ce point, on vit que son tissu était *très-mollasse*, jaunâtre
par places, grisâtre dans d'autres.....

« La *couche optique* était un peu entamée.

« Des renseignements *positifs* font défaut sur les antécédents
de ce malade âgé de 73 ans. »

Le professeur Cruveilhier a particulièrement fixé
son attention, à propos du ramollissement cérébral,
sur la nature des altérations qui constituent, dans
certains cas, la maladie. C'est ainsi qu'il a été conduit à établir une *assimilation* entre le travail morbide *hémorrhagique* ayant sa source dans les vaisseaux capillaires, et le ramollissement, surtout le
RAMOLLISSEMENT ROUGE des auteurs; d'où le nom
qu'il lui a affecté *d'apoplexie capillaire*.

Nous aurons à revenir plus tard sur cette assimilation et sur les motifs qui ont porté Cruveil-
lhier à l'établir; nous voulons, pour le moment,
nous renfermer dans les faits anatomiques purs. Or,
au point de vue de la *coïncidence* que nous cherchons à démontrer, nous rencontrons dans le grand
ouvrage de Cruveilhier (1) quelques faits qui trouvent ici leur place et méritent d'être signalés.

(1) *Anat. pathol.*, avec planches.

OBSERVATION XXXVI.
(33e livraison, 2e partie, p. 4 et 5.)

« *Hémisphère droit* : Grande perte de substance des *circonvolutions* occipitales inférieures qui sont remplacées par une membrane peau de chamois très-adhérente à la pie-mère et par un tissu cellulaire lâche, infiltré de sérosité..... La *substance grise* de plusieurs circonvolutions est remplacée par une pellicule jaunâtre.....

« Sous la membrane ventriculaire, au niveau et au-dessous de *la couche optique*, se voyait une petite cavité traversée par les filaments celluleux, et qui s'étendait à travers la couche optique jusqu'au *corps strié* externe, lequel était en grande partie convertie en une cellulosité infiltrée de liquide trouble, jaunâtre.....

« *Hémisphère gauche* : Trois *circonvolutions* occipitales présentent, au lieu de *substance grise*, des pellicules peau de chamois.....

« Sous l'épaisseur de la *couche optique*, deux petits foyers celluleux sans coloration, sans kyste distinct, contenaient un liquide lait de chaux. »

La malade, âgée de 73 ans, présentait un état d'*affaiblissement intellectuel* et presque de *démence*.

C'est donc là un cas de *double coïncidence* d'une altération superficielle et centrale. Nous n'avons pas à nous occuper pour le moment de la forme de l'altération elle-même.

OBSERVATION XXXVII.
(*ibid.*, 36e livr., p. 5.)

« Il existe plusieurs *ramollissements superficiels*, variété hortensia, lilas, lie de vin.....

« Le *corps strié*, vu du côté du ventricule, présente une légère dépression qui répond à une *perte de substance* de ce corps, mais sans coloration particulière..... »

Il n'est pas fait mention dans cette observation des symptômes présentés du côté des facultés intellectuelles.

OBSERVATION XXXVIII.
(*ibid.*, 20e livr , p. 3.)

« Cicatrices colorées avec perte de *substance des circonvolutions du cerveau*, et des lamelles du cervelet.....

« Conversion en bouillie jaunâtre du *corps strié* gauche, avec *cavités pisiformes* dans le corps strié *droit*..... »

Renseignements rares et très-peu explicites sur le malade. Toutefois, dans les trois ou quatre lignes qui le concernent, il est dit qu'il y avait intégrité (?) des facultés intellectuelles...

OBSERVATION XXXIX.
(*ibid.*, 20e livr., p. 7.)

« La *substance grise* de toutes les circonvolutions et des anfractuosités occipitales à la convexité de l'hémisphère gauche.... présentait la coloration hortensia *violacée*, mais inégalement violacée ; cette même substance grise a subi un ramollissement, *ramollissement* qui, toutefois, n'est pas porté jusqu'à la diffluence....., le moindre contact, l'immersion dans l'eau ont suffi pour détacher la couche superficielle ramollie...

« La substance du *corps strié du même côté* avait également subi le *ramollissement* VIOLACÉ... »

Au début de l'observation, il est explicitement fait mention de l'*affaiblissement* des facultés intellectuelles, affaiblissement tel que la malade, surveillante à la Salpêtrière, fut obligée d'abandonner ses fonctions.

OBSERVATION XL.

(*ibid.*, p. 9.)

« A côté de la scissure médiane, les *circonvolutions* qui ré-pondent à la partie la plus élevée du cerveau ont été, en partie, *détruites ;* — couleur jaune-serin de la cicatrice qui est formée par du tissu cellulaire infiltré de sérosité.....

« Les *circonvolutions* voisines de celles qui ont été détruites présentent à leur surface des lignes, des points jaunâtres qui occupent tout le bord des circonvolutions, soit leurs faces, soit le fond des anfractuosités.....

« La *substance grise* n'est point altérée dans toute son épais-seur, mais seulement dans la *couche la plus superficielle.*

« Dans l'épaisseur du *corps strié du même côté*, était un foyer à parois jaunâtres et très-denses, traversé par une cellulosité — qu'infiltrait un liquide séreux; une dépression sensible dans le ventricule latéral gauche répondait à ce foyer...»

Le malade était « dans un *état complet d'hébétude...* »

Au moment (1859) où nous poursuivions ces re-cherches qui déjà nous avaient conduit à la plupart des résultats qu'il est de l'objet de ce travail de faire connaître, notamment à celui que nous cher-chons actuellement à mettre en lumière, parut le grand ouvrage du Dʳ Calmeil (1). Malgré son titre, qui implique immédiatement une doctrine, et quoi-qu'afférent plus spécialement à la pathologie men-tale, ce livre devait, en raison de son incomparable richesse en faits et en expérience, attirer particu-

(1) *Traité des maladies inflammatoires du cerveau.* 2 vol.

lièrement notre attention. Nous n'avons pas tardé
à y rencontrer des documents précieux pour l'objet de nos études, et nous nous sommes d'autant
plus empressé de les recueillir, qu'ils apportaient
au résultat de nos recherches l'appui d'une haute
autorité.

Nous aurons surtout à le mettre à profit pour
étayer des analogies remarquables, que nous avons
cru saisir entre le travail morbide et quelques symptômes du ramollissement cérébral chez le vieillard, et ceux que l'on observe dans certains cas de
maladies mentales proprement dites.

Quant au fait de la concomitance d'une altération de la structure de la périphérie des circonvolutions et des centres encéphaliques, fait qui nous
occupe exclusivement en ce moment, il était curieux de rechercher s'il n'était pas indiqué dans
l'ouvrage si complet de Carmeil. Or, comme dans
la plupart des auteurs déjà cités, ce fait se rencontre implicitement dans les observations de Calmeil,
mais nulle part nous ne l'avons vu *formulé*, et
vainement nous avons cherché les importantes déductions qui nous paraissent en découler, ainsi
qu'on le verra bientôt.

L'expression la plus générale du fait en question
se trouve, sans contredit, dans les paroles suivantes : « On la rencontre (l'encéphalite locale) *en
même temps aussi dans les circonvolutions cérébrales et
dans l'un des corps striés.* »Tout se borne à cette mention générale, et le fait ne paraît pas avoir fixé da-

vantage l'attention de l'auteur. Cependant il est implicitement contenu dans plusieurs de ses observations. Ainsi, on lit à la page 80 du tome II :

OBSERVATION XLI.

(130e, Calmeil.)

« Lorsqu'on procède à l'enlèvement des méninges, on constate que la pie-mère *adhère* légèrement à gauche et en avant à la substance corticale..., sur ce point une circonvolution tout entière a pris une teinte rouge amarante et se trouve frappée de *ramollissement*. Cette désorganisation du tissu nerveux ne s'étend qu'à une faible profondeur; partout ailleurs la substance corticale de cet hémisphère est ferme, mais non exempte d'hyperémie.....

« Le centre du *corps strié gauche* est creusé par une sorte de lacune caverneuse, remplie d'un tissu réticulaire humide et comme infiltré de sérosité. — La substance cérébrale qui avoisine cette cavité présente une couleur jaune et se montre ramollie dans l'étendue de 2 centimètres environ, mais seulement au pourtour de la caverne, dont il vient d'être fait mention. »

A part la concomitance des altérations de la partie superficielle des circonvolutions et du corps strié dans le même hémisphère, le récit présente plusieurs autres particularités qu'il est important pour nous de noter dès à présent : en premier lieu, les *adhérences* partielles de la pie-mère à la substance corticale ramollie; ensuite la forme de l'altération du corps strié que Calmeil regarde plus loin comme l'*emplacement* d'une ancienne encéphalite locale; ce sont

les lacunes dont Durand-Fardel ne croit pas devoir
tenir le moindre compte; enfin l'état de DÉMENCE
de la malade, qui datait de près de quarante ans
(elle en a maintenant 65) (1).

OBSERVATION XLII.
(ibid., 126°, p. 163.)

« Elle (la pie-mère) est soudée si étroitement à la surface
du lobule postérieur droit surtout, qu'elle retient à sa surface,
lorsqu'on cherche à la disséquer, une couche épaisse de matière
nerveuse ramollie ; sur deux points principaux du lobe moyen
gauche cette membrane *adhère* profondément à la substance
cérébrale ramollie...

« Les *corps striés* et les *couches optiques* sont *injectés, peu volumineux....* »

L'auteur, comme on le voit, insiste peu sur l'état
pathologique des corps striés et des couches optiques ; mais il suffit, pour nous, que cet état ait attiré
son attention. Il est probable que si l'examen histologique avait été fait, les simples apparences se
seraient changées en réalité plus accentuées, d'a-
près les principes de Calmeil lui-même.

Quoi qu'il en soit, les *adhérences* de la pie-mère
sont encore clairement indiquées dans ce cas ; et il
suffit de transcrire littéralement le titre de l'observation pour juger combien les *symptômes intellectuels* ont été accusés chez ce malade : à l'âge de
62 ans 11 mois, attaque de congestion cérébrale

(1) Comment, pour le dire en passant, est-il possible de conférer
légitimement le titre d'*aigu* à un état pathologique de si longue
durée? *Manifestations aiguës actuelles*, soit.

suivie d'un commencement *d'incohérence dans les idées* ; au bout d'un mois ; explosion d'un *délire vague*, *agitations*, *insomnie*, *loquacité*, *emportements*, etc.

OBSERVATION XLIII.

(*ibid.*, 131ᵉ, p. 182.)

« La pie-mère *adhère* légèrement à la substance nerveuse, soit sur le relief des circonvolutions de la face supérieure du lobe moyen (droit), soit dans la profondeur de la scissure de Sylvius ;... sur la face inférieure du lobe antérieur droit plusieurs circonvolutions ont subi un commencement de *ramollissement*, d'autres sont entièrement désorganisées et converties en une sorte de bouillie violacée...

« La *couche optique* droite est ramollie dans son épaisseur ; en outre, celles de ses parties qui ne sont pas entièrement frappées de désorganisation sont infiltrées d'une certaine quantité de sang très-divisé et dont la teinte est rutilante. Ce foyer d'apparence ecchymotique occupe une étendue de 13 millimètres...

« Depuis longtemps (près de seize ans) ce malade, âgé de 76 ans, avait du *délire mélancolique* et aussi des manifestations d'un délire ambitieux qui avaient nécessité sa réclusion dans une maison d'aliénés. Après la catastrophe (revers de fortune) qui a entraîné sa ruine, il se dit fils de Louis XV et se croit victime de machinations secrètes... »

Nous reviendrons bientôt sur cette espèce de manifestation délirante dans les conditions qui nous occupent.

OBSERVATION XLIV.
(*ibid.*, 125e, p. 157.)

« Lorsqu'on cherche à séparer la pie-mère du lobule antérieur droit, on s'aperçoit que cette membrane *entraîne* à sa suite une couche considérable de substance cérébrale ramollie ; en palpant le point ainsi désorganisé, on juge que le foyer du ramollissement pénètre assez profondément dans l'épaisseur de la substance blanche ; le lobule moyen droit présente à sa surface convexe le même genre d'altération...

« Vers le *corps strié*, la substance nerveuse paraît comme délayée par un liquide trouble d'aspect puriforme ; sa teinte est jaunâtre. »

Ainsi *adhérences* de la pie-mère et *concomitance* d'altérations superficielles et centrales, tels sont les deux faits qui dominent pour nous dans cette observation.

Il s'agit d'ailleurs d'un malade qui a eu des chagrins violents..., à 46 ans, des *hallucinations* passagères et des symptômes peu prononcés de délire... ; « 47 ans, tristesse, hypochondrie, etc... Il est dit particulièrement de lui : « qu'il dépensait, certains jours, des sommes considérables à des achats futiles et se trouvait manquer ensuite des choses les plus nécessaires à la vie. »

La plupart des cas que nous venons d'analyser ne sortent guère du cadre de la pathologie ordinaire, bien qu'ils aient presque tous pour l'une de leurs expressions symptomatiques un *délire quelconque*, ou, tout au moins, une altération des facultés intellectuelles, ne fût-ce que leur affaiblissement.

La pathologie mentale proprement dite pourrait

nous fournir aussi un grand nombre d'exemples confirmatifs du fait anatomique dont nous poursuivons la démonstration. Sans vouloir multiplier outre mesure le nombre des observations, qu'il nous soit permis d'en relater encore ici quelques-unes afférentes à une affection qui tient désormais une si large place dans la pathologie mentale, la *paralysie générale* dite *progressive;* il est important, d'ailleurs, et presque nécessaire de poser dès à présent les bases d'une discussion à laquelle nous aurons à nous livrer plus tard relativement à certaines analogies de siége entre plusieurs maladies cérébrales dont quelques-unes ne doivent peut-être qu'à leur trop d'individualisation d'être mal connues dans leur expression anatomique.

C'est encore Calmeil qui va nous fournir les données de cette assimilation ; et d'abord elle se trouve exprimée en termes généraux dans les lignes qui suivent :

« En général, l'encéphalite chronique, diffuse, bénigne (paralysie générale), ne tend point à s'enfoncer au delà de quelques millimètres dans l'épaisseur de la substance nerveuse qui est en rapport avec les méninges. Mais il n'en est plus ainsi lorsque l'inflammation dépasse un certain degré d'intensité, car on voit souvent alors la *substance grise des corps striés*, la substance grise des cornes d'Ammon et les *couches optiques* prendre part au travail inflammatoire... »

Bien souvent, en effet, des foyers locaux de ra-

mollissement, ayant leur siége au centre des hémisphères, et plus particulièrement au sein de la *couche
optique* ou du *corps strié*, viennent compliquer en quelque sorte la *lésion périphérique* et concorder avec elle
dans la paralysie générale. Bon nombre d'exemples pourraient en être fournis par les auteurs qui
ont rapporté des observations de cette maladie, et
surtout par le livre si riche de Calmeil. Mais, chose
vraiment remarquable, il n'est pas besoin d'aller
chercher ces faits parmi les cas de maladie confirmée qui, à la rigueur, pourraient être taxés d'exceptionnalité, à cause des désordres amenés par la
chronicité du mal ; on les rencontre aussi et mieux
caractérisés peut-être parmi des cas dans lesquels
le travail morbide n'a guère parcouru que les premières périodes, bien qu'il ait suffi à amener la
mort. Ainsi, dans le chapitre intitulé par Calmeil :
« Congestion encéphalique intense à durée tempo-
raire, » nous avons trouvé plusieurs faits qui rentrent, ainsi qu'on va le voir, dans la catégorie de
ceux qui précèdent.

OBSERVATION XLV.
(Calmeil, t. I, obs. 11e, p. 76.)

« La pie-mère, injectée et ramollie, se brise sous les dents
de la pince et se *sépare difficilement des circonvolutions*. La substance corticale qui ne s'était montrée jusque-là que pointil-
liée de rouge, prend une teinte framboisée uniforme, comme
si elle eût été mise en contact avec une liqueur colorante (cela
a lieu à gauche).

« A droite, la pie-mère *adhère* intimement à la substance

grise sur plusieurs points de la scissure de Sylvius : les couches plus épaisses, d'ailleurs, de substance nerveuse qui restent adhérentes à la membrane, ressemblent à la framboise écrasée...

« Les *deux corps striés* ressemblent par l'aspect à de la chair crue : certains points de leur surface n'ayant pas encore pris la teinte violacée, ces corps apparaissent comme marbrés dans certains endroits et commencent à se ramollir... ; il en est de même des *deux couches optiques* qui sont peu consistantes, comme zébrées de rouge et de gris.

Il y a donc dans ce cas *double coïncidence* d'altérations ; les *adhérences* de la pie-mère à la substance corticale y sont aussi parfaitement indiquées.

Du reste, il s'agit d'un homme de 47 ans, cocher, dont l'observation se trouve ainsi résumée : «État de souffrance mal caractérisé, suivi d'un commencement de trouble dans les fonctions intellectuelles et d'une attaque de congestion ; bientôt après, alternative de violence et de stupidité, attaque à forme épileptique et sorte d'abolition de l'intelligence... débilitation des jambes et du bras droit, fureur, mouvements désordonnés, vociférations, constrictions du gosier, mort au bout de huit jours. »

Dans les cas qui suivent, le ramollissement plus confirmé est constitué en véritable *foyer* local.

OBSERVATION XLVI.

(*ibid.*, 14ᵉ, p. 92.)

« La substance cérébrale correspondante à ce point (centre et partie supérieure de l'hémisphère gauche) semblait plus ferme que dans l'état naturel : incisée, elle fut trouvée d'un rouge vif; cette partie malade avait environ 1 pouce et demi de haut en bas et autant environ en largeur. La substance cérébrale environnante semblait plus vasculaire que les autres points du cerveau...

« Le *corps strié du même côté* était d'une couleur rouge presque purpurine et son tissu était ramolli. — Il se présente à la surface de l'incision qui divisait cette partie un très-grand nombre de points vasculaires. »

OBSERVATION XLVII.

(*ibid.* 17ᵉ, p. 104.)

« La pie-mère *adhère* fortement à l'élément cortical non-seulement sur la face supérieure de ce même lobule (lobule moyen droit), mais encore sur la face supérieure du lobule antérieur. Lorsque cette membrane a été enlevée, sa face interne se trouve couverte de longues plaques de substance grise *ramollie;* après cette opération, les régions convexes de l'hémisphère droit se rencontrent excoriées, saignantes et *ramollies.* La teinte de la substance corticale tire sur le rouge violacé tant à sa surface que dans les couches profondes.

« Le *corps strié droit* est de couleur rougeâtre ; il existe au-dessous de la membrane ventriculaire, dans une région qui correspond à son bord interne, une dépression de couleur orangée, de 2 lignes de large sur 10 de long. La substance nerveuse est légèrement ramollie vis-à-vis de cette espèce d'enfoncement. La *couche optique* droite est d'un jaune sale.

« L'hémisphère cérébral gauche est trouvé dans les mêmes conditions que le droit, tant à sa périphérie que dans ses couches profondes, seulement la dépression de couleur chamois qui se voit à la surface du *corps strié* gauche, n'offre qu'une longueur de 5 à 6 lignes... »

Ainsi, *adhérence* et *double coïncidence d'altération*, tel est le résumé anatomique de ce fait.

Du côté des manifestations symptomatiques, nous notons : « chagrins violents, occasionnés par une perte de fortune; à 47 ans, symptômes d'éblouissements suivis de pertes de connaissance momentanées : bientôt signes de *démence*, abolition de la mémoire, gêne de la parole, affaiblissement des agents musculaires; — à 48 ans 3 mois, attaque à forme apoplectique et convulsive; mort rapide... Il *s'est cru maréchal de France.* »

Un peu plus loin, page 107 (tome Ier), est relaté un fait très-caractéristique.

OBSERVATION XLVIII.

« Il s'agit d'un boucher, âgé de 70 ans, victime aussi de revers de fortune réalisés un peu par sa faute. — Déjà cinq ans auparavant, il avait éprouvé à des intervalles peu éloignés des espèces d'attaques comateuses caractérisées par une perte de connaissance momentanée, avec abolition de l'exercice intellectuel, de la sensibilité tactile et des mouvements volontaires...

« Plus tard, état complet de démence, embarras de la parole, affaiblissement de la motilité...

« Attaque congestive et convulsive; — mort...

A l'autopsie : « le réseau de la pie-mère cérébrale était injecté, surtout à sa face interne, et pénétré d'un liquide d'extravasation sanguinolent. Cette membrane s'enlevait en général assez facilement, mais elle *entraînait* avec elle, sur plusieurs emplacements, de volumineux tampons de substance corticale. Les coupes que l'on pratique dans l'épaisseur de la *substance grise* de chaque hémisphère cérébral mettent à découvert une substance à teinte fortement violacée, humide et saignante, à consistance mollasse...

« Les *corps striés* étaient foncés en rouge ; lorsqu'on les eut divisés avec le bistouri, on s'aperçut qu'ils étaient comme criblés de *petites lacunes* à parois pseudo-membraneuses... l'élément nerveux était d'un jaune sale dans le voisinage de ces petits foyers d'altération.

« L'inflammation chronique, remarque l'auteur, avait dû régner longtemps et d'une manière *simultanée* et à la *périphérie* des deux lobes cérébraux, et au sein des *corps striés*...

Il n'est guère possible de séparer, surtout au point de vue doctrinal, deux livres qui ont *fait époque* dans l'histoire des maladies du cerveau, les lettres du professeur Lallemand sur l'encéphale et le traité de l'encéphalite du professeur Bouillaud. Dans l'un et l'autre nous aurions pu recueillir un grand nombre de preuves émanées du récit pur des nécropsies, à l'appui du fait anatomique dont nous nous efforçons d'établir, aussi incontestablement que possible, la réalité ; mais nous pensons que ce chapitre doit avoir ses limites, et qu'il a désormais atteint le but qu'il se proposait.

Toutefois, voici une réflexion de Lallemand qui mérite d'être relevée, en raison de son opportunité.

« Dans les autres observations, excepté une seule, l'altération occupait la *substance grise du cerveau*, et comme le *corps strié* et la *couche* des *nerfs optiques* sont également composés en grande partie de *sub-*

stance grise, il en résulte que dans tous les cas, moins un, c'*était* la *substance grise* qui était malade... » (1).

Quoi qu'il en soit de l'explication, cette remarque, considérée au point de vue du fait lui-même, est importante pour nous à plus d'un titre ; elle est précieuse surtout pour ce qui concerne le fait de la concomitance des altérations de la substance grise de la périphérie et des centres striés et optiques ; peut-être même que la considération de l'analogie de structure n'est pas indifférente ; c'est ce que nous essayerons de discuter plus tard.

D'ailleurs, les observations n° 4 et n° 6 de cet auteur sont tellement conformes au résultat dont il s'agit, que nous ne pouvons guère nous empêcher d'en donner ici un résumé très-succinct.

OBSERVATION XLIX.

(Lallemand, t. I, p. 15, n° 6.)

« Toute la *surface* de l'hémisphère droit du cerveau était ramollie ; plus profondément vers la partie supérieure et moyenne... la substance blanche était, dans l'étendue d'un pouce à peu près dans tous les sens, *molle* et *diffluente* sous le doigt, et sans changement de couleur...

« Le *corps cannelé du même côté* était aussi comme décomposé dans une étendue égale, et réduit à une sorte de putrilage couleur lie de vin. — Cette espèce de foyer n'était pas limité comme les foyers sanguins des apoplexies ; mais la couleur et la consistance de cette substance désorganisée se perdaient d'une manière insensible, dans la partie du cerveau... »

____

(1) *Op. cit.* tome I, p. 73.

Il s'agit d'une femme très-âgée (sans désignation plus explicite) et sur laquelle les renseignements antécédents font presque complétement défaut; il est noté seulement qu'au dire des personnes qui l'accompagnaient, elle était depuis quinze jours sans connaissance et sans mouvement.

OBSERVATION L.

(Op. cit., n° 4, p. 11.)

« Les vaisseaux du cerveau étaient gorgés de sang. — Dans l'hémisphère gauche, vers le lobe moyen, on trouve un *ramollissement* de la substance cérébrale.

« Le *corps strié* était *réduit en bouillie;* — au milieu de cette désorganisation, du sang était épanché ou plutôt infiltré dans la substance cérébrale..... »

Malheureusement l'autopsie manque de détails, surtout pour ce qui est de l'altération des circonvolutions; — néanmoins la *coïncidence* ne saurait être douteuse. Ajoutons qu'il est noté, au début de l'observation, que la femme qui en fait le sujet, âgée de 80 ans, «éprouvait depuis longtemps *du trouble dans les idées*, et était devenue morose et irascible, etc. »

CHAPITRE II

Déductions relatives à la structure normale et générale du cerveau, et particulièrement aux connexions que le fait d'anatomie pathologique qui précède paraît démontrer entre les parties centrales de cet organe (couche optique et corps strié) et ses parties périphériques.

§ 1er.

Nous aurions pu rapporter un plus grand nombre d'observations empruntées aux auteurs, ou nous appartenant; mais nous nous sommes appliqué à n'admettre, dans notre cadre, que les faits les moins capables de donner lieu à la contestation et à l'équivoque. Nous pensons, du reste, que le nombre des observations, bien qu'il ne doive pas être dédaigné, ne fait pas à lui seul la valeur de la chose observée. Nous ferons remarquer, d'ailleurs, que, si en raison du soin que nous avons apporté à nos observations personnelles, le résultat qu'elles établissent ne peut être contesté, les cas relevés dans les divers auteurs n'en ont pas moins une grande valeur; ils apportent à la réalité du fait que nous cherchons à établir une consécration d'autant plus puissante qu'ils la fournissent, en quelque sorte, à leur insu.

Quant à nous, nous avons une telle certitude de la réalité de ce fait anatomique, qu'il nous est arrivé bien souvent de l'annoncer, à la seule inspection de l'état des parties cérébrales périphériques, alors même que nous n'avions pu encore rattacher la lésion à son expression symptomatique : c'est ce qu'il nous a été permis de faire deux fois, en présence de deux médecins, dont le savant témoignage nous est précieux à plus d'un titre, les Drs Marcé et Luys; aussi nous sommes-nous fait un devoir de l'invoquer dans la relation des deux autopsies auxquelles ils nous ont fait l'honneur d'assister (p. 16 et 25).

Si la coïncidence d'une lésion de la structure des circonvolutions cérébrales, et particulièrement de leur couche corticale, avec une lésion de même nature de la structure des parties centrales (couches optiques, corps striés) dans le ramollissement cérébral, est désormais incontestable, il nous serait, néanmoins, difficile d'établir, dès à présent et d'une façon définitive, sa véritable fréquence absolue ou relative. En effet, l'attention des auteurs n'ayant pas été attirée sur ce fait, bien qu'ils n'aient pu s'empêcher de le mentionner implicitement dans leurs descriptions, lorsqu'à l'autopsie, la lésion s'est présentée pour ainsi dire sous leur scalpel, leurs observations ne sauraient permettre cette évaluation. Nos propres observations ne peuvent non plus servir de base numérique, car nous n'en possédons relativement qu'un petit nombre datant de l'époque où le fait s'est révélé à nous, et portant, en conséquence, un vrai cachet d'authenticité, à cet égard ; combien de fois ce fait n'a-t-il pas dû nous échapper, par l'ignorance où nous étions de sa possibilité et de son existence.

Toutefois il est une considération anticipée qui nous paraît de nature à fournir une donnée très-approximative de la proportionnalité que nous recherchons : il résulte de nos observations que tout cas de ramollissement spontané chez le vieillard implique presque nécessairement paralysie motrice, en même temps que paralysie ou mieux perturbation intellectuelle, c'est-à-dire démence ou délire (celui-ci étant protéiforme, ainsi que nous le verrons bientôt) ; or, à quelles lésions voyons-nous répondre habituellement ces deux facteurs symptomatiques ? A des lésions concomitantes de la couche corticale des circonvolutions et des centres encéphaliques, couche optique ou corps strié, du même côté ; — donc cette coïncidence d'altérations, loin d'être rare, doit constituer la règle. Nous ne reviendrons pas sur les causes longuement exposées plus haut, qui nous paraissent avoir présidé jusqu'à ce jour à l'ignorance de ce fait ; mais il n'est pas sans importance d'insister ici sur les observations contradictoires, du moins en apparence.

Il nous faut déclarer tout d'abord (et cela sans la moindre intention d'incriminer le talent d'éminents observateurs dont nous respectons plus que personne l'autorité), que l'absence d'altérations des circonvolutions dans les descriptions nécropsiques ne prouve pas la non-existence de cette altération. Nous sommes convaincu que, la plupart du temps, celle-ci n'a pas été vue, et cela par l'excellente raison que les procédés ordinairement employés, en dehors des instruments grossissants, ne suffisent pas à sa constatation. Cette assertion, qui n'est en définitive qu'une fin de non-recevoir, bien qu'elle se déduise de la majorité des faits rapportés ci-dessus, acquerra toute sa légitimité aux yeux du lecteur, lorsqu'au chapitre des symptômes, nous essayerons de rattacher à la lésion son expression symptomatique.

Un auteur recommandable a écrit au commencement d'un chapitre sur la maladie qui nous occupe : «Le ramollissement *aigu* peut se montrer sur tous les points du cerveau, mais nulle part aussi fréquemment qu'*aux circonvolutions*»; — et il ajoute que, tandis que sur 86 cas de ramollissement *aigu*, les circonvolutions étaient malades 59 fois, les corps striés et les couches optiques n'ont été trouvés ramollis que 28 fois, soit isolément, soit simultanément (1). La contradiction avec le fait

(1) Durand-Fardel, *loc. cit.*, p. 1 et 2.

que nous cherchons à établir est évidente, et, en pareille occurrence, il faudrait plutôt se plaindre, à l'encontre de ce que nous faisions tout à l'heure, de la trop grande fréquence de l'altération des circonvolutions. Mais, que de restrictions à apporter à cette statistique qui, comme tant d'autres, serait loin de pouvoir être soumise à l'épreuve du précepte de Morgagni : *Non solium numerandæ, sed perpendendæ !*

Et d'abord, il s'agit de ramollissement *aigu;* or, nous espérons pouvoir bientôt montrer tout ce que ce mot *aigu,* en fait de ramollissement cérébral spontané, doit inspirer de doutes. En second lieu, il n'est certainement pas tenu compte, dans cette exhibition de chiffres, du côté étiologique, lequel est d'une extrême importance, la *spontanéité* de l'affection, ou sa génération par une cause accidentelle, le *traumatisme*, par exemple, ayant une influence capitale, tant sur la détermination de la nature du travail morbide, que sur celle du siége de la lésion. Enfin, le point précis où existe l'altération, dans les circonvolutions même, ne saurait être indifférent, attendu que c'est particulièrement l'atteinte de la *couche corticale* qui domine dans nos cas de coïncidence. D'ailleurs, que l'on ne se méprenne pas sur le sens de notre proposition : nous ne prétendons pas que les circonvolutions cérébrales ne puissent être *individuellement* lésées, sans participation du corps strié ou de la couche optique : les cas dans lesquels il en est ainsi peuvent être déterminés, et nous y reviendrons. Mais il nous est permis d'affirmer, d'après le résultat de nos investigations, à ce sujet, que toutes les fois que les *couches optiques* ou les *corps striés* sont dûment impliqués, les *circonvolutions*, et particulièrement leur *couche corticale* le sont également ; et c'est pourquoi étant donnée l'altération de celle-ci , laquelle affecte une forme et un état particuliers qui vont être décrits, l'on peut affirmer l'altération concomitante soit du corps strié, soit de la couche optique, soit des deux à la fois.

Du reste, lorsqu'à la faveur de la connaissance du fait de la coïncidence des altérations périphériques et centrales, l'on vient à faire une analyse raisonnée des cas rapportés par les auteurs, on ne tarde pas à s'apercevoir que les exceptions sont très-rares : c'est ainsi que, sur une cinquantaine de cas que nous avons réunis plus haut et dont près de 40 ne sont pas de notre propre observation, il y en a à peine *quatre*, dans lesquels les circonvolutions *seules* soient atteintes ; et il serait facile, en vérité, de fournir une explication plausible de cette minime exception, si elle était capable de porter quelque atteinte à la règle. Au surplus, quoi qu'en dise l'auteur que nous citions tout à l'heure (1), les observateurs auxquels il a emprunté les bases de sa statistique ne proclament pas tout à fait le même résultat que lui, relativement à la prédominance de l'altération des circonvolutions en tant

____

(1) Durand-Fardel. *Traité des maladies des vieillards*, p. 68.

qu'altération individuelle. L'un de ces observateurs, par exemple, Rostan, dit expressément, à la page 161 de son *Traité :* « Les *corps striés*, les *couches optiques*, en sont le plus fréquemment affectés ; après eux, la partie centrale des hémisphères (le lobule moyen) en est le plus communément le siége. »

Sur une *trentaine* d'observations rapportées dans son livre et ayant trait au ramollissement seul, plus de la moitié (16 ou 17) tombent dans nos cas de coïncidence. Chose singulière ! sur sept observations relatées par Durand-Fardel lui-même, à la suite de l'assertion que nous venons de combattre, six appartiennent de droit à la nouvelle catégorie que nous avons établie, car la couche optique ou le corps strié s'y trouvent impliqués en même temps que la périphérie de l'organe.

Quoi qu'il en soit, signalons actuellement les particularités les plus notables du fait anatomique lui-même, révélées par l'analyse des observations qui précèdent.

Il existe une altération simultanée de la surface des circonvolutions et des parties centrales, couche optique ou corps strié, voilà le fait capital : mais le corps strié est bien plus fréquemment atteint que la couche optique. Il résulte, en effet, de nos observations que cette fréquence est presque *double*, en faveur du corps strié, puisque, sur quarante-six fois que le corps strié s'est trouvé atteint, la couche optique ne l'a été que vingt-quatre fois.

Quel que soit le centre affecté, c'est bien entendu

toujours du *même côté* que se montre la coïncidence de l'altération de la couche corticale.

La différence entre la fréquence d'altération de l'hémisphère *droit* et de l'hémisphère *gauche* est insignifiante ; toutefois, quelque minime qu'elle soit, elle est numériquement en faveur du côté droit, et dans la proportion de 38 sur 32 (38 à droite, 32 à gauche).

Le plus souvent les altérations existent d'un seul côté (28 sur 44) ; mais il arrive aussi quelquefois qu'elles se montrent simultanément des deux côtés. Plusieurs particularités assez intéressantes peuvent alors se présenter relativement au fait de la coïncidence : il est rare que celle-ci porte sur le corps strié droit et gauche à la fois, sans que l'une, au moins, des couches optiques soit en même temps affectée ; il peut arriver que le corps strié soit atteint d'un côté, la couche optique de l'autre, ou bien les corps striés des deux côtés et la couche optique d'un côté. Ces diverses combinaisons se présentent dans plusieurs des observations qui précèdent.

Enfin l'atteinte simultanée des couches optiques et des corps striés est la plus fréquente : les observations VII, IX, XIV, XVII, XXVIII, XXXIV, XLII, etc., en sont des exemples. Ces petits détails qui peuvent paraître sans importance trouveront bientôt leur application dans les déductions qui nous paraissent pouvoir être tirées du résultat auquel elles se rapportent.

La localisation des lésions de la périphérie aux

régions antérieure, moyenne ou postérieure des hémisphères cérébraux ne présente pas, d'après nos observations, une prédilection beaucoup plus marquée pour l'une de ces régions que pour l'autre; les lobes antérieurs s'y trouvent à peu près aussi souvent impliqués que les postérieurs pour ce qui est de l'altération toute superficielle, c'est-à-dire celle qui ne va guère au delà des limites de la couche corticale. Lorsqu'elle est plus profonde, elle paraît se porter de préférence vers le lobe moyen, résultat qui concorde avec celui de Rostan.

Mais il est un point remarquable qui ressort de nos observations seulement, et dont la confirmation ne peut être cherchée dans les auteurs attendu que leur attention n'a pas été attirée sur ce détail, c'est que non-seulement il y a coïncidence d'altération de la surface des circonvolutions et des centres, mais que, de plus, il y a corrélation entre la région affectée des premières et celle des seconds, pourvu que ceux-ci ne soient pas soumis à une complète désorganisation. Ainsi, excepté un ou deux cas où cette indication est omise dans nos descriptions nécropsiques, toute altération de la région *antérieure*, *moyenne* ou *postérieure* des circonvolutions répond à une altération de la partie *antérieure*, *centrale* ou *postérieure* du corps strié ou de la couche optique. Le tableau suivant met dans toute son évidence la vérité de ce fait :

OBS.   I. Surface du lobe cérébral droit . . . *Partie moyenne.*
            Corps strié du même côté. . . . . . *Partie centrale.*

OBS.   III. Surf. des circonv. du lobe droit . . *Partie postérieure.*
            Couche optique droite . . . . *Partie postérieure.*

OBS.   IV. Surf. des circonv. du lobe gauche. *Partie postérieure.*
            Couche optique gauche. . . . . . . *Partie postérieure.*

OBS.   V. Surf. des circonv. du lobe droit . . *Partie postérieure.*
            Couche optique droite. . . . . *Vers le centre.*

OBS.   VI. Surf. cornes antér. des 2 côtés. . . *Partie antérieure.*
            Couche optique gauche . . . . . .⎱
            Corps strié droit. . . . .⎰ *Partie antérieure.*

OBS. VII. Surf. des circonv. du lobe gauche. *Partie moyenne.*
            Couche opt. et corps strié gauches. *Centre.*

OBS. VIII. Surf. corne du lobe gauche. . . . . *Partie antérieure.*
            Corps strié gauche. . . . . *Partie antérieure.*

OBS.   IX. Surf. lobes des 2 côtés. . . . . . . *Partie antérieure.*
            Couch. opt. et c. striés des 2 côtés. *Partie antérieure.*

OBS.   X. Surf. cornes droite et gauche. . . . *Partie antérieure.*
            Corps striés droit et gauche. . . . . *Partie antérieure.*

§ 2.

En présence des résultats qui précèdent, fournis
par l'anatomie pathologique, s'offrait naturellement à l'esprit la déduction suivante relative à la
structure des parties encéphaliques altérées : c'est
qu'il existe une *connexion intime entre les centres opti-*
ques et striés et les circonvolutions cérébrales (portion
périphérique). La concomitance de la lésion de ces
parties, dans les circonstances que nous venons
d'étudier, n'est pas, assurément, chose de pur hasard. Depuis longtemps, d'ailleurs, les anatomistes
qui se sont spécialement occupés de l'étude de l'encéphale, ont émis cette opinion générale, basée sur

des dissections plus ou moins démonstratives, que les circonvolutions ne sont que l'épanouissement des fibres des corps striés et des couches optiques (1). L'anatomie pathologique vient donc, une fois encore, apporter l'appui de son témoignage à l'anatomie normale.

Mais, quelque puissante qu'elle soit, l'induction seule ne saurait conférer le degré de certitude nécessaire à l'établissement d'un fait anatomique normal; celui dont il s'agit a été plutôt entrevu que décrit et parfaitement démontré. Il restait à en demander la consécration à des recherches directes plus légitimées que jamais par le résultat anatomo-pathologique qui précède. Ces recherches ne peuvent désormais être accomplies qu'à la faveur de l'étude histologique du cerveau. Or, c'est là une étude hérissée de difficultés et qui exige les hautes qualités d'une compétence spéciale. Plutôt armé de bon vouloir que pourvu de cette compétence, nous avions fait, qu'on nous pardonne une pareille témérité, quelques tentatives à cet égard. Mais, à ce moment, un heureux incident dont nous avons parlé et qui nous a permis d'invoquer un savant témoignage à l'appui de nos recherches, vint nous apprendre que la réalisation de ce projet d'étude histologique était presque accomplie. La satisfaction éprouvée par le Dr Luys, en voyant la concordance parfaite du fait pathologique auquel nous avons pu

______

(1) Voy. Cruveilhier, t. IV, p. 396, 3e édit.; Foville, 24e bulletin de la Société anatomique, et son grand ouvrage ; Gall et Spurzheim, etc.

le faire assister avec le résultat de ses recherches anatomiques, tout en apportant un puissant appui à la vérité de ce fait, nous dispensait légitimement de poursuivre un projet d'ailleurs si au-dessus de nos forces. Qui, mieux que cet ingénieux histologiste, était capable de l'accomplir? Il l'a prouvé, et nous ne saurions mieux faire que de rapporter textuellement ici, comme complément probatif de notre résultat, les paragraphes suivants du résumé de ses recherches présenté à l'Institut :

II. « La substance grise des circonvolutions cérébrales est reliée à la couche optique par une série de fibres rayonnées, convergentes, comme la circonférence d'une roue est reliée au moyeu par une série de rayons (système des fibres convergentes).

III. « Les fibres nerveuses venues de toutes les circonvolutions de la périphérie cérébrale arrivent toutes à la limite externe de la couche optique comme à un rendez-vous général ; là, elles s'anastomosent toutes entre elles, pour former une espèce de coque réticulée à la surface externe de la couche optique.

IV. « La majeure partie des fibres qui naissent de la face concave de ce plexus (les deux tiers environ de la masse totale) plongent dans l'intérieur de la couche optique, et s'y perdent de différentes manières ; une autre portion de ces mêmes fibres venue du plexus cortical gagne la substance grise du corps strié, pour s'y perdre pareillement.

V. « La couche optique représente donc avec ses centres et sa région centrale grise un récepteur général des impressions venues de la périphérie sensitive de la vie animale ; elle peut donc être considérée comme un *sensorium commune.*

XV. « Les fibres cortico-striées viennent des circonvolutions, où s'élaborent les phénomènes volontaires ; elles se perdent d'une autre part dans les corps striés, où se distribuent exclusivement les faisceaux antérieurs de la moelle affectés au mouvement : elles paraissent donc jouer le rôle de fibres conductrices du principe incitateur du mouvement volontaire.

XVI. « Toutes ces déductions, ajoute l'auteur, sont en accord avec les données de la physiologie et de l'anatomie comparée : elles sont de plus confirmées par le *témoignage de l'anatomie pathologique.* »

Nous pensons, en effet, que le fait anatomo-pathologique que nous nous sommes efforcé de mettre en évidence peut contribuer, pour une assez grande part, à ce témoignage. — Dans la fréquence de la lésion du corps strié et de la couche optique, ne voit-on pas la confirmation de cette donnée anatomique, que ces centres doivent en effet être considérés comme de véritables *sensorium commune;* et d'autre part, la coïncidence des altérations de ces centres avec une lésion des fibres de la périphérie cérébrale ne vient-elle pas à l'appui de cet autre fait d'anatomie structurale que la substance périphérique est en connexion presque directe avec la substance de ces centres, à ce point que l'une paraît ne pouvoir presque jamais être malade sans que l'autre le soit également. Bien plus, les *détails* de structure ne semblent même pas échapper à la confirmation anatomo-pathologique ; car nous avons vu se déduire de l'exposé de nos recherches ce fait remarquable que toute altération de la région antérieure, moyenne ou postérieure des circonvolutions, répond à une altération de la partie antérieure, moyenne, postérieure de la couche optique ou du corps strié. Or, ce résultat ne concorde-t-il pas singulièrement avec celui qui se trouve exprimé dans le paragraphe II du résumé histologique que nous venons de rapporter ?

« La substance grise des circonvolutions cérébrales est reliée à la couche optique par une série de fibres *rayonnées, convergentes,* comme la circonférence d'une roue est reliée au moyeu par une série de rayons. »

Qu'il nous suffise, pour le moment, d'annoncer ici, d'une façon générale, cette concordance ; car nous pensons que dans un avenir peu éloigné il sera possible d'en tirer des déductions bien plus spéciales, relativement à certaines localisations physiologiques. D'ailleurs, la description détaillée des altérations que nous n'avons fait qu'indiquer jusqu'à présent, et aussi l'étude symptomatologique ne vont pas tarder à nous ramener à ce point intéréssant.

CHAPITRE III

DESCRIPTION DES ALTÉRATIONS ANATOMIQUES.

Les altérations dont nous avons à nous occuper, et qui constituent le ramollissement spontané du cerveau chez le vieillard, présentent dans leur intensité un certain nombre de *degrés* capables de les rendre plus ou moins accessibles à l'œil de l'observateur. Ainsi il est des cas dans lesquels la désorganisation des tissus normaux est telle que l'altération saute, pour ainsi dire, aux yeux. Mais il en est d'autres où il est nécessaire pour saisir les traces du travail morbide, de faire appel à des moyens artificiels d'investigation. Or, il faut bien l'avouer (et déjà nous avons insisté sur ce point au début de ces recherches), la plupart des procédés mis en usage, non-seulement présentent une véritable défectuosité, mais encore, — et ceci est plus grave, — ils sont souvent une source d'erreur, soit qu'ils déterminent par leur application une altération qui n'existait pas, soit qu'ils modifient l'aspect et la forme de l'altération véritable. — Est-il besoin d'insister pour montrer à quels mécomptes, à quelles illusions peuvent conduire, relativement aux modifications que la trame si délicate, si mobile, si impressionnable, en quelque sorte, du cerveau peut éprouver, l'application du toucher, le raclage pas le scalpel, la chute d'une certaine quantité d'eau ? — D'ailleurs, hâtons-nous de le dire, que recherche-t-on par ces moyens? — Un *phénomène unique, une modification de consistance*, en un mot le *ramollissement*. Ces procédés ne sont, du reste, capables d'aucun autre résultat, et c'est pourquoi on a jusqu'ici décrit comme constituant le *corps* de la maladie ce qui n'est, en réalité, qu'un de ses éléments, et on a imposé pour dénomination à un travail morbide *très-complexe*, ce qui n'est qu'*une* de ses manifestations. Là aussi pourrait bien être, en partie du moins, la source de l'erreur et de l'entraînement de ceux qui ont conféré à ce travail morbide une nature exclusivement phlegmasique.

Il ne suffit pas, en vérité, de la description et de la connaissance des modifications imprimées par le travail pathologique à l'aspect, et, en général, aux divers caractères physiques d'un tissu organique, pour pénétrer la nature accessible de ce travail ; il faut poursuivre ces modifications jusque dans les éléments anatomiques eux-mêmes. Or, pour de telles recherches, s'impose, en quelque sorte, la nécessité de l'intervention des verres grossissants. Un auteur moderne qui aura le mérite, parmi tant d'autres, d'avoir vulgarisé chez nous leur application dans le genre de recherches qui nous occupe, Calmeil, a, de son côté, parfaitement fait ressortir cette nécessité (1).

(1) *Op. cit.* Avertissement, p. 8.

Nous ne sommes donc plus au temps où Durand-Fardel pouvait être autorisé à écrire : « Il n'est possible de bien étudier le ramollissement qu'à l'*aide de l'eau*... »

Nous pensons toutefois qu'il ne faut pas non plus se montrer trop exclusif à cet égard. L'admission et la reconnaissance de l'incontestable supériorité d'un procédé n'implique pas, selon nous, condamnation et rejet absolu des autres. La vraie sagesse de l'investigateur consiste à se servir de leur mutuel secours, à invoquer leur solidarité. C'est ainsi que le microscope ne nous paraît pas seulement apte à révéler des choses jusqu'à lui inconnues et insaisissables, mais aussi à confirmer ou infirmer des résultats obtenus par des procédés dont l'emploi par des observateurs éminents doit inspirer tout au moins une respectueuse déférence ; alors, les notions acquises, à la faveur du microscope, peuvent, en indiquant les conditions physiques d'aspect, de forme, etc., où elles se sont produites, permettre à l'œil de l'observateur et en l'absence de l'instrument, de saisir ces conditions et partant les altérations organiques qu'elles constituent ; alors aussi il sera possible de faire, sans crainte d'erreur, l'application de procédés accessoires qui tirent leur valeur de la *constance* du résultat auquel ils mènent, et de la concordance de ce résultat avec celui des études micrographiques. A ce point de vue, et à ce titre seulement, l'intervention d'un léger filet d'eau, du toucher direct ou indirect, nous paraît digne de confiance et capable d'apporter à l'étude anatomo-pathologique du ramollissement cérébral des notions véritablement importantes, et que nous croyons devoir passer rapidement en revue.

§ 1er. *Description générale résultant de l'inspection par la vue simple, ou à l'aide des moyens accessoires auxquels on a habituellement recours pour mettre, autant que possible, en évidence la lésion : projection d'un filet d'eau, application de la pulpe du doigt, raclage avec le manche du scalpel, etc., etc.*

Nous examinerons successivement les lésions des circonvolutions et celles des parties centrales.

Les circonvolutions cérébrales peuvent être atteintes à leur surface seulement, ou bien en même temps à la surface et dans les parties sous-jacentes à une plus ou moins grande profondeur. Il est rare, sans doute, que la *couche corticale* soit seule et exclusivement impliquée. Les difficultés d'une parfaite délimitation du travail pathologique empêchent toute affirmation absolue à cet égard. Toutefois il est des cas dans lesquels l'altération est évidemment superficielle, et sa détermination attentive, quant à ses limites en profondeur, assez positivement établie, pour qu'il soit permis de l'attribuer presque exclusivement à la couche corticale. Ces cas, nous le répétons, sont fort rares, mais plusieurs de nos descriptions nécropsiques ne sauraient laisser de doute sur la réalité de leur existence. Telles sont les observations dans lesquelles il est expressément noté que l'altération ne semble guère dépasser la couche corticale.

Les descriptions des auteurs pourraient aussi nous fournir des exemples semblables, et pour ne pas sortir des observations que nous leur avons empruntées, il en est plusieurs où il est écrit que *la couche corticale seule* était atteinte. Ainsi, dans l'observation XII (Rostan) « la substance corticale était plus rose qu'elle ne l'est habituellement; » — dans l'observation XVII (du même) « les circonvolutions sont à *leur surface* d'une couleur rouge-brunâtre; » — dans l'observation XVI (*idem*) « la *substance corticale* était un peu rose, etc., etc...

Mais, hâtons-nous de le dire, même dans les cas où les limites de la lésion paraissent bien établies *de visu*, les recherches micrographiques démontrent presque toujours une participation appréciable des fibres de substance blanche à la lésion de la couche corticale proprement dite; et sans le secours même du microscope, cette participation se trouve clairement exprimée dans plusieurs de nos faits (nous ne parlons pas de ceux où le degré et l'étendue de l'altération rendent la chose évidente). Ainsi, dans l'observation V il est noté que « le ramollissement de la substance cérébrale devenu évident sous un léger filet d'eau, implique, outre la couche corticale, la substance blanche des circonvolutions. De même, dans l'observation IV : « on a alors sous les yeux une perte de substance s'enfonçant de plus d'un centimètre dans la profondeur des circonvolutions, et attaquant par conséquent, en partie, la substance blanche. — Dans le récit de l'autopsie du nommé Gorju (obs. Ire) on lit : « Il n'y a pas de foyer véritable, et cependant l'altération est profonde et affecte l'épaisseur presque entière des circonvolutions. » — Ces détails ont leur importance et trouveront bientôt leur application, lorsque nous essayerons de nous rendre un compte aussi exact que possible du mécanisme de l'altération.

Lorsque la lésion est ainsi superficielle, elle se présente, à la surface de la couche corticale, tantôt avec certains caractères de *diffusion* plus ou moins étendue ; d'autres fois, au contraire, avec une délimitation plus ou moins tranchée, car on la voit se perdre insensiblement dans la substance ambiante. Dans ce dernier cas, elle affecte à peu près la forme d'*ulcérations* très-superficielles ; mais il ne faut établir qu'une simple assimilation de forme et non de *nature* entre cet état et celui que l'on désigne habituellement, en pathologie, sous le nom d'ulcération : tout au moins l'étude attentive de cet état morbide ne saurait légitimer une pareille assimilation à laquelle nous paraissent avoir trop sacrifié les auteurs qui, sous le nom d'ulcérations du cerveau, ont décrit « certaines altérations aiguës » (Scoutteten), description qui du reste ne paraît pas très-claire, non sans quelque raison, à Durand-Fardel.

Nous n'avons pas cependant observé, dans ces conditions, les bords nets et perpendiculaires dont parle ce dernier auteur..., ou bien, des bords taillés à pic ; — encore moins, sur leurs limites, « un certain degré d'induration, soit général et borné à une couche très-mince, soit formant sur ses bords quelques points d'*induration* presque *cartilagineuse* » (1). Ce que nous avons observé ne se rapporte pas non plus tout à fait à la définition suivante de Hardy et Béhier : « L'ulcération cérébrale est une résolution plus ou moins complète avec tendance à la *cicatrisation* des lésions de la surface du cerveau. »

Nous ne saurions mieux faire, pensons-nous, que de reprendre textuellement la description de ce phénomène pathologique, telle qu'elle se trouve à l'article *Nécropsie* de nos observations, afin d'en donner une fidèle interprétation. « A la surface des cornes cérébrales antérieures (partie convexe) apparaissent comme deux ulcérations de la substance corticale : elles existent symétriquement sur chaque hémisphère, et un filet d'eau, légèrement versé à cet endroit, imprime à la lésion toute son évidence ; il se creuse à cet endroit comme deux petits foyers de la largeur d'une pièce de 2 francs, n'impliquant en profondeur que l'épaisseur de la couche corticale, et au centre desquels voltigent des filaments déchiquetés de pulpe cérébrale désagrégée ; pareille chose n'existe dans aucune autre région des circonvolutions. » (Obs. VI, page 18.)

____

(1) Durand-Fardel. *Maladies des vieillards*, p. 83-84.

Dans un autre cas : « Le cerveau étant dépouillé, et cela facilement, de ses membranes, on aperçoit assez distinctement à la surface des circonvolutions des cornes antérieures de chaque côté, et symétriquement situées sur chaque lobe, comme des *ulcérations* de la substance cérébrale : un filet d'eau légèrement projeté donne lieu à une espèce de désagrégation facile des fibres nerveuses, dont les filaments épars voltigent au milieu de ces petits foyers partiels, n'intéressant guère en profondeur que la substance corticale. » (Obs. X, page 28.)

Enfin dans un dernier cas (obs. IX, page 25) : « Les membranes méningées se détachent avec une grande facilité : à peine cet enlèvement est-il opéré, qu'on aperçoit à la surface des circonvolutions et sur les cornes antérieures de chaque hémisphère, comme de *larges ulcérations*, de même étendue (celle d'une pièce de 5 francs environ) et symétriquement placées. Dans ces points la substance cérébrale paraît enlevée par plaques comme à l'emporte-pièce ; dans toute l'étendue de l'altération, existe une coloration rougeâtre de la substance cérébrale : celle-ci est véritablement ramollie et se désagrége en petites parcelles sous un léger filet d'eau... »

L'analogie de ces descriptions est frappante, et c'est pour la mieux faire ressortir que nous les avons rapprochées. Il est à remarquer que dans ces cas l'enlèvement des méninges (arachnoïde et pie-mère) s'est effectué très-facilement sans entraîner des lambeaux de substance cérébrale ; mais il en est d'autres dans lesquels la forme ulcérative de l'altération et l'adhérence de ces membranes à la substance sous-jacente, qui n'est pas moins le siége d'une véritable lésion, sont intimement liées l'une à l'autre ; c'est ce qui a lieu dans les faits suivants :

Obs. X, page 28 : « A la surface du lobe moyen gauche se voit une perte de substance, sous forme de *plaque ulcéreuse*, assimilable aux pertes de substance, suite d'*adhérences méningées*, chez les sujets morts de *paralysie générale* dite des aliénés... »

Obs. III, page 11 : « Les méninges se détachent avec quelque difficulté de la substance cérébrale ; cette difficulté se manifeste particulièrement du côté droit, à la surface du lobe postérieur. Là, en effet, les méninges emportent avec elles une lame assez étendue de substance corticale, absolument *comme cela a lieu dans la paralysie générale des aliénés.* A cet endroit, il existe, de toute évidence, une altération de la pulpe cérébrale consistant en une coloration rosée de celle-ci, un ramollissement notable et des pertes partielles de substance simulant de *véritables ulcérations...* » — Il en est de même dans l'observation V, page 15, que nous nous abstenons de reproduire. Nous aurons d'ailleurs à revenir sur ce fait remarquable, à plus d'un titre, des *adhérences méningées ;* mais il n'était pas indifférent de signaler la différence que présente, dans les deux ordres de faits, la détermination de la forme et de l'aspect du travail pathologique.

L'altération superficielle à *forme diffuse* est habituellement très-étendue et peut aller jusqu'à affecter toute une moitié d'hémisphère. Elle a été signalée par les auteurs sous les noms de *coloration rose, rosée, jaune, rouge, rouge-brun, plaques ecchymotiques, taches scorbutiques des circonvolutions,* etc. Cruveilhier l'a très-bien décrite sous la dénomination de ramollissement *hortensia* ou *lilas.* — La coloration rouge ou rougeâtre affecte plus particulièrement la forme circonscrite ou ulcérative. Nous verrons bientôt en quoi consistent, en réalité, ces colorations et nuances diverses dont la signification est restée longtemps méconnue.

Quoi qu'il en soit, dans les cas où l'altération affecte la forme que nous avons appelée diffuse, la crête des circonvolutions impliquées est en quelque sorte *ébarbée :* celles-ci sont comme criblées de petites ulcérations; — l'altération suit les replis circonvolutionnaires, et, ainsi que nous l'avons dit, pénètre d'ordinaire plus profondément, de façon peu apparente à l'œil nu, mais évidente au microscope.

Dans les couches profondes des circonvolutions, elle se montre habituellement à un degré plus avancé qu'à leur périphérie; et en général, les faits observés nous autorisent à dire que plus on se rapproche des parties centrales et même des circonvolutions de la base, plus se prononce l'altération. Il est toutefois des cas, ainsi que nous allons le voir, dans lesquels elle affecte dans le corps strié et la couche optique la même forme superficielle qu'à la périphérie de l'organe; mais cela est rare. Plus souvent et presque toujours, c'est là que l'on rencontre les véritables *foyers* de ramollissement, c'est-à-dire la destruction plus ou moins complète d'une partie ou totalité des centres striés ou optiques en même temps que d'un certain nombre de circonvolutions. Cette destruction est exprimée par un amas de substance plus ou moins ramollie, quelquefois putrilagineuse, quelquefois même complétement diffluente. Nous ne nous arrêterons pas plus longtemps à la description de ces foyers, laquelle a été assez bien faite par la plupart des auteurs qui se sont occupés de ce sujet. Mais il est un point, à peu près négligé par ces derniers, sur lequel nous désirons appeler plus particulièrement l'attention : c'est la manière dont paraît procéder le travail morbide dans ces cas de lésion profonde et étendue.

Alors, en effet, l'altération partant de la couche optique ou du corps strié comme d'un foyer central, rayonne et s'irradie dans divers sens, qui sont presque toujours ceux de la direction des fibres d'émergence et de rayonnement vers les circonvolutions; cette disposition du travail morbide ressort surtout du récit de deux de nos autopsies, que nous rapportons ici textuellement, selon notre habitude, afin de ne pas faire dire aux faits autre chose que ce qu'ils expriment en réalité; en premier lieu,

voici ce qui a été noté à l'autopsie du nommé Faure
(obs. VIII, page 22) :

« Foyer de ramollissement affectant une portion
(partie antérieure) du corps strié gauche et se pro-
longeant dans la région antérieure de la cavité ventriculaire du même côté; — second foyer intéressant
profondément les circonvolutions de la corne cérébrale antérieure (toujours du côté gauche), foyer
brunâtre dans lequel la désorganisation de la substance cérébrale paraît portée à son comble; comme
la lésion s'*irradie* vers la grande scissure médiane,
le corps calleux se trouve légèrement intéressé à
sa partie antérieure; enfin un examen attentif nous
fait découvrir sur le plancher de la portion postérieure ou réfléchie du même ventricule un état
pathologique moins avancé que le précédent, caractérisé par une extrême rougeur sous forme de
striation, sans foyer véritable, mais donnant lieu
sous la moindre traction ou sous un léger filet
d'eau à une désorganisation facile qui témoigne du
ramollissement déjà réalisé de la substance cérébrale. »

La disposition *radiée* de l'altération partant du
corps strié comme d'un foyer central est, comme
on le voit, très-évidemment énoncée dans ce fait. Il
en est de même dans l'observation qui suit, avec un
degré supérieur de désorganisation :

« Foyer de ramollissement impliquant la couche
optique et le corps strié du côté gauche : chacun de
ces centres est presque complétement détruit; l'alté-

ration s'étend, mais moins intense, à toute la surface ventriculaire du même côté, et gagne jusqu'aux couches superficielles des circonvolutions dans les environs de la scissure de Sylvius, où il forme un autre petit foyer circonscrit. » (Obs. VII, p. 20.)

Ailleurs, enfin, page 7, obs. II, voici ce qui est noté : « A la surface des circonvolutions du côté gauche et particulièrement dans toute la portion qui sert de plancher au ventricule latéral, depuis la partie réfléchie dudit ventricule jusques et y compris toute la corne postérieure, existe un ramollissement putrilagineux noirâtre..... Plus profondément du même côté, la couche optique a complétement perdu sa consistance et son aspect normaux, etc.....»

Quelques-uns des faits empruntés aux auteurs, les obs. XVIII et XXIII de Rostan, par exemple, pourraient être ajoutés aux précédents pour démontrer la réalité de cette remarquable disposition du travail pathologique, disposition qui nous paraît établir une concordance de plus entre le mode de développement du processus morbide et les lois de structure normale énoncées plus haut.

De même que les altérations superficielles, les foyers profonds peuvent présenter diverses nuances de coloration depuis le rose tendre jusqu'au brun très-foncé. — Toutefois, c'est cette dernière qui domine dans les foyers des centres et principalement dans ceux où la désorganisation est arrivée à son maximum. Nous renvoyons au chapitre des recherches histologiques la discussion sur la nature et la cause de ces colorations, sur lesquelles on a si vainement disputé en plein champ de probabilités hypothétiques. Alors aussi nous essayerons de démontrer le peu de valeur du signe anatomique tiré de la coloration plus ou moins rouge d'un ramollissement pour établir qu'il est ou n'est pas *aigu*.

Mais nous croyons devoir, dès à présent, nous arrêter sur un fait qui pourrait paraître impliquer contradiction avec certains points de la description anatomo-pathologique qui précède. — Dans plusieurs observations rapportées par nous comme exemples de la coïncidence d'une altération des parties périphériques du cerveau avec une altération des centres, il est fait mention, en termes explicites, d'*épanchement sanguin* plus ou moins abondant au sein du tissu cérébral; dans quelques cas même le sang extravasé se trouve rassemblé en véritable *foyer*. Il est vrai que toujours, en pareille circonstance, on a noté, en même temps, un ramollissement de la pulpe cérébrale, et c'est là, en réalité, la lésion dominante et essentielle, en raison surtout de son étendue. Au contraire, le foyer sanguin concomitant est toujours très-petit, quelque apparent qu'il soit. Or sa présence, loin d'impliquer contradiction avec l'existence de l'altération constitutive du ramollissement, a pour nous une signification très-importante et presque capitale relativement à la pathogénie de cette affection. Nous aurons à y revenir en détail, et nous avons voulu seulement prévenir ici des objections ou des doutes prématurés.

Il est une forme d'altération dont nous avons déjà dit un mot, et sur laquelle il ne nous paraît pas sans intérêt de revenir, d'autant qu'elle n'a pas encore reçu, ce nous semble, sa véritable interprétation ; nous voulons parler des petites pertes de substance désignées sous les noms de *lacunes pisiformes, foyers pisiformes*. — Il est de ces foyers qui se présentent sous le véritable aspect de petites cavités kystiques, contenant un liquide plus ou moins clair, et tapissées par une membrane pseudo-organisée ; nul doute que lorsque ces conditions anatomiques se rencontrent, ces cavités ne soient le plus souvent consécutives à un petit épanchement sanguin, ayant subi un travail de résorption complète. Mais, dans d'autres cas (et c'est uniquement de ceux-ci que nous voulons nous occuper), ces petits foyers, dont les plus considérables pourraient tout au plus contenir un *gros pois*, ne renferment point de revêtement membraniforme. Leur cavité n'est pas non plus complétement constituée, car à leur centre voltigent des *filaments déchiquetés*, où passent, à la manière de brides, des éléments fibrillaires ou des capillaires très-ténus. Ils sont évidemment le résultat d'une désorganisation partielle et progressive, ainsi que cela sera mis hors de doute au chapitre des études histologiques.

On les rencontre surtout, ces lacunes pisiformes,

dans la couche optique ou le corps strié, ainsi qu'en font foi plusieurs des observations qui précèdent ; et en même temps que l'on en trouve de tout formés et de très-apparents, par l'examen direct de l'organe, on en *détermine* facilement un plus ou moins grand nombre à l'aide de la projection d'un très-léger filet d'eau. Cette détermination est, à coup sûr, le fruit d'une altération réelle et préexistante, et non un résultat purement artificiel, car elle ne saurait être obtenue sur un cerveau sain. D'ailleurs, l'étude micrographique en vient facilement confirmer la provenance pathologique ; ils sont, en un mot, *une forme* de l'altération qui constitue la maladie qui nous occupe, et, à ce titre, leur importance ne saurait être méconnue. Aussi avons-nous été étonné de voir le peu d'attention et même la complète indifférence dont elle est l'objet de la part de Durand-Fardel. (Voyez plus haut aux observations.) Dans un organe tel que le cerveau, aucune altération, quelque minime qu'elle soit en apparence, ne saurait être indifférente. Nous possédons plusieurs observations de ces curieuses désorganisations partielles siégeant au centre de la *protubérance annulaire*, et paraissant répondre, au point de vue symptomatique, à certains cas de paralysie diffuse, généralisée, dans laquelle s'éteignent progressivement un grand nombre de vieillards. Généralement, le paragraphe de l'anatomie pathologique de ces cas de mort est complétement vide, ou, ce qui est la même chose, il porte l'étiquette suivante : *Extinction sénile*. — Extinction, soit ; mais en quoi consiste-t-elle ? où sont les traces de l'*usure* ? où est la lésion et quelle est-elle ? Ce sont là, nous le savons, des questions fort ambitieuses : mais l'ambition est d'autant plus légitimée, à notre sens, que notre ignorance sur un point est plus complète. Ce n'est pas ici le lieu de rapporter les observations dont il s'agit, capables, peut-être, de répandre sur le point obscur dont nous venons de parler, quelques traits de lumière ; mais l'analogie de forme, et, pour le dire par anticipation, de nature des altérations, nous a porté à en dire quelques mots.

Avant d'aborder l'étude micrographique des altérations que nous venons de passer en revue, il nous reste à parler de deux états pathologiques qui en sont l'accompagnement habituel et qui, selon nous, ont dans les déterminations morbides du ramollissement une importance jusqu'ici trop méconnue ; il s'agit : 1° des *adhérences* des méninges (arachnoïde et pie-mère) à la substance cérébrale affectée ; 2° de l'état de *réplétion congestive* des vaisseaux méningiens ; nous insisterons surtout sur les premières, d'autant que nous aurons à revenir sur le second point à l'article *Congestion du cerveau*.

§ 2. *Des adhérences des méninges à la substance cérébrale affectée.*

Les adhérences des méninges (arachnoïde et pie-mère) à la substance cérébrale de la couche corticale ont tout particulièrement fixé, dans ces derniers temps, l'attention des médecins aliénistes, et l'on sait qu'elles constituent l'une des altérations essentielles d'une affection qui, seule peut-être parmi les maladies mentales, possède l'heureux privilége d'avoir un chapitre d'anatomie patholo-gique, nous avons nommé la *paralysie générale*. La réalité des adhérences dans cette affection est des mieux établies ; leur description laisse également peu à désirer, et il serait vraiment superflu d'y in-sister ici. Mais, n'existent-elles pas dans d'autres maladies cérébrales qui ne rentrent pas dans le cadre proprement dit de la pathologie mentale, et notamment dans le ramollissement spontané dont nous nous occupons actuellement ? C'est là une question que provoquent très-légitimement, ainsi qu'on va le voir, plusieurs de nos observations, et à laquelle nous nous croyons autorisé de répondre immédiatement par l'affirmative.

D'ailleurs, hâtons-nous de le dire, cette forme d'altératiom a été signalée dès longtemps dans le cas particulier dont il s'agit, rien qu'en passant, il est vrai, et sans fixer autrement l'attention que comme un fait qui a dû tomber sous les sens d'un observateur attentif et conscieux. Déjà dans le chapitre VI de son remarquable traité, Rostan disait : « On rencontre quelquefois des *adhérences* partielles de ces membranes (méninges) avec la partie du cerveau ramollie, comme on l'a vu dans les observations citées... »

Les adhérences se trouvent également notées dans plusieurs observations de l'ouvrage de Lallemand, et notamment dans le n° 7 et le n° 27 (1).— « Remarquez, dit cet auteur, à la page 22 du même volume, que la substance du cerveau était *adhérente* à la pie-mère, *ce qui*, ajoute-t-il, *indique une inflammation...* » Nous ne pensons pas, toutefois, que l'inflammation soit si clairement indiquée que paraît le croire Lallemand ; mais nous aurons bientôt l'occasion de revenir sur ce point.

Les observations XV et XVI du Traité du professeur Bouillaud sont aussi des exemples de cette forme d'altération : dans l'observation XVI, il est expressément dit « que la pie-mère était beaucoup *plus adhérente* dans le point ramolli et enflammé que dans tout autre. » Il est vrai de dire que ces derniers faits ont une causalité exceptionnelle, le traumatisme.

« Il y a des cas, a dit le professeur Andral, où la lésion la plus apparente est celle des méninges : il en est ainsi, lorsque le ramollissement n'a porté que sur la couche superficielle des circonvolutions, il faut alors enlever avec précaution la pie-mère pour reconnaître le ramollissement ; *en pareil cas,*

____

(1) Lallemand. *Lettres sur l'encéphale*, t. I.

on détache avec la membrane des fragments de substance cérébrale » (1).

Plus récemment, Durand-Fardel a écrit : « Dans le ramollissement aigu, excepté lorsque la maladie était fort récente, j'ai cru trouver de *véritables adhérences* entre la pie-mère et le point ramolli. » Malgré le peu d'assurance exprimé par les mots « *j'ai cru trouver,* » cet auteur a fait entrer cette particularité anatomique parmi les éléments de sa définition du ramollissement aigu : « Il est caractérisé, a-t-il dit, spécialement par une diminution de consistance de la pulpe cérébrale, sans désorganisation, avec rougeur par injection ou infiltration de sang, etc., et, de plus, avec tuméfaction et *adhérences* des membranes dans la plupart des cas où il occupe la superficie du cerveau (2).

Ces quelques citations suffisent pour montrer qu'en tant que fait, les *adhérences* des méninges n'ont point passé inaperçues aux yeux de la plupart des auteurs qui se sont occupés du ramollissement cérébral. Mais a-t-on prêté à ce fait une suffisante attention? A-t-on cherché à déterminer les conditions de son existence? A-t-on signalé les analogies qu'il paraît établir entre les cas où ces *adhérences* se montrent et ceux beaucoup plus fréquents où elles constituent, dans un autre ordre d'affections, une lésion presque constante et véritablement capitale? C'est ce que nous allons exami-

(1) *Clinique,* t. V, p. 511.
(2) *Maladies des vieillards,* p. 72.

ner, sans avoir, disons-le de suite, la prétention d'être arrivé à une solution définitive du problème.

Sur cinquante et quelques observations que nous avons rassemblées dans ce travail, près de la moitié ont présenté, d'une manière non douteuse, des *adhérences* entre la pie-mère et la couche la plus superficielle de la substance périphérique ; ce n'est pas qu'avec ces données numériques nous voulions établir la véritable fréquence de cette forme d'altération, mais elles sont plus que suffisantes pour permettre de rechercher les conditions de son existence.

Il n'est pas douteux que l'existence d'adhérences (1) implique celle de l'altération de la couche corticale sous-jacente ; et comme cette altération, dans les conditions dont il s'agit, est généralement partielle, quoique plus ou moins étendue, il en résulte que les *adhérences* sont également partielles et ne s'étendent jamais au delà de la lésion viscérale. Ce fait, sur lequel nous insistons à dessein, ressort clairement du texte même des observations qui s'y rapportent ; ainsi, parmi celles empruntées à l'ouvrage de Rostan, il en est six dans lesquelles la relation nécropsique signale indubitablement des adhérences ; or, dans l'observation XIV, page 33, ce sont les extrémités antérieures du cerveau qui sont « *oblitérées par des adhérences qu'on ne*

(1) Il est bien entendu qu'avec les médecins aliénistes, nous appelons *adhérences* celles qui, pour être vaincues, exigent l'enlèvement d'une lame plus ou moins considérable de substance encéphalique.

pouvait séparer qu'en altérant la substance cérébrale très-ramollie. »

Dans l'observation XV, « on peut arracher facilement la membrane arachnoïde de tous les points du cerveau, *excepté* à la partie interne, moyenne et supérieure du lobe droit, *sans enlever en même temps des portions du cerveau.* »

La circonscription très-limitée de l'altération est encore bien plus exactement indiquée dans les observations XIX et XX du même auteur : « En cet endroit (partie moyenne et supérieure de l'hémisphère droit), l'arachnoïde *est adhérente* au cerveau dont *elle enlève la substance corticale*, ramollie dans l'étendue d'*un petit écu* environ. » (Obs. XIX.)

« L'arachnoïde *adhère* à la substance grise dans *une petite étendue*, à peu près vers la partie moyenne et supérieure du lobe gauche. » (Obs. XX.)

Parmi les faits qui nous sont propres, il y en a deux dans lesquels cette forme d'altération se trouve notée avec d'autant plus de soin, qu'à cette époque elle avait déjà attiré notre attention, et que nous procédions à sa constatation avec toute la conscience qu'exigent de si délicates recherches ; ces deux cas ne sont pas les seuls que nous possédions : les autres se rattachant à d'autres études n'ont pu trouver place ici, si ce n'est deux que l'on rencontrera plus loin. D'ailleurs, ceux qui suivent suffisent pour remplir notre but actuel.

Dans l'observation III, ayant pour sujet le nommé Charité, voici ce que nous avons consigné à l'article *Nécropsie* : « Les méninges (arachnoïde et surtout pie-mère) sont épaissies, blanchâtres par plaques, et se séparent avec quelque difficulté de la substance cérébrale ; cette difficulté existe particulièrement du côté droit, à la surface du lobe postérieur, où les méninges *très-adhérentes* ne peuvent être détachées sans emporter avec elles une lame assez étendue de substance corticale, *absolument comme cela a lieu dans la paralysie générale dite des aliénés ;* mais il y a cette différence que le phénomène est dans le cas dont il s'agit *borné et tout local.* »

De même, page 16, observation V, « à la surface de l'émisphère droit, en arrière et dans un point où la suffusion sanguine notée est très-considérable, les méninges enlevées avec soin *entraînent avec elles un lambeau de substance corticale* de l'étendue d'au moins une pièce de 5 francs. Ainsi que nous l'avons fait remarquer aux Drs Marcé et Luys présents à l'autopsie, les choses se passent à peu près comme dans les cas d'*adhérences chez les sujèts morts de paralysie générale*, avec cette différence, toutefois, qu'ici le phénomène est localisé et borné à un seul point de la périphérie encéphalique.... »

Cette description, en même temps qu'elle concorde parfaitement, dans ses points essentiels, savoir : *adhérences* des méninges à la substance encéphalique, *altération* de celle-ci aux points où existent ces adhérences, en même temps, dis-je, qu'elle concorde avec celle des auteurs précités, elle établit de plus, dans ses termes mêmes, une assimilation qu'il n'est

peut-être pas sans intérêt de faire ressortir : les
choses se passent, avons-nous dit, en présence du
phénomène lui-même, comme dans les cas d'adhérences chez les sujets morts de paralysie générale
dite des aliénés. La réalité du fait même qui a inspiré cette comparaison pourrait suffire à légitimer
celle-ci; mais voyons de plus près quelques exemples puisés à bonne source.

Sur les *huit* observations que nous avons empruntées à l'ouvrage de Calmeil, il en est quatre
qui rentrent à peu près directement dans nos cas
de ramollissement spontané chez le vieillard : elles
appartiennent, en effet, à la catégorie désignée par
Calmeil sous le nom de « foyers d'encéphalite
locale; » dans toutes, il existait *des adhérences*, et
nous l'avons soigneusement noté dans la courte
analyse dont nous avons fait suivre chaque extrait,
d'ailleurs textuel, de ces observations (*vide supra*,
obs. XLI, XLII, XLIII, XLIV).

Mais les quatre faits qui suivent immédiatement
les précédents (obs. XLV, XLVI, XLVII, XLVIII)
rentrent plus particulièrement, par leur expression
symptomatique, dans le cadre de la pathologie
mentale proprement dite; Calmeil les range parmi
les cas de péri-encéphalite chronique diffuse, dénomination qui, dans la pensée de l'auteur, correspond à celle de paralysie générale. Or, voyons
comment dans quelques-uns de ces cas se comportent les membranes méningées (arachnoïde et pie-
mère) relativement aux parties viscérales impli-

quées, c'est-à-dire comment s'est présentée *leur adhérence* à ces parties, car il est avéré qu'alors surtout cette adhérence est constante.

Observation XLV, page 59 : « Du côté gauche, la pie-mère, injectée et ramollie, se brise sous les dents de la pince ; elle se *sépare difficilement* des circonvolutions ; la substance corticale, qui ne s'était montrée jusque-là que pointillée de rouge, prend une teinte frambroisée uniforme.... A droite, la pie-mère *adhère* intimement à la substance grise sur plusieurs points de la scissure de Sylvius ; les couches peu épaisses, d'ailleurs, de substance nerveuse qui restent *adhérentes* à la membrane, ressemblent à de la framboise écrasée. »

Ailleurs , observation XLVII , page 61 : « La pie-mère *adhère* fortement à l'élément cortical non-seulement sur la face supérieure du lobe moyen droit, mais encore sur la face supérieure du lobe antérieur. Lorsque cette membrane a été enlevée, *sa face interne se trouve couverte de larges plaques de substance grise ramollie....* »

Enfin , dans l'observation XLVIII , page 62 : « Cette membrane (la pie-mère) s'enlevait, en général, assez facilement, mais elle *entraînait avec elle sur plusieurs emplacements de volumineux tampons de substance corticale,* etc., etc.... »

A l'étendue des désordres près, l'analogie de ces détails descriptifs que nous avons à dessein répétés ici, avec ceux qui se rapportent précédemment à des faits en apparence d'un autre ordre, ne saurait, en vérité, être plus complète : même forme d'altérations, mêmes circonstances anatomiques. Mais de plus, chose remarquable et qui achève l'analogie, — la même coïncidence d'altération des parties périphériques et des parties centrales (corps strié, couche optique) que nous avons vu exister dans les faits de la première catégorie, c'est-à-dire dans ceux appartenant au ramollissement proprement dit, se rencontre également dans ceux dont nous venons de nous occuper et que revendique la pathologie mentale. Enfin, — et pour le dire par anticipation, — ce rapprochement reçoit une nouvelle confirmation de l'examen de certaines manifestations symptomatiques qui, ne fût-ce qu'à ce point de vue, mériteront de nous occuper spécialement. Quant à présent, il nous paraît suffisamment démontré par ce qui précède :

1° Que des *adhérences* de la pie mère aux couches les plus superficielles altérées de la substance périphérique du cerveau existent dans le ramollissement spontané ;

2° Que, dans ce cas, cette altération se présente sous le même aspect et la même forme que dans la paralysie générale des aliénés ;

3° Qu'il n'y a de réelle différence que dans le plus ou moins de *localisation* de la lésion ; — tandis que, dans le ramollissement proprement dit, les adhérences sont généralement *partielles* et quelquefois même excessivement limitées ainsi que l'altération de la substance encéphalique avec laquelle elles

coïncident toujours ; elles sont, au contraire, diffuses, et étendues le plus souvent à la totalité de la
périphérie de l'organe dans la paralysie générale.

Il est facile d'entrevoir, dès à présent, les conséquences nosologiques qui peuvent être légitimement déduites de ce fait d'assimilation, et la liaison
qu'il est capable d'établir entre des maladies cérébrales, jusqu'ici peut-être trop isolées et trop indi-
vidualisées ; mais le moment n'est pas encore venu
d'aborder définitivement ce point intéressant qui
exige d'autres études préalables.

Quoi qu'il en soit, comment sont constituées ces
adhérences ? Quelles sont les conditions anatomiques qui président à leur formation ? Nous le disons
avec regret, nous ne posons ces questions que pour
montrer combien peu elles sont élucidées et encore
insolubles dans l'état actuel de nos connaissances.
Et, ce qui frappe d'abord et rend en même temps
une explication très-difficile, c'est que dans des
conditions d'altération de la couche corticale, en
tout semblables à celles qui existent dans les cas
d'adhérences, celles-ci cependant font entièrement
défaut. La chose est loin d'être rare, et nos propres
observations en offrent des exemples d'autant plus
irrécusables que nous avons eu soin de noter cette
exception : telles sont particulièrement les observations I, IV, IX, X dans lesquelles, non-seulement
il n'est pas fait mention d'adhérences, mais où il
est dit, au contraire, que les méninges se sont séparées avec *facilité* de la couche viscérale sous-

jacente ; et cependant celle-ci n'a pas laissé de
présenter à un examen attentif des altérations de
même forme et de même nature que celles offertes
par les faits où l'existence d'adhérences n'était pas
douteuse. Peut-être est-il permis de déduire de cette
particularité une conclusion qui a son importance,
c'est que l'altération de la substance cérébrale périphérique n'est pas précisément déterminée, ainsi que
paraissent le penser certains auteurs, par les *adhé-*
rences mêmes ; la preuve, à part les faits dont nous
parlions à l'instant, que cette altération est bien
indépendante, c'est qu'on la retrouve dans les parties
centrales avec les mêmes caractères, et cette fois
non-seulement sans qu'il y ait des adhérences, mais
encore sans qu'elles puissent exister.

Toutefois, il est incontestable qu'avec les adhérences coexiste fatalement l'altération viscérale, et
que celle-ci est mise, pour ainsi dire, en *relief* par
celle-là, à la faveur de l'enlèvement des méninges.
Il faut donc qu'il y ait entre l'une et l'autre un lien
quelconque ; ce lien, quel est-il ? Là est la question.

C'est, a-t-on dit, l'*inflammation* et l'un de ses
produits, l'*exsudat plastique*. Nous avons vu plus
haut Lallemand l'affirmer hardiment, et c'est là le
sentiment de tous les partisans de la nature exclusivement phlegmasique du travail morbide qui nous
occupe. — A merveille, si cela est. Mais l'exsudat
a-t-il été vu, a-t-il été décrit ? Nous craignons fort
qu'on ait pris l'explication pour le fait lui-même,
véritable cercle vicieux. — Quant à nous, nous

avons vainement cherché, dans ces circonstances, ce prétendu exsudat, dont la présence nous eût tiré, nous l'avouons, d'un grand embarras. Bien plus, dans un cas où nous avons soigneusement noté les adhérences existantes, et où certains caractères des lésions des membranes encéphaliques pouvaient faire présumer la présence de produits inflammatoires, nous avons noté leur *absence* avec une sorte de désappointement, tant il est vrai que l'on est facilement porté à croire qu'une *chose est*, par cela seul qu'on s'est imaginé qu'elle existe. — Ainsi nous écrivions : « Suffusion sanguine remarquable dans les méninges, principalement à la partie postérieure des lobes cérébraux ; — les méninges sont manifestement épaissies, comme tomenteuses, mais ne présentent pas trace d'*exsudat plastique* ou de purulence ; c'est l'état congestif qui domine. » Or, c'est justement en ce point que se sont rencontrées les adhérences (voir page 16).

Nous n'ignorons pas qu'on a invoqué la coexistence habituelle d'une méningite et les conséquences de cette dernière pour expliquer la provenance inflammatoire des adhérences ; Bouillaud, en particulier, dit expressément que « l'encéphalite généralisée est précédée d'une arachnitis et produite par elle. » Mais, d'abord, il faut mettre de côté les cas dans lesquels les déterminations morbides sont dues à une cause tout accidentelle, le traumatisme, par exemple ; or, dans cette catégorie se rangent la plupart des faits rapportés par le professeur Bouillaud. Restent donc les cas de méningite spontanément développés chez les vieillards, cas qui sont loin assurément d'être rares. Habituellement la maladie revêt alors tous les caractères de la chronicité. Les médecins qui ont pratiqué un grand nombre d'ouvertures cadavériques dans un hospice de vieillards, savent combien il est commun de rencontrer les méninges épaissies, blanchâtres, parsemées de taches d'aspect laiteux, quelquefois très-dures et comme cartilagineuses, etc... Mais, à moins de circonstances exceptionnelles, ces modifications ont, en quelque sorte, un siége d'élection qui est les bords de la grande scissure interlobaire, sur les côtés de la faux cérébrale, particulièrement à la région antérieure. On trouve alors manifestement des exsudats plastiques plus ou moins organisés, selon l'ancienneté de leur formation, et ce sont eux qui constituent évidemment les plaques laiteuses dont nous parlions tout à l'heure ; mais ils siégent à la surface externe ou pariétale de l'arachnoïde. Comment donc pourraient-ils contribuer à l'établissement d'adhérences entre la face profonde des membranes encéphaliques, et la substance cérébrale ? — D'ailleurs, — et c'est là un argument capital, — il n'y a pas toujours des adhérences dans ces cas bien avérés de méningite chronique, et il existe de cela une raison plausible que nous dirons bientôt.

L'un des médecins aliénistes les plus distingués de notre époque, Guislain, a cru trouver la cause du phénomène pathologique qui nous occupe, dans la présence de *canaux* livrant passage aux capillaires, lesquels attachent la pie-mère à la substance cérébrale : « Ces canaux, dit-il, qui n'ont fixé l'attention de personne, qu'on ne découvre qu'à la longue, sont, en petit, relativement aux capillaires de la substance corticale, ce que les canaux du foie, pourvus de la capsule de Glisson, sont en grand aux vaisseaux de la veine-porte, aux artères et aux conduits biliaires. Des myriades de capillaires, visibles à l'œil nu dans le cas de stase ou d'inflammation, partent de tous les points de la pie-mère et s'enfoncent dans la substance corticale. C'est par ces vaisseaux, qui ne sont pas anastomosés entre eux, que la pie-mère est toujours adhérente à la substance grise des circonvolutions, au point qu'il faut un léger effort pour la détacher de la surface externe du cerveau. Dans les cas de congestion, les capillaires acquièrent un volume tel qu'on peut les distinguer à l'œil nu. »

L'existence de ces canaux de communication entre la pie-mère et la substance cérébrale est réelle, et elle rend, en effet, assez bien compte de l'*adhérence normale* de l'une avec l'autre ; mais cette adhérence est très-légère, et il suffit, pour la vaincre, de toutes petites tractions. En tout cas, lorsqu'il n'y a nulle altération de la substance cérébrale, et lorsqu'on procède avec une attention suffisante, jamais cette traction n'entraîne des lambeaux de cette substance, comme il arrive dans les cas véritablement pathologiques. Or, nous ne comprenons pas comment la congestion de ces capillaires peut engendrer les conditions par lesquelles se réalisent ces adhérence si intimes, qu'il en résulte fatalement l'arrachement de la pulpe cérébrale ramollie. Mais, d'ailleurs, qu'importe que nous ne le comprenions pas : la chose, du moins, existe-t-elle? — C'est avant tout ce qu'il s'agit de rechercher, et il est facile de répondre à cette question.

Que sa passe-t-il relativement à l'enlèvement des méninges, lorsque celles-ci sont le siége d'une congestion de leurs vaisseaux? C'est qu'alors, chose remarquable, elles se détachent, plus facilement peut-être que jamais, de la substance cérébrale sous-jacente, pourvu, bien entendu, que celle-ci soit demeurée saine. Il n'est pas, à coup sûr, d'anatomiste qui n'ait eu l'occasion d'observer de ces cas de suffusion sanguine plus ou moins généralisée de l'arachnoïde et de la pie-mère, dans lesquels les vaisseaux plus ou moins gorgés de sang et d'aspect variqueux, se détachent, à la manière de petits cordages, des anfractuosités des circonvolutions ; les méninges s'enlèvent alors comme d'une pièce ; elles sont plus ou moins épaissies, tomenteuses, et la facilité de leur enlèvement, dans ces circonstances, tient parfois aussi, il faut le dire, à l'épanchement en nappe d'une certaine quantité de sérosité qui s'interpose entre elles et la substance cérébrale. Comment concilier un tel état de choses avec la théorie de Guislain?

Reste la multiplication phlegmasique des vaisseaux ; et nous croyons savoir que cette cause a été prise en sérieuse considération et signalée, verbalement du moins, par Ch. Robin et Marcé, à la suite de recherches histologiques pratiquées sur des cerveaux de paralytiques aliénés.— Il est possible, en effet, qu'une ultra-vascularisation survenue dans les capillaires qui de la pie-mère vont se rendre à la substance corticale, contribue à la formation d'adhérences morbides entre l'une et l'autre ; mais encore faut-il que cette néo-vascularisation existe, c'est-à-dire qu'un véritable travail phlegmasique se soit établi. Or, il s'en faut qu'il en soit toujours ainsi, du moins dans le cas qui nous occupe plus particulièrement, de ramollissement spontané chez le vieillard.

En somme, s'il est incontestable que des adhérences pathologiques existent dans les circonstances que nous venons d'analyser, l'on est peu fixé, quant à présent, sur leur véritable cause.

Nos préoccupations et nos recherches sur ce sujet n'ont abouti jusqu'à présent qu'à un résultat dont les qualités conjecturales, quelle que soit d'ailleurs sa concordance avec l'une des réalités du phénomène pathologique qui nous occupe, nous imposent, dans son exposition ici, la plus grande réserve : nous venons de voir que constamment les adhérences morbides de la pie-mère coïncidaient avec une altération de la couche superficielle des circonvolutions, altération dont l'une des expressions physiques est le *ramollissement* de la substance nerveuse ; or, nous avons été frappé de la similitude de ce phénomène avec celui dont nos amphithéâtres peuvent nous offrir et nous offrent, en réalité, tous les jours des exemples. Pour peu qu'un cadavre ait dépassé les limites du temps pendant lequel il peut, selon les circonstances et particulièrement selon la température ambiante, conserver l'intégrité plus ou moins normale de ses parties, la structure des organes subit des altérations qu'il est de la plus haute importance, pour l'anatomo-pathologiste, de connaître. Le cerveau est, sans contredit, de tous ces organes celui qui s'altère le plus rapidement : or, parmi les modifications cadavériques qu'il subit, il en est une qui est essentielle et vraiment remarquable ; elle porte justement sur les connexions de la couche corticale avec ses membranes d'enveloppe ; celles-ci, particulièrement l'arachnoïde et la pie-mère, deviennent tellement *adhérentes* à la substance cérébrale périphérique, qu'il est impossible de les en séparer sans emporter des lambeaux très-étendus de cette substance. Si, d'un autre côté, l'on considère que cette dernière est très-manifestement ramollie, l'on ne pourra guère s'empêcher de reconnaître une véritable analogie entre deux phénomènes dont les causes sont néanmoins très-différentes. Cette analogie porterait donc à croire que la condition presque essentielle des adhérences anormales de la pie-mère, c'est une diminution plus ou moins prononcée de la *consistance normale* de la substance encéphalique, autrement dit son *ramollissement*. — Un fait vient à l'appui de cette conjecture, c'est que les cas exceptionnels où il y a absence d'adhérences sont, en général, ceux dans lesquels cette modification physique est très-peu prononcée, bien qu'il y ait alors une altération réelle de la texture de l'organe.

Mais, nous le répétons, nous ne hasardons cette explication qu'avec une extrême réserve, convaincu que l'élucidation définitive de ce point d'anatomie pathologique exige de nouvelles et plus heureuses recherches. Quoi qu'il en soit, le fait des adhérences pathologiques, dans les conditions dont il s'agit, n'en est pas moins incontestable, et il n'était pas sans importance pour notre objet de prendre acte de son existence.

§ 3. Exposé des résultats de l'application du microscope a l'étude des altérations anatomiques.

Afin d'éviter les détails descriptifs trop étendus dans un exposé difficile par lui-même et qui n'est pas sans aridité, nous nous sommes appliqué à condenser les résultats de ces recherches dans un certain nombre de points généraux. Cette méthode d'exposition s'harmonise, d'ailleurs, avec le *modus faciendi*, si l'on peut ainsi dire, du travail pathologique, tel qu'il est révélé par les études micrographiques elles-mêmes. En considérant, en effet,

l'altération dans l'ensemble et la succession de ses
phénomènes anatomiques, on peut assez exactement
y distinguer *quatre degrés*, dans lesquels se retrouvent, d'ailleurs, les divers modes physiques
d'altération que nous avons passés en revue, et
aussi la caractéristique histologique des lésions superficielles et profondes.

1er *degré*. — Dans un premier degré, l'observation microscopique permet de constater une altération commençante des vaisseaux capillaires, exprimée par de simples déformations de ces derniers.
Ces déformations consistent essentiellement dans
des *dilatations partielles*, tantôt n'impliquant qu'une
portion de la paroi vasculaire de façon à donner
lieu à une petite vacuole pariétale (véritable dilatation *anévrysmale* partielle), d'autres fois s'étendant à tout le calibre du vaisseau et constituant
alors comme des ampoules ; ces dilatations ampulliformes qui se répètent dans une étendue plus
ou moins considérable du capillaire affecté, lui
confèrent un aspect qui ne saurait mieux être comparé qu'à celui d'un petit chapelet : c'est pourquoi
nous appliquons à cette modification et à la forme
qui la caractérise, la désignation d'*état moniliforme*
des capillaires (1).

Dans les points où l'on rencontre cette lésion des
vaisseaux, les éléments primitifs de la substance

______

(1) Voy. la fig. I, qui offre un bel exemple de cette espèce d'altération.

nerveuse paraissent conserver, à peu de chose près, leur aspect normal et leur intégrité ; — c'est à peine si un examen très-minutieux permet de distinguer quelques déformations des tubes nerveux (irrégularités de forme, varicosité, etc.).

Cependant, non loin et dans le rayon des capillaires ainsi altérés, il n'est pas rare d'apercevoir quelques très-rares globules sanguins épanchés et disséminés au sein des éléments nerveux (pl. I, fig. 2) ; ceux-ci, alors, apparaissent moins nombreux que dans les endroits exempts de toute altération ; ils manquent même complétement par places ; ceux qui persistent sont comme *refoulés*, et quelquefois interrompus dans leur trajet ; il existe, en même temps, une diminution évidente dans le nombre relatif des cellules de substance grise.

Ces particularités d'altération, et surtout l'épanchement globulaire, quelque minime qu'il soit, annoncent naturellement quelque rupture vasculaire dans le voisinage, et sont comme le prélude de l'existence de lésions plus avancées ; elles peuvent être considérées comme une véritable transition entre le degré qui précède et celui qui suit.

2ᵉ *degré*. — A un deuxième degré, qui constitue une période plus avancée du processus morbide, les vaisseaux capillaires sont, non-seulement dilatés partiellement, *moniliformes*, mais plusieurs d'entre eux présentent des distensions totales et de véritables ruptures de leurs parois. L'on voit alors, comme si l'on assistait au phénomène au moment de sa production (1), leur contenu s'échapper en abondance par cette ouverture spontanée ; — les globules sanguins ainsi épanchés conservent plus ou moins leur forme et leur aspect normaux, selon l'ancienneté de leur épanchement ; en général, ils n'ont pas encore été l'objet de transformations très-avancées (2).

Mais, à cet endroit, le tissu nerveux est déjà le siége de modifications appréciables et très-intéressantes. Il a éprouvé comme une espèce de *dissociation* de ses éléments anatomiques, et il y a même destruction et disparition d'un grand nombre de ceux-ci. — Des tubes nerveux qui persistent, on ne trouve guère que des tronçons multiples épars ; rarement l'on en rencontre qui aient conservé· leur complète intégrité ; aux éléments nerveux se sont véritablement substitués les éléments sanguins épanchés, et, dans certains points du champ de l'altération, les premiers apparaissent tassés ˙ et refoulés par les seconds. — Dans ces conditions se présentent aussi à l'examen un assez grand nombre de granules moléculaires amorphes et transparents.

Les deux degrés qui précèdent appartiennent surtout aux altérations superficielles des circonvolutions, soit diffuses (ramollissement lilas, horten-

---

(1) Pl. I, fig. 3.
(2) L'on sait d'ailleurs que les globules sanguins épanchés peuvent conserver très-longtemps leur intégrité.   (Ch. Robin.)

sia), soit limitées (forme ulcérative), mais, en tout cas, n'ayant pas encore donné lieu à un véritable foyer.

3ᵉ *degré*. — A un troisième degré, le travail morbide prend des proportions plus considérables en intensité et en étendue. Les vaisseaux capillaires ont perdu toute forme primitive et normale. Ils sont fragmentés, violemment tordus sur eux-mêmes, et ils ont éprouvé des dilatations énormes qui ne sauraient mieux les faire comparer qu'à des *sangsues* gorgées de sang (1).

Leurs parois sont, en même temps, le siége d'altérations remarquables, appréciables surtout à ce degré du travail pathologique, et sur lesquelles nous nous proposons de revenir spécialement.

Un épanchement globulaire plus ou moins abondant coïncide avec les précédentes lésions vasculaires. Il se présente sous la forme de petits foyers partiels constitués par des amas de globules sanguins, lesquels se sont comme infiltrés et entassés dans les mailles du tissu nerveux désagrégé d'abord, puis bientôt détruit, ainsi que nous l'allons voir. Ces globules sont plus ou moins déformés ; toutefois ils demeurent, en général, reconnaissables. — La présence de quelques cristaux d'hématoïdine et de plaques rougeâtres amorphes témoignent en même temps du dégagement et de l'infiltration d'une

_(1) Voy. un bel exemple de cette espèce d'altération, pl. I, fig. 4.

certaine quantité de matière colorante des globules.

Mais ce qu'il importe de constater, ce sont les
modifications subies, dans ce cas, par les éléments
nerveux : — C'est à peine si l'on rencontre encore
quelques squelettes épars de tubes nerveux ou de
cellules de substance grise, et il ne reste plus trace
de l'organisation cérébrale normale. Les rares éléments nerveux persistants sont même tellement
dénaturés dans leur forme, qu'ils sont à peine reconnaissables : en revanche, les granules moléculaires amorphes et les granulations transparentes
ou de nature adipeuse, abondent dans le champ du
travail morbide. — Nous verrons bientôt que ces
éléments moléculaires pénètrent aussi la paroi et
même la lumière des capillaires, dont nous venons
de signaler les curieuses déformations.

Nous ferons remarquer, dès à présent, que, dans
l'examen de cas semblables, dont la figure 4 de la
planche I donne une fidèle représentation, nous
n'avons pas observé trace d'éléments histologiques
dits d'exsudation inflammatoire, à moins que l'on
ne doive considérer comme tels de grosses cellules
sur lesquelles nous reviendrons.

Quoi qu'il en soit, l'existence des altérations que
nous venons de décrire implique habituellement
celle d'un foyer plus ou moins *creusé* ou *apparent*,
mais, tout au moins, appréciable au sein de la
substance encéphalique ; ces foyers appartiennent
surtout à la *couche optique* ou au *corps strié*, et pré-

sentent ces colorations à nuances infinies, depuis
le rose tendre jusqu'au jaune le plus pâle, signalées
par les auteurs ; il serait déjà facile de déduire, de
la description qui précède, une explication satisfaisante de ces colorations, mais nous aurons à revenir sur ce point.

Ces foyers sont plus ou moins bien circonscrits ;
mais sur leurs limites, — et il importe de le remarquer dès à présent, — l'on constate souvent un
certain degré de vascularisation qui paraît, au
premier abord, dépasser de beaucoup le degré
normal. Il est incontestable que cette hypervas-
cularisation existe dans quelques cas ; mais l'on
a, pensons-nous, beaucoup exagéré sa fréquence.
Un premier motif d'illusion, c'est le résultat com-
paratif avec l'état des parties malades, qui sont
complétement dépourvues de vaisseaux. En second
lieu, il est urgent, pour éviter l'erreur, de bien
considérer quelle est la région cérébrale affectée : Est-on en pleine substance grise ; les vais-
saux y sont normalement plus abondants que
partout ailleurs, et l'on peut, si l'on n'y songe, s'en
laisser facilement imposer. D'ailleurs, c'est encore là un sujet sur lequel nous aurons à revenir
à l'article *Pathogénie*.

4ᵉ degré. — Enfin, à un quatrième et dernier degré (car il paraît être l'expression du summum de
l'altération), toute trace d'organisation anatomique
normale a disparu : — Ni vaisseaux, ni éléments

nerveux véritables n'existent plus avec leurs caractères normaux; on n'en rencontre, du moins, que
des tronçons, des squelettes épars, à peine reconnaissables. Le globule sanguin épanché ne s'aperçoit même plus; comme témoignage de l'épanchement sanguin au milieu de ce travail désorganisa-
teur, on trouve seulement un plus ou moins
grand nombre de cristaux d'hématoïdine (1); les
granules moléculaires sont ici en très-grande abondance; mais, de plus, l'on rencontre au sein de
cette gangue morbide, un grand nombre de *gros
corpuscules* très-exactement sphériques, à contour
net, opaque, et ayant pour contenu un nombre suffisant pour remplir leur cavité, de granules distincts,
arrondis et demi-transparents; ces éléments paraissent, tout d'abord, réunir la plupart des caractères
attribués par les auteurs aux corpuscules granuleux
dits d'exsudation. Nous aurons à agiter plus tard
la question de savoir si ces deux espèces d'éléments
histologiques morbides sont parfaitement assimilables; — contentons-nous, pour l'instant, de signaler ici leur présence en nombre plus ou moins
considérable.

Ce degré d'altération, qui, ainsi que nous l'avons
dit, paraît être le dernier terme du travail pathologique que nous étudions, se rencontre particulièrement dans les foyers impliquant plus ou moins
profondément la substance cérébrale, et auxquels

(1) Pl. II, fig. 2.

l'on a assigné, comme l'un des caractères physiques, une coloration plus ou moins *brunâtre* ou *marron*. Dans les vastes désorganisations qu'ils entraînent ils embrassent, en entier, soit un corps strié, soit une couche optique, soit toute une portion de lobe cérébral. Ce sont ces foyers dont nous avons étudié plus haut les remarquables irradiations, et dont nous avons essayé de pénétrer le mécanisme de formation; sur leurs limites se rencontrent aussi, comme dans les cas dont nous avons parlé dans le paragraphe précédent, de véritables néo-vascularisations qui nous paraissent être provo-quées secondairement par le travail pathologique primitif, et qui, peut-être, ne sont, en définitive, que le résultat d'un effort de *circulation supplémen-taire*.

Telles sont présentées sommairement et dans leur ensemble les altérations constitutives du ra-mollissement cérébral, en tant que maladie *spon-tanée*.

Mais, nous avons hâte de le dire, il ne fau-drait pas croire que les divers degrés assez bien définis que nous venons de décrire dans ces alté-rations soient une expression exacte des progrès successifs du travail pathologique; qu'en d'autres termes, les lésions que celui-ci détermine soient parfaitement limitées, *catégorisées* en quelque sorte, comme nous venons de les représenter. Non, tels ne sont point les procédés de la nature, même dans ses œuvres de destruction. — Pour rester dans les limites exactes de l'observation et dans la vérité, il faut admettre dans toute altération caractéristique du ramollissement, la présence de chacune des lésions qui constituent les divers degrés susdécrits; seulement, elles s'y sont combinées de façon diverse et sont plus ou moins accentuées, selon le degré de la désorganisation. Déjà nous avons fait remarquer que les deux premiers degrés appartenaient principalement aux altérations *superficielles*, soit des circonvolutions, soit des centres (optique ou strié), mais surtout des circonvolutions : nous voulons parler de ces cas dans lesquels la désorganisation n'a pas encore atteint la forme et le degré de *foyer* apparent, et où se rencontrent les diverses nuances de coloration rosée, rouge, hortensia, lilas, etc. C'est à l'épanchement globulaire, à l'extravasation plus ou moins abondante de la matière colorante du sang, à leurs transformations successives au sein des tissus envahis, et aussi à la stase sanguine dans les vaisseaux dilatés outre mesure, qu'il faut évidemment attribuer ces colorations. — Ce n'est pas à dire que cette forme soit exclusivement inhérente aux altérations dont nous venons de parler; elle s'allie aussi, en s'y combinant, avec les deux derniers degrés.

Quoi qu'il en soit, et une fois faites les restrictions précédentes, les degrés successifs que nous avons décrits expriment assez bien, ainsi qu'on va mieux le voir, les diverses phases du processus morbide.

Jusqu'ici nous n'avons considéré l'altération que dans l'ensemble de ses phénomènes; en d'autres termes, nous ne l'avons examinée qu'au point de vue synthétique. Il s'agit maintenant d'en faire l'*analyse* et de voir s'il est possible de pénétrer jusqu'aux altérations des éléments anatomiques eux-mêmes. Or, deux espèces d'éléments essentiels se présentent ici à notre observation : 1° les *éléments vasculaires ;* 2° les *éléments nerveux proprement dits.*

1° ALTÉRATIONS DES ÉLÉMENTS VASCULAIRES.

Dans les éléments vasculaires eux-mêmes nous avons à considérer le contenant, c'est-à-dire la paroi du vaisseau, et le contenu, à savoir le liquide en circulation, le sang.

A. *Vaisseaux et leurs parois.*

C'est sur les *vaisseaux capillaires* que portent essentiellement les modifications pathologiques, et particulièrement sur les capillaires de la substance grise, en raison de sa richesse vasculaire comparative (1). Déjà nous avons passé en revue les modifications imprimées à la forme et à l'aspect normaux des vaisseaux ; nous avons décrit et représenté leurs déformations premières, leur dila-

(1) Qu'il nous soit permis de dire ici, par anticipation, que nous n'avons pas rencontré les grandes difficultés signalées par beau-coup d'auteurs, dans l'étude, à l'aide du microscope, des capillaires cérébraux. Une des principales causes de ces difficultés, c'est as-surément l'habitude qu'ont la plupart des observateurs de faire alors usage de très-forts grossissements.

tation progressive commençant par une espèce de varicosité, et arrivant à une énorme distension relative, leur rupture partielle ou totale, et enfin leur désorganisation et leur destruction presque complète. — Il s'agit actuellement d'insister sur des phénomènes morbides plus intimes, qui paraissent être le point de départ, la cause prochaine de ceux qui précèdent.

Lorsque les vaisseaux capillaires présentent ce que nous avons appelé l'*état moniliforme*, qui paraît être le premier terme saisissable de leur altération, les investigations micrographiques ne décèlent pas de lésion appréciable de leurs parois ; du moins n'avons-nous pas été assez heureux, peut-être assez habile pour la découvrir, si elle existe. Toutefois, nous sommes assez porté à croire qu'il n'en existe pas encore, et qu'alors tout se réduit à ces simples modifications de forme et d'aspect physiques que nous avons signalées, sans détermination réelle d'une dégénérescence appréciable. Si, avide d'explications, nous avions quelque intention de nous jeter dans le champ des hypothèses, nous pourrions nous demander si ces déformations vasculaires ne sont pas dues à des modifications survenues dans l'état physiologique de la paroi vasculaire, modifications dynamiques impliquant les propriétés contractiles du vaisseau et amenant progressivement, sous l'impulsion sanguine, une dilatation de celui-ci. Ces modifications pourraient, d'un autre côté, être facilement mises sur le compte des progrès de l'âge, de la sénilité ; mais, nous devons l'avouer, nous avons peu de penchant pour les hypothèses en général, et en particulier pour celles qui n'ont d'autre appui que des interprétations imaginaires. Aussi avons-nous hâte de revenir au résultat pur et simple de l'observation, qui, dans l'espèce, nous fournit les seules données suivantes :

Dilatations partielles et permanentes, état moniliforme des capillaires, coïncidant avec la stase sanguine : modifications anatomiques qui paraissent avoir pour expression symptomatique des phénomènes de nature congestive que nous étudierons plus tard.

Bientôt se dessinent les altérations vasculaires proprement dites, et déjà elles deviennent saisissables, dans les cas où l'on commence à observer des ruptures partielles de la paroi du vaisseau. — Dans le fait dont la figure 1 de la planche III est une représentation fidèle, l'on aperçoit déjà quelques ponctuations moléculaires sur les parois des branches vasculaires, qui sont le siége d'une rupture spontanée ; la transparence de ces granules et leur destruction par l'éther et l'alcool ne sauraient laisser de doute sur leur nature. — Lorsqu'à un degré plus avancé d'altération, les capillaires sont devenus le siége de ces énormes dilatations ampulliformes, en même temps que de ces ruptures totales dont la figure 4 de la planche I offre un remarquable spécimen, l'implication morbide de la paroi vasculaire elle-même ne saurait plus échap-

per à une investigation attentive. Les éléments
anatomiques normaux de cette paroi se retrouvent
à peine ; à leur place se voient accumulés des éléments moléculaires amorphes et des granules transparents, tous d'apparition nouvelle incontestable
dans le champ du travail pathologique (1) ; ils se
montrent non-seulement et principalement sur le
trajet pariétal des capillaires, mais ils semblent
avoir envahi, en plus ou moins grande abondance,
la lumière du vaisseau, où ils se mêlent à des *cumuli* stagnants de la matière rouge du sang, ou à
quelques globules persistants ; ils se répandent
aussi hors des vaisseaux, dans le tissu morbide
ambiant, dont ils sont une partie constitutive.

Cette matière amorphe, constituée par des granules moléculaires opaques, auxquels se trouve
mêlé un grand nombre de globules transparents
adipeux (matière athéromateuse), et qui renferme
aussi très-souvent des éléments *calcaires*, forme,
dans certains cas, sur les parois vasculaires, des
dépôts d'une épaisseur et d'une étendue remarquables. La figure 1 de la pl. II, en offre un bel
exemple : on y voit les branches secondaires affectées tout autant que le vaisseau principal ; leur
lumière paraît également envahie par les éléments

(1) Le rôle, d'ailleurs considérable, que jouent les granulations
moléculaires amorphes dans les tissus morbides, se déduit évidemment de la *quantité anormale* de ces éléments ; car on les rencontre dans un grand nombre de tissus normaux, notamment dans
la substance grise du cerveau ; — nous avons, bien entendu, tenu
compte de ces conditions dans nos recherches.

morbides au point d'être rendue complétement imperméable en plusieurs endroits.

B. *Modifications survenues dans le contenu des vaisseaux.*

Pendant que ces modifications se passent dans le tissu vasculaire proprement dit, que devient le contenu des vaisseaux, que deviennent les éléments du sang ?

Nous aurons peu de chose à ajouter à ce que nous avons dit sur ce sujet dans notre description générale : la plupart des phénomènes dont le sang est le siége sont consécutifs à l'arrêt de sa circulation dans les capillaires, et à son extravasation hors de ceux-ci altérés ou rupturés.

Dans les capillaires où il est à l'état de stagnation complète, ou, pour parler le vrai langage anatomique, à l'état de *stase*, le sang se présente sous deux aspects différents, soit qu'ils coexistent, soit qu'ils se présentent isolément : ou bien l'état globulaire persiste ordinairement d'une façon partielle, et alors les globules sanguins sont à l'état condensé, serié, et plus ou moins aplatis ; en général, ils sont pâles et dépouillés, en partie du moins, de leur matière colorante ; celle-ci, mêlée et incorporée à une portion des matériaux liquides, est en diffusion dans les autres endroits de la lumière vasculaire qu'elle remplit, et où elle forme des plaques ou des cumuli de substance rosée, rouge ou quelquefois jaunâtre. Il s'y mêle aussi, ainsi que nous l'avons fait remarquer, un nombre plus ou moins considérable des éléments granuleux transparents ou non transparents, que nous avons signalés. En général, le sang se rencontre *très-rarement* à l'état globulaire dans l'intérieur des capillaires malades; et, en tout cas, quand les globules persistent, ils ne forment que de petits amas partiels et épars; jamais, dans les circonstances dont il s'agit, nous n'avons constaté de véritable *coagulum* dans l'intérieur des capillaires.

Mais, y a-t-il une transsudation de l'élément séreux du sang, ainsi que cela paraît, analogiquement du moins, devoir résulter de son état de *stase* ? C'est là une question importante au point de vue doctrinal surtout, mais sur laquelle il est très-difficile de se prononcer définitivement. Il n'est pas douteux que certains foyers de ramollissement renferment, à l'état d'infiltration, à travers les tissus désorganisés, une certaine quantité de sérosité; mais c'est presque toujours aux congestions *méningiennes consécutives* qu'il faut, ainsi que nous l'avons dit, rapporter ces extravasations séreuses; et, ce qui le prouve, ce sont, à part l'examen anatomique direct, les manifestations phénoménales ultimes de la maladie (carus, coma, convulsions, etc.). Comment, d'ailleurs, le champ si restreint des altérations locales fournirait-il la quantité quelquefois énorme de sérosité épanchée que l'on rencontre dans les nécropsies? Il nous paraît probable que les produits liquides de l'extravasation lente ou de l'épanchement véritable ont été l'objet d'une absorption progressive, d'autant qu'il est démontré par les expériences des frères Nasse, celles de Guislain et les observations de Marcé, que le tissu cérébral possède, à un très-haut degré, la faculté de se laisser pénétrer par les liquides étrangers (1). En faut-il conclure avec l'un des auteurs précités (Guislain), que le ramollissement serait dû, en grande partie, à une sorte de *macération* ? C'est une question que nous aurons à examiner en détail à l'article *Pathogénie*.

En dehors des vaisseaux, le sang extravasé se présente à peu près sous les mêmes formes que dans leur intérieur ; mais il subit des transformations plus accusées et plus importantes, en raison surtout des influences qu'il exerce sur les tissus qu'il envahit. Habituellement les globules sanguins s'épanchent en plus ou moins grand nombre à travers une rupture vasculaire partielle et spontanée ; selon l'ancienneté de leur épanchement, ils conservent plus ou moins leur forme et leur coloration : en tout cas, les déformations qu'ils subissent sont très-lentes et peu accusées ; ils deviennent aplatis, allongés, et se décolorent en conservant toutefois une teinte jaunâtre. Dans certains cas, ils ont subi une déformation plus prononcée, mais ils demeurent néanmoins presque toujours reconnaissables.

Quoi qu'il en soit, ils sont tantôt infiltrés et dissé-

---

(1) « Sous ce rapport, dit Guislain, la substance cérébrale pourrait être comparée à une éponge. » (*Phrénopathies.*)

minés, tantôt réunis en petits foyers ; mais, hâtons-
nous de le dire, ces foyers n'ont pas les caractères
ordinaires des foyers hémorrhagiques proprement
dits ; l'on n'y observe jamais de caillot ; jamais surtout de pseudo-membrane de revêtement.

Il est facile, dès à présent, de comprendre l'influence que les globules sanguins, soit infiltrés, soit
amassés en petits foyers partiels, doivent exercer
sur les éléments nerveux au milieu desquels ils
ont fait irruption ; nous ne faisons que la signaler
ici, sauf à y revenir plus en détail, en temps et lieu.

Les autres phénomènes dont le sang extravasé
est le siége, portent sur la *matière colorante ;* —
celle-ci se dégage, se répand sous l'aspect de *cumuli* rougeâtres et amorphes, colore, avec des
nuances diverses, soit les éléments normaux désorganisés, soit les nouveaux éléments morbides,
puis devient elle-même le siége de transformations
intimes dont la principale est une cristallisation
particulière et facilement saisissable. — Nous avons
représenté, dans la figure 2, planche II, un bel
exemple de cristaux d'hématoïdine, observés dans
un foyer de ramollissement.

2° ALTÉRATIONS DES ÉLÉMENTS ANATOMIQUES DE LA SUBSTANCE NERVEUSE ENCÉPHALIQUE.

Au début et dans les premières phases du travail
pathologique, il en est des altérations des éléments
anatomiques du tissu nerveux proprement dit

comme de celles des organes de la circulation ; elles paraissent se réduire à de simples modifications d'aspect physique et de forme : refoulement, applatissement, déformations plus ou moins appréciables des tubes nerveux et des cellules de substance grise. Dans les cas d'altération superficielle ou périphérique dans lesquels la *substance grise* est essentiellement affectée, l'on observe, en outre, un commencement de désagrégation de ses éléments cellulaires. Mais lorsque, dans ses progrès envahissants, le travail morbide a franchi ces premiers degrés, des changements intimes plus avancés se révèlent dans le tissu nerveux. — Les cellules de substance grise déplacées et ne concourant plus à la texture normale de l'organe, se déforment et se désorganisent elles-mêmes ; leur noyau devient libre ; leurs prolongements radiés se rompent et se détachent, et ces éléments désagrégés voltigent, épars, au milieu du tissu morbide, plus ou moins colorés par la matière colorante du sang épanché. De plus, les cellules de substance grise subissent, dans quelques cas, certaines modifications de consistance apparente et surtout de couleur, qui rappellent assez bien l'aspect de la *cire jaune*. — Ces dernières modifications se révèlent surtout à l'examen microscopique dit par *réflection*.

De leur côté, les tubes nerveux sont profondément modifiés dans leur texture comme dans leur disposition : chez la plupart, le cylindre a disparu, en même temps que leur contenu liquide s'est répandu au dehors ; une partie des corpuscules graisseux qui se rencontrent parmi les éléments morbides est évidemment attribuable à cet épanchement. En outre, les tubes ne conservent plus leur continuité ; ils sont fragmentés et réduits en tronçons plus ou moins minimes, épars dans la gangue morbide, et séparés de leurs renflements ; cellules et tubes, ou leurs fragments, sont *recouverts* par d'abondantes granulations transparentes.

Il résulte de ces désorganisations que, *anastomoses*, *irradiations*, *systèmes de convergence* ou de *rayonnement* des fibres nerveuses, tout est rompu, partiellement du moins, dans la disposition structurale de l'organe.

Toutefois, jusqu'alors, les traces des éléments nerveux, quelque graves dommages qu'ils aient subis, se retrouvent encore ; mais les progrès du travail morbide tendent incessamment vers leur destruction, ou, pour mieux dire et ne rien préjuger sur la nature du processus, vers leur disparition complète ; d'abord partielle et se manifestant par l'absence des éléments nerveux dans des *îlots* plus ou moins étendus du foyer pathologique, elle devient totale, dans les circonstances qui paraissent être le dernier terme de l'expression morbide, et que nous avons déjà décrites.

En résumé, le travail morbide qui constitue anatomiquement la maladie dite *ramollissement cérébral,* porte essentiellement sur deux ordres d'organes : les *organes vasculaires* (particulièrement les vaisseaux capillaires) ; les éléments proprement dits de la trame nerveuse ; — il a pour expression, de part et d'autre, une série de modifications qui, dans l'ordre des progrès et de l'intensité des phénomènes, peuvent être classés comme il suit :

1° *Du côté des organes de la circulation.*

A. Vaisseaux ou contenant : Simples déformations ; distensions et dilatations partielles ; *état moniliforme* ; ruptures partielles, puis totales.

B. Contenu, sang : *Stase sanguine* ; extravasation des éléments du sang ; épanchement globulaire ; transformations successives de ces éléments.

Plus prochainement et plus intimement : implication morbide primitive de la paroi vasculaire ; dépôt plus ou moins condensé d'éléments moléculaires amorphes opaques ou transparents ; *dégénérescence athéromateuse* et quelquefois *calcaire.*

2° *Du côté du tissu nerveux proprement dit.*

Pression, refoulement, déformation des éléments anatomiques (cellules, tubes nerveux, etc.), désagrégation, fragmentation ; disparition complète ;

Plus intimement : dissociation des éléments constitutifs (le noyau de la cellule, le cylindre du tube), imprégnation d'éléments adipeux nouveaux et moléculaires abondants ; colorations morbides.

En dernière analyse, de part et d'autre, et

après un processus lent et chronique : désorganisation totale ; — destruction complète des éléments vasculaires et nerveux de la structure normale ; —*ramollissement ;* — manifestation *consécutive* de phénomènes inflammatoires exprimés par des néovascularisations et des transsudations séreuses.

CHAPITRE IV

PATHOGÉNIE : — ESSAI DE DÉTERMINATION DE LA NATURE, C'EST-A-DIRE DE LA CAUSE ANATOMIQUE PROCHAINE DU RAMOLLISSEMENT CÉRÉBRAL SPONTANÉ CHEZ LE VIEILLARD.

Quelle est la *nature* du travail morbide? Telle est la question qui se présente maintenant à nous, question ardue que nous n'abordons, en vérité, qu'avec une extrême appréhension. Grandes, en effet, sont les difficultés inhérentes au sujet lui-même, et grande aussi notre impuissance personnelle. De plus, des auteurs recommandables l'ont dit : « C'est toujours une détermination *audacieuse* que celle qui conduit le médecin à se prononcer sur la nature d'une maladie » (1). Un autre motif grave d'appréhension, c'est la nécessité en présence de laquelle nous allons nous trouver de discuter, quelquefois même de combattre, l'opinion de maîtres savants et vénérés. Toutefois, j'espère en leur bienveillante indulgence, et, au besoin, je la sollicite, en faveur du seul mobile qui m'anime, l'amour de la vérité. Je me sens, d'un autre côté, enhardi et encouragé par les lignes suivantes inspi-

(1) Auteurs du *Compendium de médecine.*

rées à une plume magistrale par le sujet même qui va nous occuper : « *Chercher à bien déterminer les conditions diverses, — dont l'influence amène l'altération dite ramollissement cérébral, — voilà le travail à faire, travail difficile, sans doute, mais d'une bien autre importance que celui dans lequel on s'est épuisé, dans ces derniers temps, lorsqu'on a voulu ramener tout ramollissement cérébral à n'être qu'une des formes ou qu'un des degrés de l'inflammation des centres nerveux.* » (ANDRAL).

La détermination d'une partie, au moins, de ces conditions sera singulièrement facilitée, si nous ne nous abusons, par les études anatomo-pathologiques qui précèdent. Du reste, — et nous y insistons à dessein, — nous voulons uniquement faire ressortir ici les résultats de ces études et chercher s'ils sont capables d'éclairer, en quelque manière, l'obscure question dont il s'agit : notre intention, en un mot, est de ne pas nous écarter un seul instant de l'observation rigoureuse, tout en prenant pour base les lésions de structure : car, ainsi que l'a dit un auteur moderne, « la nature d'une maladie est la *cause expérimentale* des lésions de structure, d'actes et de phénomènes que nous observons dans les solides ou les liquides ; pour trouver cette cause, l'on étudie la succession des phénomènes jusqu'à ce qu'on ne puisse aller au delà d'un d'entre eux, qui est alors réputé *phénomène producteur ou cause des autres* » (1).

_____

(1) Monneret, *Pathol. générale*, t. Ier, p. 73.

Mais il n'est guère possible de toucher à cette question sans avoir à examiner l'une des doctrines qui, si elle ne compte pas le plus grand nombre d'adhésions, a, du moins, provoqué les travaux les plus considérables, et pour laquelle l'on s'est efforcé d'accumuler les preuves les plus nombreuses et les plus démonstratives possibles, nous voulons parler de la doctrine qui confère au ramollissement cérébral une nature *exclusivement inflammatoire*.

ARTICLE PREMIER.

Le ramollissement spontané du cerveau est-il une inflammation ?

Avant de passer en revue les divers arguments invoqués à l'appui de cette doctrine, il nous faut faire une remarque qui nous paraît avoir une importance capitale dans la question : c'est que l'on n'a pas suffisamment tenu compte de la *spontanéité* ou de la non-spontanéité de la maladie qui nous occupe. Sans doute beaucoup d'auteurs ont dit, d'une manière plus ou moins générale ou évasive, que le *traumatisme*, par exemple, devait apporter certaines modifications dans la manière d'être et l'évolution du travail morbide. L'on accorde, en passant, que « la nature inflammatoire des altérations locales qui se forment si fréquemment au sein de la substance cérébrale, à la suite des coups et des chutes qui ont ébranlé violemment l'encéphale, a été beaucoup moins contestée, et est, en réalité, moins contestable, que celle des ramollissements locaux spontanés » (Calmeil). — Quelques auteurs même, auxquels nous aurons à rendre pleinement justice, ont fait de louables efforts pour opérer une si logique séparation entre les cas à la détermination desquels préside une cause tout accidentelle, et ceux dont la détermination doit être uniquement cherchée dans l'individu même, c'est-à-dire dans les conditions physiologiques de son organisme. Mais on n'y a pas, selon nous, suffisamment insisté; car sur cette distinction repose toute discussion véritablement efficace, et toute possibilité de « débrouiller, ainsi que le disait, il y a huit ans, un homme compétent dans la matière, l'espèce de petit chaos dans lequel les travaux de quelques hommes éminents n'ont pu nous empêcher de tomber » (Rochoux).

En effet, il ne saurait être douteux pour quiconque veut bien y réfléchir un instant, que l'intervention d'un *traumatisme*, c'est-à-dire « d'une de ces causes qui attaquent violemment, et, en quelque sorte, *à main armée*, la structure des organes, » n'ait sur le siége, la marche et la nature même des déterminations morbides, une influence toute différente de celle qu'exerce une cause non de provenance extérieure, agissant spontanément, d'une manière lente, progressive, ayant sa source, en un mot, dans de pures modifications organiques. Bien plus, il ne suffit pas, pensons-nous, que la cause soit seulement extérieure, accidentelle ou traumatique, pour que de réelles et profondes modifications soient imprimées au travail pathologique, elles peuvent aussi se manifester, ces modifications, sous l'influence d'un état morbide préexistant ou primitif, lequel devient alors cause efficiente de celui qu'il provoque. Dans ce cas l'homme malade exerce sur lui-même une véritable action pathogénique, et telle est la source non-seulement des maladies dites secondaires ou consécutives, mais même de celles développées, comme on l'a dit, par sympathie.

Mais, lorsqu'à ces conditions étiologiques vient s'en ajouter une autre, qui d'ailleurs leur est presque toujours corrélative, celle de l'*âge*, bien plus grande et bien plus remarquable est la diversité des influences exercées sur la physionomie de la maladie et les désordres anatomiques qui la constituent.

Nous ne comprenons pas, en vérité, que ce principe de pathologie générale ait pu être aussi hautement méconnu qu'il l'a été par des auteurs qui cependant ont consacré leur temps et un talent incontestable à l'étude des maladies spéciales à tel ou tel âge : c'est ainsi, par exemple, que dans une monographie des plus étendues sur les maladies des vieillards, nous trouvons, dans un chapitre spécial, l'assertion suivante :

« Que les manifestations et la marche de la maladie prennent aux diverses époques de la vie une *physionomie un peu* différente, rien de plus naturel;

mais le ramollissement ne *diffère pas plus que la pneumonie d'un âge à un autre* » (1).

Et cependant, qu'on lise les belles considérations générales auxquelles s'est livré le même auteur dans l'introduction du même ouvrage, et l'on verra combien il lui a été difficile de se soustraire à l'empire de vérités physiologiques et pathologiques, qu'il a su, au contraire, faire ressortir en imprimant au sujet toute la haute portée philosophique dont il est susceptible ; et pour prendre, dans ce chapitre remarquable, un exemple au hasard, que l'on compare aux lignes que nous venons de citer le langage suivant : « Nous ferons remarquer d'abord que sous le rapport de l'influence exercée sur la pathologie des âges par les conditions organiques qui leur appartiennent, l'*enfance* et la *vieillesse* méritent une attention à peu près exclusive. Ce n'est guère qu'à ces deux périodes de la vie, en effet, que l'on peut reconnaître des *conditions organiques* particulières et en rapport avec telle ou telle aptitude morbide spéciale » (2).

Comment concilier de pareilles contradictions, si ce n'est en admettant qu'elles ont pour motif le besoin d'une cause ? — Mais, n'anticipons pas sur un point de discussion que nous aurons à aborder bientôt en détail.

Du reste, les autorités, et des autorités puissantes, ne manquent pas pour appuyer notre manière de

(1) Durand-Fardel, *Traité des maladies des vieillards*, p. 169.
(2) Durand-Fardel, *loc. cit.*, p. xxxiii, Introduction.

voir en cette matière. Nous aurons le soin de les invoquer en temps et lieu. Mais, qu'il nous soit permis de relever, dès à présent, en raison de leur opportunité, quelques considérations empruntées à l'un des plus récents traités de pathologie générale ; elles expriment infiniment mieux que nous ne le saurions faire, et surtout avec plus d'autorité, le fait et les distinctions que nous cherchons à établir :

« La pathologie des vieillards est caractérisée spécialement par des maladies dont le développement s'explique par les modifications de *structure* et de *fonction* qu'amènent les *progrès de l'âge* ; le champ de la circulation capillaire surtout se restreint chaque jour davantage ; les vaisseaux capillaires s'oblitèrent ou subissent d'autres altérations... À cette cause et à d'autres encore tiennent la réfrigération facile, la mortification des parties périphériques, l'atrophie de presque tous les tissus et en particulier des muscles et des poumons (emphysème sénile); l'ossification et la fragilité des artères, d'où l'*hémorrhagie* et le *ramollissement* cérébral » (1).

On peut opposer à ce tableau celui des conditions physiologiques de l'âge, de la puberté et de l'âge adulte, dominés par une activité, une espèce de surexcitation normale de toutes les fonctions, et l'absence habituelle de modifications organiques dans la structure des tissus.

______

(1) Monneret, *Pathologie générale*, t. III, p. 821.

Ailleurs, le même auteur dit encore et d'une manière plus afférente au sujet qui nous occupe : «... Nous croyons que c'est à tort que l'on a voulu confondre avec cette affection (ramollissement chez le vieillard) les ramollissements de nature inflammatoire qui sévissent sur des sujets dans la force de l'âge, les ramollissements des parties centrales qui accompagnent l'hydrocéphale aiguë chez l'enfant (Abercrombie), les ramollissements hémorrhagiques, etc... » (1).

Ces quelques considérations générales, auxquelles il serait facile de donner plus d'extension si besoin était, suffisent, nous l'espérons, pour montrer combien il importe de tenir compte de certaines conditions étiologiques pour entreprendre, avec fruit, l'étude pathogénique des maladies en général, et de celle qui nous occupe en particulier.

Ainsi, conditions de détermination *secondaire* et de détermination *primitive* du ramollissement cérébral, telle est la donnée d'une première et indispensable distinction. Le ramollissement primitif lui-même peut être soumis, en son développement, à deux ordres d'influences : 1° conditions organiques ou de développement *spontané ;* 2° conditions d'éventualité ou de traumastisme (*ramollissement accidentel, non spontané*).

C'est sur ces bases que doit s'appuyer la discussion de la plupart des faits qui ont été produits et

____

(1) Monneret, *Compendium de médecine*, art. RAMOLLISSEMENT.

groupés en vue de montrer que l'influence de l'âge sur les déterminations du ramollissement du cerveau est nulle ou insignifiante. Ces faits ont tellement pris droit de cité dans la science, ils constituent, aux yeux du plus grand nombre des pathologistes, une démonstration tellement irréfutable, qu'il nous a paru nécessaire de les reprendre individuellement et de les soumettre à un examen complet. C'est là, nous le savons mieux que personne puisque nous l'avons accompli, un travail long et fastidieux ; mais il était indispensable pour détruire un préjugé scientifique d'autant plus enraciné que ce préjugé porte le masque respectable de l'observation directe.

Toutefois, que le lecteur se rassure ; pour arriver aux conclusions, il n'aura pas, nous l'espérons, à dépenser la plus minime fraction de la patience et de l'attention qu'ont exigées de nous l'étude et l'analyse de plusieurs centaines d'observations que d'autres n'ont fait que *compter*.

§ 1er. *Examen des arguments tirés de la statistique.*

Si nous nous occupons, en premier lieu, de ce sujet, c'est qu'on a fait des conditions d'âge un grand argument pour ou contre l'une des deux principales doctrines pathogéniques (doctrine inflammatoire, doctrine organique); et de fait, ce n'est pas chose indifférente à la question que de savoir si, réellement, la détermination du ramollissement cérébral spontané est sous la dépendance des progrès de l'âge. Or, on a dit : Le ramollissement du cerveau n'est pas une maladie particulière à la vieillesse, car on le rencontre *à tous les âges ;* deux auteurs surtout, Andral et Durand-Fardel, ont cherché à démontrer cette proposition par des chiffres. Nous allons voir quelle est la valeur réelle de cette démonstration numérique. Mais, auparavant, aux observations préalables que nous avons consignées au commencement de ce chapitre, qu'il nous soit permis d'ajouter ici la remarque suivante : A-t-on songé à fixer les données sur lesquelles il faudrait s'appuyer pour établir les véritables limites d'âge qui confèrent à un malade le titre de vieillard? Nous accordons que ce n'est pas là chose facile; mais, alors, comment établir une statistique, quand l'élément qui doit lui servir de base n'est pas même déterminé? Quoi qu'il en soit, nous ferons, à cet égard, et au point de vue de la statistique pure, toutes les concessions possibles.

Or, d'une part, le professeur Andral a rassemblé environ 160 cas de ramollissement sous le rapport de l'âge; et de son côté, Durand-Fardel a compté, au même point de vue, 84 observations, après avoir invoqué les résultats de la statistique d'Andral. Les éléments de celle-ci, que nous examinerons tout d'abord, se composent, au dire de l'auteur lui-même, de :

33 observations lui appartenant ;

40   —   empruntées à Rostan ;

36   —   —   à Lallemand ;

10   —   —   à Bouillaud ;

45   —   tirées de divers recueils pé-
                   riodiques.

Nous regrettons que le professeur Andral n'ait pas plus explicitement signalé la source de ces 45 dernières observations, que, pour ce motif, nous serons forcé de négliger dans notre analyse. Toutefois, il est probable que la majeure partie de ces faits, sinon tous, doivent figurer dans les relevés de Durand-Fardel, car cet auteur a puisé à peu près à toutes les sources connues sur la matière ; nous les retrouverons donc bientôt. Restent à analyser pour le moment :

1° 40 *observations de Rostan*. L'âge le plus inférieur, ou, si l'on veut, le moins avancé dans ces 40 observations, est 61 et 62 ans, et la moyenne est 73 ans environ (1). En vérité, ces 40 faits peuvent, à juste titre et sans contestation possible, être revendiqués en faveur de la vieillesse.

2° 36 *de Lallemand*. Voici ce que dit des observations de Lallemand un auteur dont le jugement, à cet égard, ne saurait être suspect, car il avait tout intérêt, pour les besoins de sa cause, à faire accepter leur authenticité dans ce sens : « Il ne faut pas

____

(1) Rostan, *Traité du ramollissement*, 40 observations.

oublier (c'est Durand-Fardel qui parle) que Lallemand a recueilli ses observations sur des individus
de tout âge, sur des enfants, et surtout sur des
adultes ; que *beaucoup* sont relatives à des *encépha-
lites suppuratives* ou *consécutives* à des méningites
purulentes ; que quelques-unes sont *traumatiques*...,
toutes circonstances qui établissent de notables
différences entre ces faits et ceux observés par
M. Rostan et par moi » (1). Nous verrons bientôt,
— pour le dire en passant, — que Durand-Fardel a
un peu oublié cette remarque si juste, lorsqu'il a essayé d'établir une statistique à l'appui de sa doctrine.

Un peu plus loin, le même auteur ajoute plus
sévèrement encore : « Il est incontestable que le
livre du professeur Lallemand a été écrit sous
l'influence d'idées théoriques très-arrêtées, qu'il
n'a peut-être pas su assez bien accommoder aux
faits » (2).

Une semblable déclaration, émanée de l'un des
plus ardents défenseurs de la nature exclusivement
inflammatoire du ramollissement cérébral et de
son attribution à tous les âges, pourrait nous auto-
riser suffisamment à regarder, après lui, comme
non avenus, dans la question qui nous occupe, les
faits de Lallemand ; mais nous aurons recours à un
procédé d'élimination un peu moins violent, que

(1) Durand-Fardel, *Traité du ramollissement*, p. 128.
(2)   *Id.*   *id.*,   p. 129.

nous empruntons, d'ailleurs, ce qui lui donne plus d'autorité, aux auteurs du *Compendium* :

« Sur 43 malades observés par Lallemand, 31 avaient plus *de 50 ans*, et les autres (12) étaient âgés de 10 à 40 ans ; mais, chose remarquable, chez *tous les premiers*, la maladie s'était déclarée *spontanément*, tandis que chez *la totalité des seconds*, elle n'était que consécutive, et avait été déterminée par des *violences extérieures*, une inflammation de l'arachnoïde, du plexus brachial. »

Ainsi, en tenant compte des véritables conditions étiologiques, il est avéré que les individus chez lesquels la maladie s'est développée *spontanément* étaient fort âgés, et, à ce titre, leur nombre plaide en faveur de l'influence de l'âge.

3° 10 *observations de Bouillaud.*

Les remarques que nous avons faites précédemment sur les observations de Lallemand, relativement aux conditions étiologiques, s'appliquent d'autant mieux à celles de Bouillaud, que ce professeur lui en a emprunté un certain nombre reproduites dans son *Traité de l'encéphalite* ; la plupart, en effet, ont pour causalité le *traumatisme*. Mais, au moins, Bouillaud s'est-il montré logique dans le choix de ses observations à l'appui de ce qu'il a voulu prouver ; car la plupart paraissent dûment se rapporter à de véritables cas d'*inflammation* de la pulpe cérébrale. Quant à la question de la pathogénie du ramollissement cérébral considéré en général et comme maladie spontanée, l'éminent professeur l'a, dans un autre endroit de ses écrits (*Dictionnaire de médecine et de chirurgie pratiques*), traité avec une extrême réserve; et, ainsi que l'a dit, à ce propos, Durand-Fardel : « Malgré ses tendances bien connues, M. Bouillaud s'est contenté d'exprimer la nécessité d'études plus complètes pour pouvoir décider de la nature de tous les ramollissements. »

Ainsi, en réalité, dans la statistique du professeur Andral, se trouvent groupés des chiffres qui ne sont point *comparables* dans ce qu'ils expriment, et, à ce titre, les faits de Bouillaud doivent en être retranchés, tout autant que ceux de Lallemand.

Restent les 33 observations appartenant à Andral lui-même ; voici comment peuvent être réparties, relativement à l'âge, ces 33 observations :

       17 — à 60 ans et au-dessus.
        4 — entre 50 et 60 ans.
        3 — entre 40 et 50 ans.

Total.   24 — entre 60 et 80 ans.

Sur les 9 autres, nous en trouvons :

        3 — entre 30 et 37 ans.
        2 — à 27 ans.
        2 — à 19 ans.
        1 — à 18 ans.
        1 — à 17 ans.

En tout. 33

Les 17 cas afférents à l'âge *de 60 ans et au-dessus* peuvent être, pensons-nous, attribués de droit à la vieillesse, et par conséquent immédiatement éliminés. Peut-être pourrait-on, avec presque autant de légitimité, revendiquer en faveur des influences de l'âge sur la détermination de la maladie, les 7 autres cas compris entre 40 et 60 ans, et surtout les 4 entre 50 et 60 ; mais examinons-les de plus près, ne fût-ce que pour chercher à déterminer les conditions qui paraissent conférer à telle ou telle limite d'âge une véritable valeur pathogénique.

Or, des 4 faits où les malades ont de 50 à 60 ans, le premier (obs. IV d'Andral) a pour objet un homme de 55 ans, ayant reçu *une blessure à la tête* pendant la campagne de Russie. Il est dit expressément que le ramollissement cérébral correspondait, dans son siége, à une dépression notable, trace de ladite blessure, de la largeur d'une pièce de 5 francs, et située à la partie inférieure du pariétal gauche. On ne saurait méconnaître un rapport de causalité entre l'affection encéphalique et le traumatisme antécédent, et, en conséquence, cette observation ne peut légitimement figurer à côté de celles de ramollissement *spontané*, bien que, nous le répétons, l'âge du sujet (55 ans) dût la faire rentrer, selon nous, dans la catégorie des ramollissements dits séniles.

Dans un second cas (obs. VII d'Andral), il s'agit d'un homme de 53 ans, affecté d'ascite, d'ané-

vrysme de l'aorte, et chez lequel on a constaté, en
même temps, la présence de dépôts calcaires dans
toute l'aorte thoracique. En vérité, toutes les conditions physiologiques et pathologiques favorables
au développement du ramollissement spontané se
trouvent réunies chez ce sujet; et certes, l'on ne
peut dire qu'il s'agit ici d'un jeune homme. Il est
fort probable que si les agents de la circulation
cérébrale, et particulièrement de la circulation
capillaire, eussent été examinés, on les eût trouvés
le siége de lésions caractéristiques; d'où il eût été
permis de conclure qu'à 53 ans, comme à 60 et au-
dessus, peuvent se produire les altérations qui
président habituellement au développement du ramollissement spontané. Cela prouve, pour le dire en
passant, combien a été mal posée la question qui
nous occupe : au lieu de se demander, en effet, si le
ramollissement, tel que nous l'envisageons, existe à
tout âge, et de chercher la réponse dans des *abstractions numériques*, n'eût-il pas fallu rechercher quelles
sont les influences réelles exercées par le progrès de
l'âge sur la détermination de cette maladie? Il n'eût
pas été impossible alors, ainsi que nous espérons le
démontrer, d'arriver à cette conséquence contradictoire en apparence, très-logique au fond, savoir :
que tel sujet, plus ou moins jeune, peut se trouver
dans les véritables conditions du vieillard, relativement à l'existence d'un ramollissement cérébral.

Mais, passons, et ne concluons, pour le moment,
que de ce qui a été fait, et non de ce que l'on au-

rait dû faire. Quant à l'observation qui vient d'être l'objet de ces remarques, elle appartient bien aux cas de ramollissement spontané chez un sujet qui, par l'âge comme par les altérations dont il est le siége, mérite d'être placé dans le cadre de la sénilité.

Il en est de même du troisième fait (obs. XII d'Andral), qui a pour objet un homme de 55 ans. L'existence, chez lui, d'un ramollissement des deux hémisphères concomitant d'un ramollissement des parties centrales (couches optiques), le fait rentrer même parmi nos cas de coïncidence des lésions périphériques et des lésions centrales. Le *délire* qui a éclaté chez ce malade, loin d'exclure cette assimilation, ne fait que la corroborer ; mais il n'est pas sans importance de noter, qu'il s'est manifesté en même temps chez lui une véritable *roideur tétanique*. Les roideurs ou contractures, d'ailleurs moins communes qu'on n'a paru le croire, dans le ramollissement *spontané* méritent bien rarement, par leur expression, l'épithète de *tétaniques ;* ces phénomènes insolites sont, pour nous, l'indice d'une modification symptomatique que nous verrons se prononcer d'autant plus que nous aurons affaire à des sujets *moins âgés*.

Enfin, dans le quatrième cas (obs. XIV d'Andral), ayant trait à un homme de 53 ans, bien qu'il paraisse avoir existé un vrai foyer de ramollissement dans l'hémisphère cérébral droit, il est à remarquer qu'une hémorrhagie cérébrale a également éclaté chez lui, et que définitivement il est mort d'une attaque d'apoplexie. Cette variation, si l'on peut ainsi dire, dans le travail morbide, ne fait que révéler davantage l'aptitude pathologique spéciale du sujet, aptitude à laquelle l'âge (53 ans) ne saurait assurément être étrangère ; notons, cependant, que l'altération dominante, dans ce cas, a été l'*hémorrhagie*.

Ainsi le résultat de l'analyse des trois derniers faits qui précèdent tend à démontrer, tout au moins, que les conditions pathogéniques du ramollissement cérébral spontané peuvent parfaitement se manifester à partir de l'âge de 50 ans. Quant au premier fait, il est déplacé dans la statistique à cause de son étiologie spéciale.

Passons aux trois cas qui concernent des sujets de 40 à 50 ans : Dans l'un (obs. II d'Andral), il s'agit d'un homme de 45 ans, *porteur d'une affection chronique organique de l'estomac et du foie* (cancer) ; il est mort dans un *état hectique* des plus prononcés, et bien que l'autopsie ait révélé l'existence d'un ramollissement cérébral, il ne s'est pas manifesté, durant la vie du malade, de symptôme notable de cette affection ; son évolution a été, en quelque sorte, latente. Nous retrouverons, dans le cours de cette analyse, des cas semblables à celui-ci. Or, peut-on méconnaître chez ce sujet l'existence de conditions particulières pour le développement de la maladie cérébrale, conditions toutes différentes de celles qui président à son invasion spontanée et primitive, chez un homme d'une santé en apparence et relativement bonne, à part l'âge? Andral lui-même a bien senti ces différences lorsque, comparant ce cas à l'un de ceux qui précèdent, il dit : « Voilà donc déjà deux cas qui, sous le rapport anatomique, doivent être distingués l'un de l'autre; dans le premier, le ramollissement est le seul élément morbide; dans le second, un autre s'y ajoute : c'est un état d'*anémie*, c'est-à-dire un élément inverse de ceux qui constituent l'inflammation. » Dans le fait qui nous occupe, il y a plus qu'un état d'anémie : il existe un profond état cachectique constitué par la diathèse cancéreuse sévissant à la fois sur deux organes importants; nous verrons bientôt que c'est là une condition très-efficace et presque fatale, à tout âge, de développement du ramollissement cérébral, à ce point que nous nous sommes cru autorisé à former des cas semblables une véritable catégorie nosologique. Quant à présent, il nous est permis, tout au moins, de les considérer comme non assimilables aux cas de ramollissement franchement et primitivement spontané, et c'est pourquoi la condition d'âge ne saurait avoir, dans la statistique, une valeur absolue.

Un second fait (obs. XIX d'Andral), et qui a pour sujet un homme de 47 ans, paraît bien appartenir au ramollissement spontané légitime; toutefois il n'est peut-être pas indifférent de remarquer qu'il s'agit, chez ce malade, d'un ramollissement généralisé de tout un hémisphère, et qu'une *atrophie* céré-

brale paraît avoir existé antécédemment chez lui :
« Ce qui nous frappa d'abord lorsque les parois du
crâne eurent été enlevées, dit le narrateur de l'autopsie, ce fut la *différence de volume* des deux hémisphères, celui du côté gauche occupait un espace
plus considérable que l'autre. » Il nous paraît
difficile de mettre légitimement sur le compte d'un
ramollissement, *même inflammatoire*, une augmentation de volume *aussi frappante*. Si, néanmoins,
l'âge *de 47 ans* peut dûment constituer une exception dans les faits de ramollissement spontané chez
le vieillard, il faut convenir que celle-ci en est une.

Le troisième cas (obs. XXV d'Andral), afférent à
un homme de 43 ans, chez lequel il y avait un
ramollissement du corps strié et de la couche
optique droits, nous semble devoir rentrer dans la
catégorie de ceux où une ou plusieurs affections
primitives engendrent un état *cachectique*, et dont
nous avons parlé plus haut. Ce malade, en effet,
était atteint d'une affection tuberculeuse des testi-
cules. Il avait une teinte jaune cachectique (jaune-
paille); de plus, l'existence d'un anévrysme du
cœur, « vraie poche anévrysmale dans le ventricule gauche, » constituerait, chez lui, une autre
prédisposition puissante à la maladie cérébrale.

En résumé, sur 24 cas entre 40 et 80 ans :

17, de 60 à 80 ans, appartiennent de droit à
la vieillesse ;

1, à 55 ans, a pour cause un traumatisme, il n'est pas comparable ;

3, dont 2 à 53 ans et 1 à 55, méritent de rentrer dans les cas séniles ;

2, à 45 et 43 ans, présentent des conditions organiques particulières (cachexie organique) qui en font une catégorie à part (ramollissement secondaire) ;

1 seul, à 47 ans, constituerait une exception (non sans quelques restrictions, comme on l'a vu).

Donc, sur 21 cas entre 40 et 80 ans, un seul, à 47 ans, pourrait être regardé comme assimilable aux cas véritables de ramollissement spontané.

Nous arrivons actuellement aux 9 observations dans lesquelles la limite d'âge est comprise entre 17 et 30 ans. C'est ici surtout qu'il importe de rechercher avec soin si l'on a rapproché des choses comparables, en dehors des abstractions numériques.

Deux de ces faits présentent immédiatement des conditions étiologiques qui les excluent, sans réplique, ce nous semble, des cas légitimes de ramollissement spontané. Dans l'un (obs. XXIX d'Andral), il s'agit d'un jeune homme *de 17 ans*, chez lequel fut rencontré, à l'autopsie, un ramollissement rouge de l'un des hémisphères ; mais, de plus, l'on constata l'existence de tubercules *dans les poumons, dans les plèvres*, le *péritoine*, le *foie*, la *rate*, les *reins*, et, *notez-le bien*, dans la *pie-mère :*

immédiatement au-dessous de la pie-mère injectée, rouge, et *farcie de granulations tuberculeuses*, la substance cérébrale présente un ramollissement d'un rouge-framboise, et Andral lui-même ajoute : « Ce furent eux, sans doute (les *tubercules*), qui devinrent la cause prédisposante de la maladie cérébrale à laquelle succomba ce jeune homme. » La cause a été, à coup sûr, plus que prédisposante, et ce qui précède est bien fait pour montrer combien il est nécessaire de tenir compte des conditions diverses du développement de la maladie pour arriver, par la statistique, à des conclusions logiques et acceptables.

Il en faut dire autant de l'obs. XXVIII (Andral) relative à un sujet de 19 ans, affecté de ramollissement rouge de l'un des hémisphères, et chez lequel les accidents cérébraux se sont développés peu de jours après *une chute de cinq à six pieds de hauteur;* de plus, l'on note dans ce cas l'existence concomitante d'une *hydrocéphale aiguë.* En vérité, pour celui-ci, les motifs d'exclusion abondent.

Il en reste 7, dont :

3 entre 30 et 37 ans ;
2 à 27 ans ;
1 à 19 ans ;
1 à 18 ans.

Bien que dans ces cas il n'existe pas de conditions étiologiques spéciales, l'on ne peut s'empêcher d'être frappé de l'irrégularité, de l'anomalie, des manifestations symptomatiques et de la marche de la maladie cérébrale.

Ainsi, dans les obs. X (18 ans) et VIII (37 ans) qui méritent d'être rapprochées, nous voyons l'affection se développer dans des conditions de *cachexie organique*, peu différentes de celles sur lesquelles nous avons déjà insisté précédemment. Dans l'obs. X, le malade, jeune homme de 18 ans, meurt d'une gastro-entérite intense, à forme ady-namique, avec eschare énorme au niveau du grand trochanter gauche. Les symptômes, avant la mort, ne permettaient pas de *soupçonner une lésion encépha-lique;* et cependant, il existait un ramollissement cérébral très-étendu, ayant détruit une grande partie (lobule antérieur) de l'hémisphère droit (1).

De même dans l'obs. VIII, chez un sujet âgé de 37 ans, il existait une gastro-entérite chronique, avec diarrhée considérable et eschare au sacrum; Andral lui-même applique l'épithète d'*anémique* au ramollissement qui affectait les lobes postérieurs et moyens du cerveau; et il note expressément que l'unique symptôme du début a été une contracture partielle de 1 ou 2 doigts de la main.

Ces irrégularités dans la marche de l'affection se révèlent bien plus encore dans l'obs. XXX, où il

---

(1) Les recherches récentes de Chedevergne (voy. sa thèse inaugurale, 1864) fournissent la raison plausible de ces compli-cations cérébrales dans la fièvre typhoïde, en montrant la liaison intime qu'il y a entre les déterminations morbides multiples qui procèdent de cette affection et certaines altérations des membranes et du tissu encéphaliques (péri-méningo-encéphalite).

s'agit d'une femme de 27 ans, ayant présenté des phénomènes alternatifs de délire, d'agitation, de coma. Voici en quels termes l'auteur lui-même fait remarquer les anomalies de ce cas : « Il faut admettre ici ou bien que le ramollissement d'une partie circonscrite du cerveau (corps strié seul) réagit sur le reste de l'organe, de manière à troubler l'intelligence, sans exercer son influence accoutumée sur les mouvements ; ou bien que le ramollissement ne fut que *consécutif*, et qu'il ne nous fut pas donné d'apprécier par l'anatomie la lésion préexistante qui produisit le délire ; il est bien à regretter que nous ignorions le début même de la maladie. »

De cette observation doit être rapprochée la XIIIe (Andral), dans laquelle il est dit : qu'un homme de 30 ans éprouva des phénomènes *tétaniques* qui allèrent jusqu'à l'*emprosthotonos*. En vérité, ce sont là des symptômes bien exceptionnels dans le ramollissement spontané légitime ; ce qui n'est pas moins exceptionnel, c'est que le ramollissement intéressait la *voûte à trois piliers*, en même temps que la couche optique ; si l'on ajoute qu'une *grande quantité de sérosité* était épanchée dans les ventricules, on reconnaîtra là toutes les conditions des ramollissements consécutifs à l'hydrocéphale ventriculaire.

Dans l'obs. XI relative à une femme de 27 ans, il a existé aussi de *violentes convulsions* des deux côtés, et les phénomènes sont qualifiés de symptômes graves de congestion ; cependant il y avait un double ramollissement ; or, les violentes convulsions ne sont pas communes dans le ramollissement spontané proprement dit, et sans entrer, à ce sujet, dans des détails dont la place n'est pas ici, qu'il nous suffise de faire remarquer que, par exemple, dans les 21 observations d'Andral afférentes à des sujets de 50 à 80 ans, *une seule fois* se trouve noté un état convulsif et cataleptiforme chez un homme de 77 ans.

Quoi qu'il en soit, des deux observations qu'il nous reste à analyser, l'une, obs. XXXI (32 ans), offre quelques particularités qui, si elles n'autorisent pas un doute complet relativement à sa légitimité comme cas de ramollissement spontané, méritent au moins d'être signalées. Parmi les symptômes se trouvent notés des troubles progressifs de l'intelligence se terminant par un délire complet, de l'hémiplégie, et tout à fait à la fin de la contracture des membres paralysés. Ajoutez « qu'il venait de subir un traitement *antisyphilitique* lorsqu'on s'aperçut d'un affaiblissement intellectuel... »

Enfin, dans le dernier cas, obs. XVI (19 ans), à part une *violente* contracture qui ne saurait constituer un motif suffisant d'exclusion, nous ne trouvons rien, ni dans les conditions étiologiques, ni dans les manifestations symptomatiques qui puisse expliquer l'exceptionnalité de l'affection à cet âge : ramollissement de l'extrémité antérieure de l'un des hémisphères. Sur 7 cas, de 18 à 37 ans, ce serait donc là le seul qui ne présenterait ni dans les symptômes, ni dans les conditions étiologiques, ni dans l'état anatomique des parties examinées à l'*œil nu*, une suffisante raison d'être exclu de la statistique telle qu'elle est conçue et présentée.

En somme, sur 33 observations appartenant à Andral, deux seulement (l'une à 47 ans, obs. XIX, l'autre à 19 ans, obs. XVI) sembleraient pouvoir, sans objection saisissable, être assimilées aux cas légitimes de ramollissement spontané chez le vieillard.

Cette concession, toutefois, ne sera que provisoire, car nous aurons plus tard à discuter ces faits à un autre point de vue et en les soumettant au criterium d'un autre ordre d'arguments (preuves empruntées à l'anatomie pathologique). Nous n'examinons, en ce moment, que la statistique en elle-même.

D'ailleurs, nous voulons être juste, et notre intention formelle est de ne pas montrer un parti pris qui n'est nullement en nous. Dans les 17 cas dont les limites d'âge (60 ans et au-dessus) paraissent ne pouvoir permettre aucune discussion, il en est quelques-uns qui ne sauraient figurer, même à ce titre, dans la statistique ; peut-on, par exemple, et malgré l'âge (69 et 68 ans), regarder comme des cas de ramollissement spontané les observations XXI et XXVII, dans lesquelles les sujets ont tenté de se détruire en inspirant de la vapeur de charbon ? Chez le premier malade, une céphalalgie intense s'est déclarée à la suite de cette tentative ; un mois après, il y a eu perte subite de connaissance et du mouvement, et mort vingt heures après; chez le second, *asphyxie par la vapeur de charbon*, après une diatribe contre le gouvernement. Sans doute, ces individus se trouvaient, par leur âge, dans les conditions organiques, s'il en existe (ce que nous verrons bientôt), du développement d'un ramollissement cérébral, et l'accident dont il s'agit a pu n'être qu'une cause adjuvante, mais encore faut-il en tenir compte à ce point de vue; car, si l'accident se fût produit chez un *jeune sujet*, on n'eût pas été en droit de regarder le cas comme une exception à la détermination spontanée de la maladie chez le vieillard. En bonne logique, ceci prouve uniquement, si je ne m'abuse, que le *même effet* morbide peut être produit par la même cause accidentelle chez le vieillard comme chez l'adulte et le jeune homme, à la prédisposition près.

De même, les observations III (71 ans), VI (78 ans), XX (66 ans), nous paraissent, même chez le vieillard, devoir former, au moins, une catégorie à part, car, dans tous ces cas, nous trouvons l'existence concomitante d'une affection chronique organique et d'une cachexie consécutives :

Dans la première : « des *produits cancéreux* développés dans les plèvres, le mésentère, le foie, le pancréas, l'un des reins; dans la deuxième : une phthisie pulmonaire tuberculeuse avec marasme extrême; dans la troisième : un cancer de l'estomac. »

Arrivons maintenant à la statistique de Durand-Fardel. Elle mérite d'autant plus toute notre attention que le but que s'est proposé cet auteur, en l'établissant, se trouve très-explicitement exprimé par les paroles qui suivent : « S'il nous a été facile, à l'aide de quelques relevés, de réduire à sa juste valeur le rôle attribué à l'ossification des vaisseaux encéphaliques (1), il ne le sera pas moins de faire justice de cette autre idée que le ramollissement cérébral serait une affection toute spéciale dépendant des progrès de l'âge, résultat de la diminution de la nutrition de cet organe, une destruction sénile, etc. » (2).

Durand-Fardel s'appuie sur un total de 84 observations tirées, dit-il, de son *Traité du ramollissement*; mais, dans celui-ci, 55 observations seulement sont employées au même objet, à la même démonstration. Comme ces observations ne sont pas *individuellement* indiquées, nous avons été, tout d'abord, très-embarrassé pour les soumettre nous-même à l'analyse ; mais nous nous sommes bientôt avisé, sauf à nous donner un peu plus de peine, de prendre le total des observations relatées dans ledit traité, bien convaincu que de la sorte, aucune ne pourrait nous échapper ; en d'autres termes, prenant *le tout*, nous étions sûr de la partie. Or, ce total est de 128 cas ; mais sur ce nombre, il s'en trouve plusieurs empruntées à Rostan et Andral,

____

(1) Nous aurons aussi à examiner bientôt cette question
(2) *Op. cit.*, page 169.

et qu'il faut immédiatement retrancher, car elles feraient ici double emploi, puisqu'elles viennent d'être analysées. Il s'en rencontre aussi qui, par leur nature même, ne doivent pas entrer en ligne de compte. Voici donc les éliminations préalables qu'il est urgent de faire :

Appartenant à Rostan et Andral.	11 cas.
Se rapportant à la congestion cérébrale...............	9 —
Infiltration sanguine *sans altération de consistance*.........	2 —
Relatifs au traitement de la maladie, sans autopsie........	2 —
En tout.	24 cas.

Restent 104 faits, en apparence légitimes, sur lesquels, du moins, peut porter l'analyse.

Sur ces 104 cas, il y en a 75 *de* 60 *à* 80 *ans* et au-dessus, qui, en conséquence, sont éliminables de droit, comme étant bien dans les conditions d'une sénilité incontestable. Il n'en reste plus que 29 paraissant constituer des cas exceptionnels et pouvant servir de preuve à la thèse soutenue par Durand-Fardel.

En vérité, l'on ne peut s'empêcher immédiatement et en présence de ces seuls chiffres bruts, d'être frappé de ce résultat que, 75 *fois sur* 104, la maladie sévit sur des sujets bien et dûment de la catégorie des vieillards, car ils n'ont pas moins *de* 60 *ans;* et encore faisons-nous abstraction, dans

cette remarque, des cas compris entre 50 et 60 ans
et qui, par ce fait même, devraient figurer parmi
les précédents. L'âge n'est-il donc pour rien dans
une pareille disproportion? Son influence, au contraire, n'apparaît-elle pas de suite presque capitale,
et Durand-Fardel aura-t-il une si grande et si réelle
facilité qu'il veut bien le dire à faire justice d'un
pareil fait? C'est ce qu'il s'agit de rechercher.

Les 29 cas soi-disant exceptionnels sont répartis
comme il suit :

De 50 à 60 ans,   8.

De 40 à 50 —   6.

De 30 à 40 —   6.

De 20 à 30 —   5.

De 10 à 20 —   2.

De 1 à 10 —   2.

Les faits se rapportant à l'âge le plus inférieur
sont l'observation VIII (de Durand-Fardel), dans
laquelle il s'agit d'une jeune fille de 3 ans, et
l'observation XII, d'un enfant d'*un an*. La première
est empruntée à Lallemand (1), et voici ce que cet
auteur lui-même rapporte : « Les altérations ne
peuvent avoir été produites que par une congestion
hémorrhagique... » et, en effet, les caillots sanguins
dominent dans les altérations, de sorte que le
ramollissement, si ramollissement véritable il y a,
ne serait que *consécutif*. Mais voyez, d'un autre
côté, combien la symptomatologie de la malade,

____

(1) *Op. cit.*, lettre 3e, n° 12.

en tant que ramollissement, est insolite : « *Vomissements, convulsions, agitations, cris*, etc. Qui ne re-
connaît, dans ces quatre seules expressions, tous
les signes d'une méningite chez les enfants? D'ailleurs, les vaisseaux de la pie-mère étaient très-
injectés, l'arachnoïde excessivement adhérente, et,
dans un point précis (paroi supérieure du ventricule droit), cette membrane était un peu épaisse
et criblée d'une multitude innombrable de points
rouges, surtout vers le septum lucidum et le corps
calleux. Les vaisseaux des plexus choroïdes étaient
gorgés de sang. » Ce fait est, pour Durand-Fardel,
un puissant argument contre la nature organique du
ramollissement et son *attribut sénile.*

La seconde observation, XIIe de son traité et
empruntée à Raikem, a trait à un enfant mâle de
1 an, ayant « les fontanelles ossifiées et *ne pouvant
soutenir sa tête, dont le volume s'était singulièrement
accru depuis quelque temps.* Il eut, à plusieurs reprises, des accès de mouvements convulsifs, avec
roideur générale, stupeur, etc... Il est difficile de
ne pas voir là un cas d'*hydrocéphalie*, bien qu'à l'autopsie on n'ait rencontré, paraît-il, que « quelques
gros de sérosité limpide dans les ventricules et à la
base du crâne. » Il est vrai, et ceci vient à l'appui
de notre présomption, que l'altération décrite,
d'une façon d'ailleurs fort incomplète, ne portait
que sur la substance corticale, laquelle était, dans
toute son étendue, «d'une couleur *rosée* et *ramollie*,
sans être, pourtant, pultacée. » Qu'était-ce donc

que cet accroissement singulier du volume de la tête, dont il n'est plus question dans la relation nécropsique ?

A ces deux faits nous pourrions en ajouter deux ou trois autres cités par Durand-Fardel à la fin de son traité et qui lui ont été communiqués par Rilliet et Barthez : mais les doutes exprimés par ces médecins eux-mêmes relativement à l'authenticité du ramollissement idiopathique chez l'enfant, nous dispensent d'y insister plus longuement : « Le ramollissement du cerveau, disent ces auteurs, maladie si *fréquente* chez les vieillards, plus rare chez l'adulte, l'est encore davantage dans les premières années de la vie. Nous ne voulons pas dire, cependant, qu'on n'observe jamais chez l'enfant une diminution de consistance partielle ou générale du tissu cérébral ; mais nous prétendons que, comme maladie idiopathique, *sui generis*, ayant ses symptômes spéciaux et sa marche propre, *le ramollissement du cerveau chez l'enfant est une maladie tout à fait exceptionnelle...* » Puis ils énumèrent les circonstances dans lesquelles ils l'ont rencontré :

« Dans tous ces cas, ajoutent-ils, *le ramollissement est évidemment secondaire.* Les différentes observations consignées dans les journaux de médecine confirment presque entièrement le résultat auquel nous sommes arrivés... » Ce n'est qu'à grand'-peine qu'ils produisent deux faits pouvant être regardés comme des cas incontestables de ramollissement idiopathique, et sur lesquels, néanmoins, pourrait facilement et légitimement s'exercer la critique. Ces faits sont, du reste, empruntés, l'un à un recueil allemand, l'autre au Dr Deslandes (1).

Quant à ce que dit Billard sur ce sujet, il suffit de rapporter la déclaration suivante de cet auteur pour se convaincre immédiatement du peu d'analogie qui existe entre ce qu'il a observé et ce dont nous nous occupons : « J'ai trouvé, dit Billard, ce ramollissement chez des nouveau-nés morts presque immédiatement après la naissance, ce qui me portait à croire qu'il avait *eu lieu pendant le séjour de l'enfant dans l'utérus…* »

Parmi les cas compris entre 10 et 20 ans, l'un (14 ans) appartient à Lallemand et tombe sous le coup d'une critique antérieure ; — voyez, du reste, le *vague* de la description nécropsique de l'auteur : « Induration partielle du cerveau *probablement* consécutive à un ramollissement. » Ajoutons que l'on a trouvé, dans ce cas, un ramollissement aigu de la moelle épinière.

Le second est remarquable ; il est tiré du livre de Parent et Martinet ; il a pour sujet un jeune homme de 18 ans, dont le prétendu ramollissement ne paraît avoir été autre chose *qu'une encéphalo-méningite typhoïde :* « Un jeune homme, âgé de 18 ans, après avoir éprouvé diverses émotions morales, fut pris de fièvre avec céphalalgie violente, douleurs dans les membres et fièvre ; —

____

(1) *Durand-Fardel, loc. cit.*, p. 514.

le 8ᵉ jour la langue et les dents sont sèches et noi-râtres, les yeux fixes, il y a du délire, des soubre-sauts des tendons, le pouls est fréquent, facile à déprimer; ventre tendu; décubitus sur le dos; mouvements spasmodiques des lèvres; délire vio-lent; cris plaintifs, etc; — abdomen douloureux, diarrhée involontaire; mort dans le coma. — A l'autopsie : « sinus du cerveau gorgés de sang; — arachnoïde rouge, épaissie;... pulpe cérébrale gé-néralement injectée; — ramollissement du lobe moyen gauche (face supérieure et inférieure) et du lobe gauche du cervelet;... *muqueuse intestinale parsemée de plaques rouges élevées, de végétations ulcé-rées,* principalement au *côlon* et au cæcum. — La chose nous paraît assez claire pour que nous n'ayons pas à y insister davantage.

Nous arrivons aux cas plus nombreux de 20 à 30 ans; il y en a cinq; deux sont relatifs à des sujets de 25 ans : l'un, obs. XIX (Durand-Fardel), appartient à Dance; les détails y sont très-insuffi-sants; et d'ailleurs, c'est plutôt un cas de ce qu'on a appelé infiltration sanguine, que de ramollisse-ment, car l'auteur le dit lui-même : « c'était un mélange intime de sang avec la substance céré-brale, sans qu'on pût apercevoir de *ramollissement* ou de destruction de cette substance. »

Le second fait est emprunté à Louis : Il s'agit d'un maçon, âgé de 25 ans, chez lequel, malgré tout le soin que l'on connaît au savant observateur, l'*absence* de symptômes cérébraux avait été parfai-

tement constatée... Cependant l'autopsie révéla
l'existence d'un ramollissement pulpeux chocolat.
C'est déjà chose assez insolite que l'*état complétement
latent* d'une affection si bien caractérisée à l'autopsie ; mais il faut ajouter que ce malade était affecté
d'une *communication des deux ventricules du cœur*, et
que, de plus, il était *phthisique ;* il succomba après
une hémoptysie. Ces conditions, je le demande,
sont-elles assimilables à celles dans lesquelles se
développe le ramollissement spontané chez le vieillard ?

Viennent deux cas où les malades n'ont que
28 ans. L'un, obs. CXXV, emprunté à Raikem, est,
de toute évidence, un cas de ramollissement secondaire ; car il est dit expressément qu'il y avait
suppuration des méninges. — Il en est absolument
de même de l'autre (obs. CXXVI), extraite de l'ouvrage de Parent et Martinet.

Enfin, dans un dernier cas de cette catégorie
(XVIIe obs. de Durand-Fardel), 22 ans, il s'agit
d'épanchements miliaires, et des conditions vraiment exceptionnelles paraissent avoir présidé au
développement de l'affection cérébrale, en même
temps qu'elle a offert des symptômes inaccoutu-
més, savoir : suppression des menstrues, nausées,
ictère, idées tristes, rêves effrayants, vomissements,
mouvements convulsifs continuels, cris étouffés, etc.
Or, parmi les quatre faits qui précèdent, y en a-t-il
un seul auquel, en face d'une analyse même superficielle, il soit possible d'attribuer une valeur

réelle dans la statistique qui nous occupe et pour le but qu'elle se propose ?

Voyons si, à ce même point de vue, les faits qui suivent seront plus heureux; nous avons compté 6 observations entre 30 et 40 ans. La 1re (XXIIe de Durand-Fardel), communiquée par Trochon à la Société anatomique, est relative à un sujet de 32 ans; on y trouve notés : «Anémie profonde à la suite d'hémorrhagie buccale et nasale; points d'infiltration sanguine dans le cerveau.» — Mais il n'y a qu'un malheur pour l'usage qu'on a fait de ce cas : « La *consistance du cerveau et du cervelet était partout normale*..... » En vérité, c'est faire un étrange abus des chiffres que de compter de pareils cas pour des faits de *ramollissement*.

La 2e (obs. XXXVI), empruntée à Leroux, présente des détails très-incomplets; d'ailleurs, Durand-Fardel avoue lui-même que la date de l'observation (1808) la rend un peu suspecte. Nous ne saurions mieux faire, sans nul doute, que d'imiter, en pareille occurrence, les sages réserves de l'auteur du traité du ramollissement.

Les 3e et 4e cas (obs. LVII et LXXXIII) ont trait tous les deux à des sujets de 38 ans : Le premier, appartenant à Louis, est un de ces cas de *ramollissement généralisé* de la substance cérébrale, décrits par Dechambre (1) et sur lesquels on est loin d'être édifié. La marche de la maladie, en tant qu'af-

(1) Durand-Fardel ne taxe pas moins que d'*extraordinaires* les idées émises par Dechambre.

fection cérébrale, a été des plus bizarres : « Une cui-
sinière, âgée de 38 ans, avait toujours joui d'une
bonne santé, étant peu réglée cependant, lorsqu'à
la suite de chagrins profonds elle perdit le sentiment et le mouvement, sans altération de l'intelligence ; au bout de deux mois, douleurs dans les
membres et retour lent des mouvements..... Au
bout de six mois, érysipèle à la jambe gauche,
suppression des flueurs blanches, du mucus nasal,
de crachements de sang et d'une épistaxis habituels ;
— pesanteur dans les sinus frontaux, abolition de
l'odorat et du goût... Elle entra à la Charité dans l'état
suivant : un peu de céphalalgie, abolition du goût
et de l'odorat, intelligence intacte, apyrexie, faiblesse, etc. La céphalalgie disparut presque complétement. Quelques jours après (le 24 février, à
dix heures du soir), elle se plaignit d'éprouver de
la chaleur, du malaise, un sentiment de gonflement
à la face ; — à minuit elle était morte. — *Trois
années s'étaient écoulées depuis l'apparition des premiers
symptômes cérébraux.*

« A l'autopsie, on trouva le cerveau pâle, sans
la moindre injection, d'une mollesse extrême,
pareille à celle du cerveau d'un enfant nouveau-
né, dans toute sa masse. — Il y avait quelques
tubercules au sommet des poumons, et rien qui
parût pouvoir se rapporter à la mort subite. »

Les sages doutes exprimés par Durand-Fardel
lui-même (1), à propos de ce fait, nous dispensent

____

(1) Durand-Fardel, *loc. cit.*, p. 216.

de plus larges commentaires. Mais ces doutes sont
en même temps un motif plus que légitime de
l'exclure de toute statistique dont les éléments,
pour être valables, doivent être bien déterminés.

La 2ᶜ observation (LXXXIIIᵉ de Durand-Fardel)
est un cas très-complexe, dans lequel se rencontrent
des conditions étiologiques spéciales ; cela ressort
du titre même de l'observation : « *Empoisonnement
par l'opium ; — méningite spinale chronique, — hémorrhagie de l'arachnoïde*, etc. De plus, il est noté que
la malade (car il s'agit d'une femme) travaillait
depuis plusieurs mois au *mercure* et au *plomb*, lorsqu'elle fut prise d'hémiplégie faciale.

Le 5ᵉ fait de cette catégorie (CVIIᵉ obs.) a pour
sujet un homme de 30 ans. Et d'abord il appartient à Lallemand ; — en second lieu, il s'agit
« d'un *phthisique avancé*, » et enfin, à la surface inférieure du moyen lobe, en dehors de la couche
optique et du corps strié, existait un *endurcissement
cartilagineux* en forme de cupule, résistant et criant
sous le scalpel. Qu'était-ce que cet endurcissement ? De pareils faits ne peuvent être posés dans
la science que comme des points d'interrogation,
autrement dit de doute. Du moins, combien ne
risque-t-on pas de s'égarer en les faisant servir
à l'établissement d'un résultat qui a la prétention
de l'extrême exactitude, puisqu'il est mathéma-
tique.

Le sixième cas, enfin, obs. CXIX (34 ans), vient
aussi de l'ouvrage de Lallemand qui l'a extrait lui-

même du *Journal complémentaire du Dictionnaire des sciences médicales* (quatrième cahier, 1818, p. 304) : ce paraît être un cas de ramollissement de la protubérance ; du reste, ramollissement sans coloration, blanc, ainsi qu'on l'appelle, et que Durand-Fardel croit de son devoir de faire connaître comme contradictoire avec ses opinions sur la nature de l'affection.

Quoi qu'il en soit, des six cas qui précèdent ce dernier serait à peu près le seul qui pût être comparable aux vrais cas de ramollissement spontané, si, à part le siége exceptionnel de la lésion, celle-ci était suffisamment décrite.

Nous touchons actuellement à des faits dans lesquels l'influence de l'âge (40 à 50 ans) pourrait déjà être prise en considération. Mais voyons, néanmoins, quelle est leur valeur dans la statistique où on les a fait rentrer sans examen critique ; ils sont au nombre de *six*.

Deux ont pour sujet des hommes de 40 ans. L'un (obs. XVIII de Durand-Fardel) est emprunté à Abercrombie ; il est intitulé : « Infiltration sanguine avec *conservation de la consistance normale du cerveau.* » Nous ne pouvons que renvoyer, à propos de ce fait, à la remarque que nous avons déjà faite sur l'obs. XXII (p. 171). Ajoutons, d'ailleurs, que le malade dont il s'agit « a eu des attaques épileptiformes fréquentes pendant trois jours. »

Le second cas (obs. XCI de Durand-Fardel),

emprunté à Bright (1), a trait à un homme qui
« *portait des traces d'anciennes blessures* à la tête, présentait une faiblesse générale du mouvement et de
l'intelligence, avec strabisme et double vision.....
On raconta que depuis un an il lui arrivait parfois
de tomber tout à coup comme par un étourdissement subit et passager..... » Malgré le peu d'exactitude des renseignements antécédents, l'on ne peut
s'empêcher d'accorder quelque part à l'existence
réelle d'un *traumatisme* dans la détermination de la
maladie, et les irrégularités de sa marche viennent
à l'appui de cette présomption. Cela suffit pour
motiver l'exclusion de ce fait des cas légitimes de
ramollissement spontané.

Parmi les autres faits de la catégorie de ceux
qui nous occupent (âge de 40 à 50 ans) se trouve
l'obs. CIV relative à une femme de 43 ans : « Cette
femme était depuis dix ans atteinte d'une *paraplégie*
à peu près complète survenue à la suite d'une chute
sur le siége. On n'avait remarqué chez elle aucun
trouble de l'intelligence et de la parole, ni aucune
déviation de la face..... Consécutivement elle est
prise comme symptôme nouveau d'incontinence de
fèces, puis de perte de connaissance et de la parole..... puis de contracture des *membres inférieurs*,
convulsions cloniques des supérieurs, etc., etc.....
elle meurt au bout de dix-sept heures. A l'autopsie,
traces de méningite adhérente; quatre ou cinq
petits foyers sanguins dans la protubérance; ramol-

(1) Bright, *Medical reports*, case LXXXIV.

lissement pulpeux au centre du lobe postérieur cérébral gauche..... Ramollissement pulpeux très-
étendu dans la région dorsale supérieure de la
moelle. « On a remarqué, dit le narrateur, la
ressemblance du ramollissement cérébral avec celui
de la moelle qui datait de dix ans. »

Cette remarque, en montrant une véritable liaison
entre les deux altérations, malgré la différence de
siége, montre combien il serait illégitime de rapprocher ce cas de ceux de ramollissement spontané,
sans compter que l'altération présente bien d'autres
particularités exceptionnelles.

L'observation XXXV (femme de 45 ans) a été
communiquée par Barth : elle ne présente rien d'insolite appréciable, si ce n'est la rapidité de la terminaison de la maladie peu en rapport avec l'étendue peu considérable de la lésion : elle constitue,
d'ailleurs, un cas remarquable de simultanéité des
altérations des centres (couches optiques et corps
striés) et des altérations de la superficie de la couche
corticale.

L'observation LXIV a pour sujet une femme de
46 ans chez laquelle les accidents, selon l'expression même de l'auteur, survinrent progressivement
et paraissent avoir suivi une marche assez semblable à celle de la paralysie générale des aliénés :
il y avait trois ans que la malade avait perdu tout
à fait la faculté de s'exprimer, que son intelligence
profondément altérée comprenait à peine ses besoins.
Les lésions rencontrées à l'autopsie répondent à cette

symptomatologie et à l'interprétation précédente : *atrophie* et *ramollissement* de plusieurs circonvolutions de l'hémisphère gauche, *limités à la couche corticale*. Il se peut, et nous le pensons, pour notre compte, qu'il existe une réelle analogie entre ce cas et certains faits de ramollissement spontané : mais, au point de vue de ce dernier seul, il n'est pas moins vrai que l'observation qui nous occupe doit en être séparée, surtout eu égard à la statistique.

Enfin l'observation XIV, ayant trait à une femme de 47 ans, provoque absolument les mêmes remarques critiques que la précédente, de laquelle elle doit être rapprochée. Elle est intitulée : « Démence, coma subit, adhérences de la pie-mère à la surface de l'hémisphère droit, ramollissement rougeâtre de la plupart des circonvolutions. »Or, il est dit que la nommée Leroux était dans la division des aliénées depuis 1822 (on était en 1839), c'est-à-dire depuis dix-sept ans ; elle se disait la *Sainte Vierge*, et entrait en conversation avec les saints.

Donc, sur six cas compris dans la limite d'âge de 40 à 50 ans, un seul, l'observation XXV, empruntée à Barth, pourrait constituer un cas d'assimilation légitime avec ceux de ramollissements spontané ; notons toutefois qu'il s'agit d'un sujet de 45 ans.

Nous pourrions nous arrêter ici dans notre revue analytique, car il serait difficile, sous l'unique rapport de l'âge, d'attribuer à autre chose qu'à la vieillesse les faits qu'il nous reste à examiner. Il n'y en a pas, en effet, au-dessous de 40 ans, et sur 8, trois appartiennent à l'âge de 59 ans, un autre à l'âge de 56 ans. Voyons-les néanmoins, ne fût-ce que pour montrer deux choses auxquelles on n'a nullement songé en invoquant la statistique : c'est en premier lieu, que même à un âge qui constitue la sénilité et partant la condition légitime du ramollissement spontané dit sénile, il peut exister des conditions étiologiques ou autres qui enlèvent à la maladie ce caractère de légitimité, et la fassent rejeter, nosologiquement, hors du cadre, où à tort, elle a été introduite; en second lieu, qu'il eût fallu poser différemment la question de l'âge afin de ne pas rester dans la considération purement *abstractive* d'un chiffre.

Mais hâtons-nous d'en finir avec l'analyse des faits. Il en reste 8 dans lesquels l'âge est compris entre 50 et 60 ans : trois appartiennent à l'âge de 51 ans. Dans l'une (observation XXX de Durand-Fardel), il s'agit d'une malade affectée de *cancer de l'utérus* très-avancé; elle souffrait excessivement, et de fortes doses d'opium lui procuraient à peine quelque soulagement : elle a eu une attaque apoplectiforme, et est morte en moins de vingt-quatre heures; à l'autopsie, « *apoplexie capillaire* généralisée de la surface des circonvolutions… Dégénérescence squirrheuse considérable du corps de l'utérus et du vagin… »

Dans la seconde (obs. LXII…), il s'agit également d'une femme affectée de cancer de l'utérus et du

vagin, et arrivée à une période cachectique extrême;
l'affection cérébrale intercurrente a suivi une marche
absolument *latente*, puisqu'on ne s'était pas même
douté de son existence, du vivant de la malade.

L'analogie de ces deux cas, que nous avons tout
exprès rapprochés, est trop évidente pour que nous
ayons à y insister : dans l'une comme dans l'autre,
est-il possible de ne pas tenir compte de l'influence
de la maladie chronique organique antécédente
sur la détermination de la lésion cérébrale? Nous
avons déjà fait ressortir la nécessité de grou-
per ces faits dans une catégorie spéciale.

Peut-être en faudrait-il dire autant de l'observation CXXIV (malade âgée de 56 ans), dans laquelle on a rencontré, en même temps que l'affection cérébrale, un *squirrhe* commençant du pylore;
— mais, d'ailleurs, d'autres conditions adjuvantes
existaient dans ce cas : «hypertrophie et dilatation
du ventricule gauche; ossification des valvules
aortiques, etc. »

Enfin, le troisième cas (obs. LXXXII) afférent à
l'âge de 51 ans, nous paraît plutôt être constitué
par un ramollissement (si ramollissement il y a)
consécutif à un ancien foyer hémorrhagique :

«Si l'on soulève la partie externe de la scissure
de Sylvius du côté gauche, on voit que le lobule
du corps strié totalement détruit est remplacé par
une surface légèrement déprimée, formée d'une
sorte de *membrane jaunâtre...* »

Dans l'observation XXXI (sujet de 53 ans) il est

noté que les artères qui se rendent à la partie antérieure de l'hémisphère gauche (siége du ramollissement), c'est-à-dire la carotide interne et ses principales branches, sont remplies par un caillot rougeâtre assez ferme qui les oblitère. Ce n'est pas le lieu d'examiner si cette oblitération peut être considérée comme une des conditions pathogéniques du ramollissement ; mais, en tout cas, la marche de la maladie, dans ce fait, et la description des altérations qui présentent, quant à leur siége, un bel exemple de la *coïncidence* que nous avons essayé de démontrer au début de ce travail, le font rentrer de droit dans le cas de ramollissement spontané.

Trois observations sont relatives à l'âge de 59 ans. L'une d'elles, la XLIe du traité de Durand-Fardel, empruntée à Forget, ne peut être acceptée à titre de ramollissement spontané, attendu que l'autopsie y a démontré l'existence de « *tumeurs fibreuses* de la pie-mère. » — Le malade était d'ailleurs sujet à des *convulsions épileptiques.* Notez bien qu'il y avait une relation directe entre lesdites tumeurs et le ramollissement : « une autre tumeur considérable pénètre dans la partie supérieure et postérieure de l'hémisphère droit du cerveau. Les parois de la cavité cérébrale qui reçoit cette tumeur sont ramollies dans une épaisseur de quelques lignes, où la substance nerveuse est *réduite* en une *pulpe rougeâtre...* »

L'observation CIX[e], tirée du traité de l'apoplexie de Moulin, doit être également écartée : c'est un cas d'*hémorrhagie cérébrale* (kyste hémorrhagique).

Enfin, la CXII^e observation semble bien, par sa symptomatologie, appartenir à un ramollissement spontané ; je dis *semble*, car ce n'est que vingt-deux mois après la cessation des accidents, cessation qui a dû faire croire à la guérison de l'affection cérébrale, que l'autopsie a été faite à la faveur d'une pneumonie mortelle ; or, l'on a trouvé alors une *induration* qui a été regardée comme l'indice de la terminaison du ramollissement.

Quoi qu'il en soit, en élaguant des huit cas qui précèdent ceux qui, par divers motifs, ne sauraient avoir droit de cité dans la catégorie des faits légitimes de ramollissement spontané, on est frappé, dans ceux qui restent, de l'absence de ces irrégularités, de ces anomalies que nous avons si souvent constatées dans les faits relatifs à un âge moins avancé, et habituellement peu orthodoxes. On voit bien qu'aussitôt qu'elle sort d'une certaine limite d'âge, la maladie perd véritablement de son type, et qu'elle le ressaisit aussitôt qu'elle retombe dans cette limite.

Ce n'est pas un résultat des moins curieux de la longue analyse à laquelle nous venons de nous livrer, que celui de démontrer justement le contraire de ce que la statistique avait pour but d'établir. Et, en effet, qu'a-t-on voulu prouver par la statistique ? Que le ramollissement *existait à tout âge*, que conséquemment il ne dépendait pas de celui-ci...; question mal posée, nous ne saurions trop le répéter, et qui, pour ce motif seul, ne pouvait manquer d'être mal résolue. Or, qu'a-t-on fait ? On n'a pas comparé la maladie aux divers âges, mais *des chiffres seuls*, des abstractions, et il est arrivé que plusieurs fois, à côté du chiffre, on n'aurait pas même pu écrire : *ramollissement*, car il n'existait pas.

Au contraire, le résultat de la statistique épurée (qu'on nous pardonne le mot, en considération de nos efforts) démontre (et c'est là en définitive ce qu'il s'agissait de rechercher) que les progrès de l'âge ont une influence marquée sur les déterminations morbides qui constituent le ramollissement spontané proprement dit. Il suffit, pour s'en convaincre, de jeter les yeux sur le tableau suivant, qui résume tout ce qui précède ; d'un côté sont les chiffres bruts, c'est-à-dire ceux sur lesquels a porté notre critique ; de l'autre, les chiffres qui indiquent les résultats de celle-ci.

De 1 à 10 ans	2 cas; en réalité		0
— 10 à 20 —	2 —	—	0
— 20 à 30 —	5 —	—	0
— 30 à 40 —	6 —	—	1
— 40 à 50 —	6 —	—	1 (Barth)
— 50 à 60 —	8 —	—	4
— 60 à 75 —	75 —	—	75
	104 cas.		81

En somme, sur 81 *cas de ramollissement* spontané *légitime, il y en a* 79 *de* 50 *à* 80 *ans, et seulement* 2 *de* 30 *à* 50 *ans.*

L'accroissement du nombre des cas de ramollissement en rapport avec le progrès de l'âge est évident, même dans le tableau où nous avons conservé trop fidèlement des chiffres que nous avons démontré, nous l'espérons, ne pas être comparables entre eux. La chose est moins douteuse encore pour les cas qui ont passé au contrôle d'un examen sévère.

N'est-il pas remarquable, d'ailleurs, que les auteurs qui ont voulu s'occuper spécialement de recherches sur le ramollissement cérébral ont dû comme fatalement les réaliser dans les asiles de la vieillesse? Tel est, par exemple, Rostan qui, dans son traité, n'a pas produit une seule observation au-dessous de l'*âge de* 60 *ans;* Durand-Fardel lui-même n'a-t-il pas dit : « Il est certain que ce n'est que dans les hospices de vieillards que l'on voit ce grand nombre de ramollissements se développant *spontanément,* ou au moins en dehors de toute cause extérieure appréciable..... »

« Dans les renseignements que M. Dechambre nous a transmis, disent les auteurs du *Compendium de médecine,* l'on voit que *jamais* le ramollissement général admis par ce médecin, *jamais* le ramollissement partiel, n'ont existé chez les *jeunes filles* et les *femmes adultes* en assez grand nombre qui font partie de la population de la Salpêtrière. »

Dans une période de deux années, nous avons observé nous-même plus de 60 cas de ramollissement et en avons pratiqué les autopsies : or, nous pouvons affirmer que nous n'en avons pas vu un *seul* dont le sujet fût âgé de moins de 60 *ans.*

L'influence de l'âge dans la détermination de cette maladie est donc incontestablement démontrée par les relevés numériques sainement appréciés. Il n'est pas indifférent d'insister sur ce résultat, surtout s'il est possible de donner de sa réalité une démonstration autrement éclatante, en déterminant les conditions organiques de cette influence. C'est ce que nous allons essayer de faire ; mais, avant d'arriver à ce point, nous avons à reprendre et à compléter l'examen des doctrines pathogéniques, et en particulier de la doctrine de l'inflammation.

Qu'importerait, après tout, à la nature du ramollissement cérébral que celui-ci se *manifestât à tout âge ?* Cela ne prouverait, à coup sûr, ni en faveur de sa nature inflammatoire ni contre sa nature organique..... Bien plus, l'existence réelle de phénomènes inflammatoires n'exclurait, en aucune façon, la possibilité de la nature organique du travail morbide. Ainsi donc, ramenée à ses véritables termes, la question à résoudre est celle-ci : En quoi consistent, en réalité, les phénomènes anatomiques qui constituent le ramollissement spontané ; ou plutôt quelle est la cause prochaine, accessible à nos moyens d'investigations, qui paraît présider à la détermination de ces phénomènes ?

A part les conditions physiologiques tirées de l'âge, dont il vient d'être question, et sur lesquelles nous aurons encore à revenir, l'on a cherché la solution du problème, d'une part, dans les *conditions anatomiques* de la maladie, d'autre part, dans ses manifestations symptomatiques; nous insisterons surtout sur les premières, sans entrer, d'ailleurs, dans des détails que nous permet d'éviter l'exposé de nos recherches anatomo-pathologiques.

§ 2. *Arguments tirés des caractères physiques et anatomiques de l'altération.*

En premier lieu, on a beaucoup argué de la *coloration rouge* de la substance encéphalique, en faveur de la nature primitivement et exclusivement inflammatoire du ramollissement cérébral. Mais, il faut bien le dire, les fauteurs de la doctrine nous paraissent plutôt s'être servis ici d'un mot que d'un argument. Ils se sont dit apparemment : « L'un des caractères physiques de l'inflammation, c'est la rougeur; or, l'on rencontre de la rougeur dans certains ramollissements cérébraux dits *ramollissements rouges*, donc le ramollissement est inflammatoire. » S'ils avaient dit : « donc il y a de l'*inflammation* dans le ramollissement, » passe encore! En vérité, une pareille logique est, au moins, peu scientifique. Si, à ceux qui concluent ainsi, on rétorquait par l'argument suivant : L'exsudation et la suppuration sont des phénomènes inflammatoires;... or, ils ne se rencontrent à peu près jamais dans le

ramollissement, donc celui-ci n'est pas inflammatoire, que penseraient-ils? Mais Dieu nous garde de
raisonner de la sorte.

Afin de donner une base solide à l'argument, il
était nécessaire de rechercher, avant tout, deux
choses : 1° Par quoi est constitué le phénomène
rougeur? 2° Quelles sont les conditions dans lesquelles il peut se manifester? Deux questions parfaitement connexes. Or la réponse nous paraît désormais facile, et nous y avons suffisamment insisté
plus haut (descriptions des altérations) pour qu'il
nous soit permis de ne pas entrer ici dans de grands
détails.

La rougeur, dans les circonstances dont il s'agit,
est uniquement due à la présence de la *matière colorante* du sang dans le foyer morbide, soit qu'il y
ait épanchement globulaire ou simplement exhalation par suite de la stase sanguine. Et si les recherches histologiques sont venues apporter une
confirmation irréfragable à cette interprétation du
phénomène, celui-ci avait été entrevu et même décrit dans quelques-unes de ses modifications.

Lallemand lui-même a signalé comme appartenant
aux modifications consécutives du sang épanché,
les diverses nuances de coloration que l'on rencontre
au sein d'un grand nombre de foyers de ramollissement : «Vous avez, sans doute, remarqué, dit-
il (1), que dans toutes les observations qui précè-

____

(1) Lallemand, *loc. cit.*, t. I, p. 73.

dent, le ramollissement du cerveau était accompagné d'une injection vasculaire très-prononcée, d'infiltration et même d'épanchement de sang ou d'une coloration particulière..... Si vous suivez, à l'aide des faits, les différents degrés d'injection sanguine de la substance nerveuse, en partant de la simple distension de vaisseaux, vous arrivez à l'épanchement apoplectique par des transitions tellement insensibles qu'il vous sera impossible de trouver une ligne de démarcation à laquelle vous puissiez vous arrêter..... » Et plus loin : « Ainsi, sous le rapport de l'aspect seul de l'altération organique, l'espèce de ramollissement dont nous parlons se lie par des nuances insensibles aux hémorrhagies cérébrales..... »

Il suffirait de prendre acte de cette seule assimilation pour faire voir combien l'idée d'inflammation primitive et génératrice s'accorde peu avec la déclaration qui précède, à moins que l'on n'admette que l'hémorrhagie cérébrale, l'épanchement apoplectique sont de droit et primitivement des phénomènes inflammatoires.

Quoi qu'il en soit, il est incontestable que la cause essentielle de la *rougeur* dans le ramollissement, c'est la présence de la matière colorante du sang, et que cette présence dans le foyer morbide est due soit à un épanchement globulaire du sang, soit à une simple exhalation par suite de *stase* sanguine dans les vaisseaux. Donc la question se trouve ramenée à celles-ci : La rupture vasculaire ou l'exhalation qui président à l'épanchement sanguin sont-elles constituées par un travail primitivement inflammatoire? Peut-il exister une stase et une exhalation sanguines en dehors de l'inflammation comme cause génératrice? Voilà, si je ne m'abuse, ce qu'il fallait rechercher, avant de conclure de l'existence seule de la rougeur, à la nature inflammatoire du travail pathologique où elle se montre: ce que n'ayant pas fait, l'on s'est trouvé, par contre, fort embarrassé d'accommoder à la doctrine l'absence de ce phénomène soit dans les cas de ramollissement dit chronique, soit dans les cas si obscurs de ramollissement blanc dit pulpeux ; de là des efforts inouïs d'explication et d'interprétation, et parfois les conceptions les plus étranges. C'est que à cette question de la *rougeur* pathologique s'en lie une autre fort importante, celle de l'*acuité* ou de la non-acuité du travail morbide. Dans l'espèce, et considérée *a priori* comme elle l'a été, la rougeur ne prouve certainement pas plus en faveur de l'acuité du ramollissement qu'en faveur de sa nature inflammatoire ; mais la connexité de ces deux phénomènes, *rougeur* et *acuité*, ne pouvait manquer d'être invoquée comme argument, qu'elle qu'en soit du reste la légitimité, par les partisans de la *doctrine inflammatoire*, à l'appui de celle-ci.

« La rougeur, a-t-on dit, est l'un des phénomènes qui caractérisent l'inflammation ; or les faits nous apprennent que le *ramollissement aigu* est caractérisé par la rougeur des parties ramollies ; donc le ramollissement aigu est une inflammation.....»

C'est là un des faits qui, d'après Durand-Fardel, est « en quelque sorte la *clef de l'histoire* du ramollissement ; l'autre clef, c'est ce deuxième fait, à savoir : que le ramollissement chronique est caractérisé par l'*absence de rougeur*, ce qui ne l'empêche pas d'être inflammatoire.

Mais, laissons de côté pour l'instant ce sujet dont nous aurons à nous occuper un peu plus tard, et venons aux deux questions qui, avant tout, doivent être élucidées, pour permettre de juger de la valeur réelle du phénomène pathologique dont on a fait ici un argument capital en faveur de la doctrine inflammatoire. La rupture vasculaire qui nécessairement préside à l'épanchement globulaire sanguin a-t-elle sa source dans un travail primitivement inflammatoire ? La stase et l'exhalation sanguines impliquent-elles nécessairement l'inflammation comme cause génératrice ?

A peine est-il besoin de rappeler, à ce propos, les distinctions capitales que nous nous sommes efforcé d'établir, relativement aux conditions étiologiques ou autres qui président au développement de la maladie : ainsi les faits dus à un *traumatisme* quelconque sont ici complétement hors de cause ; de même les cas de ramollissement consécutif soit à une véritable hémorrhagie cérébrale primitive, soit à une affection chronique organique préexistante (tumeurs, tubercules, cancers, etc.). En un mot, il ne peut être question que du vrai, du légitime ramollissement *spontané*, observé sur cette classe de malades pour lesquels cette affection a une réelle prédilection, sur les vieillards enfin, en donnant à ce mot l'acception que nous lui ont fait conférer nos études critiques. De cette façon, du reste, nous nous plaçons bien sur le terrain de la discussion telle que prétend l'accepter uniquement l'un des plus ardents défenseurs de la doctrine en question, Durand-Fardel, lequel a dit expressément : « Sur ce point je n'accepterai l'argumentation que sur les faits contenus dans cet ouvrage, presque tous observés chez les vieillards, ou encore, par exemple, sur ceux rapportés par Rostan et Andral. »

Nous pensons, toutefois, que cette sévère proscription prononcée par Durand-Fardel ne s'étend pas aux faits qui, sans être contenus dans son ouvrage, se trouvent dûment être de la nature de ceux qu'il désigne, et ont été observés *tous* chez des vieillards, mais cette fois sans *exception*, sans *restriction;* car, il faut bien le dire, en ce qui le concerne, Durand-Fardel s'est départi plus d'une fois de sa promesse de ne pas sortir des limites qu'il trace si sévèrement aux autres. Nous en avons donné, nous l'espérons, des preuves suffisantes dans l'analyse à laquelle nous nous sommes livré plus haut.

Cela posé, que nous ont démontré nos recherches d'anatomie pathologique ? Deux choses capitales, relativement aux organes de la circulation, dans

un foyer de ramollissement : 1° une atteinte morbide des parois des vaisseaux capillaires ; 2° des
déformations d'abord, puis des ruptures de ces
vaisseaux. Or, ces déformations, ces ruptures ne
doivent-elles pas être naturellement mises sur le
compte de l'implication morbide des parois vasculaires ? — On a dès lors à se demander ceci :
cette altération des parois vasculaires procède-t-elle
de l'inflammation ?

En somme, les altérations que nous avons décrites avec détail consistent essentiellement en la
présence et l'accumulation d'éléments morbides caractérisant la dégénérescence *graisseuse*, ou, pour
s'exprimer d'une façon plus générique, la dégénérescence *athéromateuse* de la paroi vasculaire.
Donc, au point de vue qui nous occupe, il faudrait
admettre que la dégénération athéromato-adipeuse
est une expression du processus inflammatoire,
pour conférer au travail morbide auquel elle préside une nature inflammatoire.

Peut-être que la nature de ces altérations primitives et élémentaires, se définissant en quelque
sorte d'elles-mêmes, pourrait suffire pour juger la
question, et il serait facile de faire immédiatement
découler de celles-ci la nature des autres phénomènes morbides ; mais nous n'avons ni le désir ni
le besoin d'être subtils : nous ne défendons pas ou
nous n'attaquons pas, de parti pris, telle ou telle
doctrine, nous ne voulons que défendre les faits et
leur logique.

Or, aux altérations vasculaires se rattachent deux autres phénomènes qui en sont la conséquence immédiate : la stagnation du liquide sanguin dans les vaisseaux déformés, plus ou moins dilatés et obstrués ; son extravasation hors des canaux rompus qui le contenaient. Étant admise la rupture des parois vasculaires par suite d'une altération primitive définie, et non de nature inflammatoire, le fait de l'extravasation sanguine se trouve expliqué en dehors de l'inflammation, et est, par conséquent, désormais hors de cause. Reste le phénomène de la stase sanguine au sein des vaisseaux déformés et dilatés, phénomène pour la production duquel nous pourrions certainement invoquer aussi les mêmes altérations primitives. Mais voyons ce phénomène en lui-même.

Disons d'abord que les éléments morbides qui affectent la paroi vasculaire semblent se déposer aussi, en quantité plus ou moins considérable, dans l'intérieur même des vaisseaux. « Leur lumière, ainsi que nous l'avons déjà fait remarquer dans notre description (page 127), paraît envahie par les éléments morbides (granulations moléculaires condensées et globules adipeux), au point d'être rendue complétement *imperméable* en plusieurs endroits (1). C'est là évidemment une cause d'arrêt partiel de la circulation capillaire, qui ne saurait être négligée.

Mais comment se comporte le sang en stagnation dans les vaisseaux ? Il se présente, avons-nous dit,

(1) V. pl. II, fig. 1.

sous deux aspects différents, soit qu'ils coexistent, soit qu'ils se trouvent totalement séparés : ou bien l'état globulaire persiste, et alors les globules sanguins plus ou moins aplatis sont à l'état condensé, sérié; en général, ils sont pâles et dépouillés, en partie du moins, de leur matière colorante; celle-ci mêlée et incorporée à une portion des matériaux liquides et en diffusion dans les autres parties de la lumière vasculaire qu'elle paraît remplir, y forme des plaques ou des *cumuli* de substance rouge, rosée et quelquefois jaunâtre, etc. » (Voir page 128.)

Sans doute, la description qui précède et que nous abrégeons, présente plusieurs points d'analogie incontestable avec certains phénomènes locaux de l'inflammation au début. Cette analogie suffit-elle pour faire admettre la nature primitivement inflammatoire de ces phénomènes? Notons tout d'abord que la stase sanguine, comme phénomène inflammatoire, n'a été expérimentalement étudiée, depuis Wilson Philips, et Warthon-Jones, jusqu'à Glüge et Kölliker (dont les travaux sont encore plus afférents à notre sujet), que dans l'inflammation purement *irritative*, c'est-à-dire provoquée par un traumatisme artificiel. Est-ce à dire qu'en dehors de ces circonstances la stase sanguine ne puisse se manifester sans se rattacher primitivement au processus inflammatoire? Or, nous sommes ici en possession, de par l'observation directe, de conditions morbides définies : altération de la paroi vasculaire, obstruction de la lumière du vaisseau; d'où un

double obstacle à la circulation, obstacle physiologique, obstacle mécanique.

Mais admettons même que nous ayons affaire à
un phénomène véritablement inflammatoire : celui-
ci étant donné, deux choses doivent nécessairement
et consécutivement se produire ; ou bien la *délitescence*, ou bien la persistance du processus morbide et alors tous les phénomènes qui sont la suite
obligée de cette persistance : exsudation, suppuration, organisation plastique, etc......

S'il faut admettre que le travail morbide qui nous
occupe est de nature inflammatoire, en vérité, nous
nous trouvons en face d'une exception étrange
relativement à plusieurs de ses manifestations constitutives que l'on peut, sans crainte d'être démenti,
qualifier d'essentielles ; comment se fait-il qu'étant
données toutes les conditions les plus favorables à
leur réalisation, savoir : grande surface et grande
vascularisation de l'organe, persistance presque
fatale du processus morbide, etc., l'exsudation
plastique et la suppuration ne se présentent jamais
dans les cas qui nous occupent? Nous disons *jamais*,
parce que nous ne connaissons, à cet égard, que
des faits pleins de doute ou d'erreur; nous allons
d'ailleurs revenir sur ce point qui vaut d'autant
plus la peine d'être examiné qu'il ne l'a guère été
jusqu'ici avec tout le soin désirable.

D'abord, l'exsudation ne se présente jamais, que
nous sachions, avec les éléments organisables si
communs lorsque l'inflammation suit sa marche

progressive. On nous objectera sans doute les *cicatrices jaunes* rencontrées dans certaines autopsies et que l'on a attribuées à la *curabilité* du ramollissement. Nous ne nions point l'existence de ces cicatrices, bien que, selon nous, l'on en ait exagéré la fréquence, et que, pour notre compte, nous ne les ayons rencontrées jusqu'ici que dans les cas où une véritable *hémorrhagie cérébrale* avait existé de toute évidence, soit qu'elle fût antérieure, soit qu'elle fût consécutive au ramollissement. Mais pense-t-on que ces indices d'un travail de réparation puissent servir de démonstration de la nature du travail morbide primitif? De ce qu'une affection de nature indubitablement organique, dans le sens généralement et scientifiquement attaché aujourd'hui à ce mot, provoque autour d'elle un travail inflammatoire qui, après avoir exercé son influence désorganisatrice, aboutit, par ses éléments même, à une réparation au sein des tissus, s'ensuit-il que l'affection primitive soit nécessairement de nature inflammatoire?

Il y a, dans ces conditions, deux éléments dont il faut tenir compte : une lésion *primitive provocatrice* et des lésions consécutives *provoquées* dont la nature ne saurait, en aucune façon, impliquer celle de la première; s'il en était ainsi, il n'existerait pas aujourd'hui ces dissidences profondes et ces doutes bien légitimés, relativement à la pathogénie des cancers, des tubercules et de tant de produits morbides dits hétéromorphes qui presque tous ont pour effet, par leur présence dans l'organisme, d'amener, dans telles ou telles circonstances plus ou moins adjuvantes, une inflammation consécutive non équivoque.

Si l'inflammation préside à la détermination du processus morbide qui constitue le ramollissement spontané, comment se fait-il que jamais l'on ne rencontre la moindre trace de pseudo-membrane dans un foyer légitime de ramollissement? Comment se fait-il que sur le trajet des vaisseaux impliqués et siége obligé des phénomènes inflammatoires, l'on n'observe point de ces traînées blanchâtres, laiteuses, indice certain de l'existence de produits pseudo-organisés si communs, pour ne pas sortir de l'organe qui nous occupe, sur le trajet des vaisseaux des méninges enflammées? Pourquoi, même dans les ramollissements superficiels les *plus rouges* et qui pourraient être taxés de la plus parfaite acuité (si la rougeur suffisait à cette caractérisation), alors que de fortes adhérences existent entre la pie-mère et la substance nerveuse affectée, pourquoi, dis-je, ne rencontre-t-on pas d'exsudat intermédiaire qui fournirait si à propos la raison de ces adhérences habituellement si inexplicables?

Mais enfin ne trouve-t-on aucun produit pouvant être rapporté à l'exsudation? C'est une question à laquelle nous avons déjà, en partie, répondu, ou du moins essayé de répondre dans un chapitre précédent : « Il n'est pas douteux, avons-nous dit, que certains foyers de ramollissement renferment à l'état d'infiltration à travers les tissus plus ou moins désorganisés une certaine quantité de sérosité, émanation du liquide sanguin à l'état de stase; mais c'est presque toujours aux congestions méningées consécutives qu'il faut rapporter ces extravasations séreuses, et, ce qui le prouve, ce sont, à part l'examen anatomique direct, les manifestations phénoménales ultimes de la maladie (carus, coma, phénomènes convulsifs, etc.); comment, d'ailleurs, le champ souvent si restreint des altérations locales fournirait-il la quantité quelquefois énorme de sérosité épanchée que l'on rencontre dans les nécropsies? » (*Vide supra*, page 129.)

Au surplus, l'exsudation dont il s'agit est constituée par cette variété de sérum albumineux dénué de tout élément organisable, se perpétuant sous cet état sans génération plastique, et paraissant caractériser particulièrement les altérations *primitivement chroniques*. De ce que cette exsudation séreuse se rencontre habituellement à une certaine période du travail inflammatoire, en faut-il conclure qu'elle ne puisse exister en dehors de l'inflammation ? *A priori*, un pareil raisonnement serait peu logique; mais, dans l'espèce, si la possibilité et la réalité d'une stase sanguine non attribuables au processus inflammatoire ont été par nous suffisamment démontrées, l'exsudation séreuse qui paraît se rattacher à ce phénomène par les relations intimes de cause à effet, ne saurait davantage être imputée à l'inflammation.

La même interprétation doit naturellement s'appliquer aux éléments histologiques de l'exsudation qui nous occupe, à savoir, granulations amorphes et *corpuscules* dits *granuleux*.

Des corpuscules dits granuleux ; cellules granulées.

C'est ici le lieu de nous arrêter un instant sur l'un de ces éléments dont la signification réelle ne nous paraît pas définitivement déterminée.

Depuis Glüge qui les a décrits le premier, beaucoup d'auteurs ont parlé de gros corpuscules, dits granuleux parce qu'ils sont remplis par un grand nombre de granules transparents. Ils seraient le produit d'une espèce de précipitation organique au sein du liquide de transsudation séreuse à travers les parois des capillaires enflammés (Lebert) ; et ils constitueraient toujours le *premier degré* de l'exsudation phlegmasique. Or, la grosse cellule granulée que l'on rencontre au sein des foyers de ramollissement cérébral, dans les circonstances que nous avons décrites (*vide supra*, page 121), est-elle de tous points assimilable au globule granuleux, élément obligé d'une exsudation inflammatoire que l'on y rencontre aussi le plus souvent? Il est certain que, quant à l'aspect et à la constitution histologique, ces deux éléments présentent une indubitable analogie. Toutefois, nos recherches nombreuses sur ce sujet vraiment difficile et très-obscur nous ont amené à la constatation de quelques particularités qui pourraient bien constituer de réelles différences.

En premier lieu, la cellule granulée du cerveau nous a paru, malgré quelques variations, présenter un volume plus constant et supérieur à celui du globule granuleux dit inflammatoire : presque toujours, nous avons vu son diamètre dépasser $0^{mm},01$ et $0^{mm},02$ qui est la moyenne du diamètre de ces derniers, lesquels n'ont même quelquefois que $0^{mm},0175$ (Lebert). Les grosses cellules ont, de plus, un et parfois deux noyaux, tandis qu'on n'en rencontre pas, en général, dans le corpuscule granuleux.

Ce qui prouve, d'ailleurs, que nos doutes ont quelque raison d'être, c'est que Calmeil, qui a beaucoup profité de la présence du globule dit inflammatoire pour appuyer sa doctrine bien connue, déclare en certain endroit de son grand ouvrage (t. II, p. 238) qu'il a rencontré sous le miscroscope « de grosses sphères opalines, du volume des *cellules granulées*, et dont la nature ne lui est *pas connue*, mais qui abondent dans beaucoup de foyers d'encéphalite... » Virchow ne dit-il pas aussi que Glüge « a propagé une véritable erreur sur le *globule granuleux prétendu inflammatoire* dans la stase sanguine?» (1) Pour s'exprimer ainsi, il faut bien qu'un savant de la compétence de Virchow y soit quelque peu autorisé, ne fût-ce que par les doutes que soulève la question. A supposer, en définitive, qu'il s'agisse du même élément histologique, comme le globule granuleux est dit expressément être toujours le *premier*

____

(1) Virchow, *Pathologie cellulaire*, trad. Picard, p. 284.

degré de l'exsudation phlegmasique, pourquoi le rencontre-t-on à la *période ultime* du travail morbide qui constitue le ramollissement spontané? Ce n'est pas que, dans cette circonstance, il ne puisse trouver sa raison d'être, en dehors de cette affection, car il existe alors indubitablement des phénomènes inflammatoires; mais ces phénomènes, il ne faut pas l'oublier, sont *consécutifs* et ils ne sauraient en rien conférer leur propre nature au processus morbide *primitif*. Enfin, il n'est pas indifférent de remarquer que Guislain, dans ses recherches micrographiques sur le sujet qui nous occupe, ne mentionne nullement le corpuscule granuleux : mais il décrit de grosses cellules à noyaux, qu'il croit être un produit de la transformation morbide des cellules nerveuses.

Quoi qu'il en soit, et pour conclure : la grosse cellule granulée du cerveau observée par nous, dans les circonstances bien définies que nous avons décrites, bien que présentant de véritables analogies de forme et de structure avec le globule granuleux dit d'exsudation inflammatoire, nous paraît néanmoins s'en distinguer tant par quelques caractères physiques que par les conditions de son apparition. Pour tous les motifs que nous avons exposés, il ne saurait être douteux que beaucoup *de vague* plane encore sur ce sujet, lequel est loin d'être définitivement élucidé. En tout cas, la présence du globule granuleux lui-même ne peut, dans les circonstances qui précèdent, décider de la nature du travail morbide primitif.

Si nous avions à émettre ici une opinion sur la nature de l'élément histologique dont il s'agit et que nous inclinons à regarder comme spécial à une certaine période de l'altération cérébrale, nous dirions que nous ne sommes pas éloigné de le rapporter à la classe morbifique des *éléments* graisseux, et nous trouverions, à coup sûr, dans les caractères histologiques et le résultat des réactions chimiques non moins que dans les conditions de son développement, quelques fondements à notre présomption. Mais, en définitive, ce n'est là qu'une présomption, et nous ne l'exprimons ici qu'avec toute la réserve qu'elle mérite.

De la suppuration dans le ramollissement cérébral.

Il nous est permis d'être plus affirmatif quant à la présence du pus dans la substance cérébrale ramollie; et, pour le déclarer de suite, nous avons vainement cherché un exemple authentique de suppuration dans un cas de ramollissement cérébral légitime, c'est-à-dire s'étant manifesté en dehors des conditions qui lui enlèvent ses caractères propres de spontanéité et d'élection de l'âge avancé.

Nous savons, et l'on sait, en général, aujourd'hui à quoi s'en tenir sur le caractère physique presque unique assigné par Lallemand à la présence du pus dans la substance encéphalique, la *coloration jaune* ou *jaunâtre :* il serait, je pense, superflu de revenir sur la véritable signification de cette coloration.

Mais d'ailleurs, qu'avons-nous besoin d'insister sur un point qui se trouve suffisamment jugé par l'aveu des fauteurs même de la doctrine inflammatoire? L'un des plus ardents et, sans contredit, des plus autorisés, Durand-Fardel, après avoir critiqué les assertions de Lallemand, à ce sujet, ne déclare-t-il pas, en ce qui le concerne, que : « la suppuration est fort rare dans le ramollissement cérébral *non traumatique* et *sans maladie des os.* » Il eût pu dire que la chose est *plus que rare*, puisqu'il ajoute peu après : « *Je n'en ai jamais rencontré et n'en connais pas un seul exemple chez des vieillards.* »

Il est vrai que Durand-Fardel déclare aussi que « l'infiltration purulente du cerveau ne se voit surtout presque jamais à l'*état chronique ;* » c'est que l'état chronique n'appartient guère à l'encéphalite suppurante, c'est-à-dire au ramollissement inflammatoire, en raison des conditions qui président à la détermination morbide; cette remarque faite ici, en passant, trouvera bientôt une plus ample justification.

Quoi qu'il en soit, il faut reconnaître que le professeur Grisolle a bien quelque raison de reprocher à Durand-Fardel d'admettre « une *encéphalite* dans laquelle on *ne rencontre jamais de pus*, bien que le cerveau soit l'un des organes où la suppuration se développe le plus facilement » (1). Mais l'application

_____

(1) Grisolle, *Traité de pathol. interne*, t. II, p. 171.

du microscope à l'étude des altérations morbides étant peu accréditée, du moins en France, à l'époque où écrivait Durand-Fardel, il eût pu se faire que, faute de moyens suffisants d'investigation, cet auteur se trompât au détriment même de la doctrine qu'il défendait. Il n'est pas facile de juger, sur les seules apparences, de la présence du pus au sein de la substance encéphalique, à moins qu'il ne soit collectionné et pourvu de ses caractères les plus évidents.

Toutefois, Glüge avait déjà publié ses recherches sur ce sujet, et elles étaient connues de Durand-Fardel. Mais elles étaient telles, quoique favorables dans leur résultat à la doctrine de ce dernier auteur, qu'il n'a pu s'empêcher d'en faire ressortir le peu de valeur au point de vue qui nous occupe; et c'est vraiment justice, car Glüge, dans ses expérimentations sur les animaux, s'est mis complétement hors des conditions du développement spontané du ramollissement cérébral. Quant aux observations cliniques de Glüge, sur 11, la présence du pus a été seulement constatée dans 2; or, l'une d'elles est de cause *traumatique* et *mécanique* (chute d'un premier étage, contusions et épanchement sanguin); l'autre manque de détails nécessaires à son authenticité (1).

---

(1) Glüge, *Recherches micrographiques sur les changements pathologiques qu'apportent dans la structure du cerveau la congestion, l'apoplexie, le ramollissement*, in Comptes-rendus de l'Institut, 8 mai 1837, p. 703.

Les expériences de Hasse et Kölliker, et celles de Lebert lui-même tombent sous le coup des mêmes objections que les précédentes ; mais ce dernier auteur a de plus rapporté quelques faits cliniques qui méritent d'être examinés, ne fût-ce qu'à cause de sa haute autorité en matière d'histologie morbide.

Ces faits sont au nombre de trois : le premier est relatif à « *une inflammation du cerveau, suite d'érysipèle de la tête ;* » le second à « *une inflammation traumatique, suite de déchirures des méninges… ;* » le troisième à « *un ramollissement rouge autour d'un abcès enkysté.* » Il faut noter que, dans ce dernier cas, l'observation eût pu facilement, et de bonne foi, au temps où la suppuration encéphalique était en plein crédit, être retournée comme il suit : *Ramollissement rouge ayant donné lieu à un abcès enkysté* (1).

Quoi qu'il en soit, ne suffit-il pas du simple énoncé que nous venons de faire des observations de Lebert, pour montrer qu'elles ne sauraient être légitimement invoquées dans les conditions dont il s'agit ; d'ailleurs, les restrictions suivantes exprimées par Lebert lui-même sont trop précieuses, émanant d'une pareille source, pour que nous n'en prenions pas ici acte complet :

« Aussi faut-il convenir que l'inflammation de la pulpe cérébrale *idiopathique* et *primitive*, sans complication du côté des méninges, sans foyer

____

(1) Lebert, *Physiologie pathologique,* t. I, p. 115.

apoplectique, sans tumeur tuberculeuse ou autre, sans cause traumatique, enfin, n'est pas une maladie très - fréquente... » Et ailleurs : « Il n'en reste pas moins des cas dans lesquels le ramollissement est, ou *mécanique*, comme dans les épanchements séreux, ou même peut-être une maladie essentielle, une altération de nutrition, comme on rencontre le ramollissement gélatiniforme de l'estomac, celui des os, etc... »

Il est remarquable que, dans la plupart des cas dans lesquels Calmeil note la présence de pus (1), l'application du microscope, dont cet auteur a su tirer, d'ailleurs, un si grand parti dans ses recherches, n'ait justement pas été faite. D'un autre côté, toutes les fois que Calmeil a fait intervenir ce moyen d'investigation, il a pu constater, à grand'-peine, un, deux, trois au plus globules de pus ; mais combien cette constatation nous paraît enveloppée d'incertitude ; ce n'est pas, assurément, dans un pareil résultat que l'esprit rigoureux de Calmeil trouverait les motifs suffisants d'une affirmation scientifique. Du reste, Calmeil, qui décrit très-bien, en les rapportant à leur véritable cause, les diverses nuances de coloration présentées par la pulpe cérébrale ramollie (pour lui enflammée), et qui fait remarquer, avec raison, que l'extravasation globulaire par suite de rupture vasculaire, a lieu plus souvent qu'on ne l'a cru, Calmeil paraît néanmoins attacher une extrême importance à la

____

(1) *Op. cit.*, t. II, p. 163 et passim.

rougeur comme signe d'inflammation de la pulpe cérébrale. A part ce qu'il y a de contradictoire dans cette manière de voir, nous espérons avoir suffisamment démontré la valeur réelle de ce caractère physique, pour la détermination de la nature du travail morbide.

Quoi qu'il en soit, si l'on n'a pas plus souvent et plus sûrement constaté la présence du pus dans les circonstances dont il s'agit, c'est que celui-ci n'existait pas ; d'autant plus que la constatation de ses éléments histologiques ne présentent pas, en ce cas, des difficultés extrêmes ; nous les avons, quant à nous, vainement cherchés, quoique avec la plus minutieuse attention, dans les cas qui relèvent de notre observation propre ; jamais il ne nous a été donné d'en saisir la moindre trace.

Nous pourrions, continuant cette discussion, la faire porter sur quelques autres phénomènes anatomiques locaux invoqués comme signes d'inflammation ; mais nous avons épuisé ceux qui, à juste titre, peuvent être regardés comme essentiels. Si, malgré l'absence bien démontrée de ces phénomènes, il faut persister à admettre ici un travail inflammatoire, il s'agit, assurément, d'une inflammation toute *spéciale*, toute *nouvelle*, tout autre, en un mot, que celle qui est généralement connue et admise.

De ce qui précède, il est permis, quant à présent, de conclure :

1° Que dans les auteurs qui se sont efforcés de

conférer au ramollissement cérébral spontané une nature exclusivement inflammatoire, cette maladie, telle qu'il la faut comprendre, a été détournée, faute d'attention ou d'analyse, de ses véritables conditions étiologiques.

2° Qu'au point de vue de la statistique pure, sainement appréciée, cette affection est soumise, dans sa détermination, à l'influence réelle des progrès de l'âge (il reste à déterminer la nature de cette influence).

3° Que tels qu'ils doivent être interprétés, les phénomènes locaux de l'ordre anatomique et physique, invoqués à l'appui de la nature primitivement inflammatoire du ramollissement, ne sauraient, en aucune façon, légitimer cette doctrine exclusive, tels sont : la rougeur des parties impliquées, les produits morbides de nouvelle formation, exsudation, pus, etc...

4° Que les phénomènes anatomo-pathologiques qui pourraient en imposer pour des caractères *inflammatoires*, paraissent, d'après l'observation directe poussée jusqu'à l'étude des éléments organiques, dépendre d'une altération primitive des vaisseaux capillaires, relevant de la dégénérescence athéromato-adipeuse.

5° Qu'enfin, les manifestations réelles, quand elles existent, du processus inflammatoire, doivent uniquement être rapportées à un travail morbide consécutif ou secondaire (néovascularisation, transsudation séreuse, etc.).

Comment doit-on interpréter les phénomènes morbides ainsi ramenés à leur véritable valeur, relativement à la nature du travail pathologique qui constitue la maladie? — Cette question nous mène à l'étude de ses véritables conditions pathogéniques.

ARTICLE II.

Des véritables conditions pathogéniques du ramollissement cérébral spontané.

Modifications imprimées par l'âge aux vaisseaux et à la circulation capillaires de l'encéphale ; influence de ces modifications sur la détermination du ramollissement cérébral spontané.

§ 1er. — Il nous faut l'avouer tout d'abord, les auteurs qui ont admis que le ramollissement cérébral est de nature *organique*, non inflammatoire, ont généralement plutôt *affirmé* que *démontré* ce qu'ils avançaient. Les uns ont été frappés, non sans motif assurément, de différences réelles dans la physionomie générale symptomatologique d'une maladie qui, quoique affectant toujours le même organe, n'était cependant pas toujours identique à elle-même dans ses manifestations ; d'autres (et c'est le plus grand nombre) ont puisé les motifs de leur assertion dans certains caractères physiques de la lésion anatomique, et en ont même déduit des assimilations par lesquelles ils essayent de caractériser la nature du travail morbide : *gangrène sénile, ramollissement anémique*, *apoplexie capillaire;* mais personne, que nous sachions, n'a apporté, de son opinion, une preuve tirée de l'observation directe, parce que personne n'est allé à la recherche des phénomènes morbides primitifs et producteurs.

Il est juste de reconnaître, toutefois, que les auteurs qui ont admis la nature organique du ramollissement cérébral ne sont pas tombés dans l'exclusivisme outré des partisans de la doctrine inflammatoire : ils ne nient pas l'existence de cas établissant la réalité de l'inflammation cérébrale; mais ils n'ont pas suffisamment établi cette distinction, et s'en sont même laissé imposer, parfois (1), par certains phénomènes physiques des altérations locales, phénomènes qui n'ont été attribués à l'inflmmation que parce qu'ils ont été méconnus dans leur essence : telle est, par exemple, l'*éternelle rougeur*, dont nous avons suffisamment, nous l'espérons, déterminé la provenance.

Quoi qu'il en soit, d'après nos recherches, les lésions élémentaires et primitives, celles, du moins, auxquelles il est possible de remonter, en dernière analyse, paraissent résider dans les organes de la circulation capillaire, et consister, si nous ne nous sommes pas abusé, en une dégénération adipoathéromateuse de la paroi de ces vaisseaux, et l'envahissement de leur lumière par les mêmes éléments morbides.

(1) *Vide* Rostan, *loc. cit. passim.*

C'est un fait depuis longtemps avéré, admis et signalé par tous les auteurs qui se sont occupés de ce sujet, c'est presque un lieu commun de la pathologie de la vieillesse, que les artères des vieillards ont une tendance remarquable à subir, dans leur structure, certaines modifications qui, pendant longtemps, ont été désignées sous le terme d'*ossifications*, terme inexact, et qu'il faut remplacer aujourd'hui par celui d'*incrustation calcaire*. Or, ce fait n'a été constaté que là où il ne pouvait manquer de s'emparer, en quelque sorte, de la vue de l'observateur, c'est-à-dire dans les *gros troncs vasculaires*; c'est à peine s'il a toujours été recherché et aperçu dans les vaisseaux encéphaliques de premier et de second ordre, où il est loin d'être rare, et où il est quelquefois très-saisissable même à l'œil nu.

Mais il est, en vérité, remarquable que l'on n'ait pas soupçonné plus tôt la possibilité d'une altération semblable des *vaisseaux capillaires*; en tout cas, c'était là une chose importante à constater, pour ceux qui ont argué de l'altération calcaire des artères à la nature du ramollissement (Abercrombie). A défaut de cette constatation, ne s'est-on pas exposé à deux écueils, d'abord à se tromper sur le fait lui-même ou à une erreur d'analogie; ensuite à des objections plus ou moins sérieuses qui n'ont pas manqué de se produire.

A des erreurs d'analogie, disons-nous: car, il résulte de nos observations et de nos recherches, que

l'altération des capillaires peut exister indépendamment d'une atteinte des gros troncs artériels, bien que
celle-ci, avec les conditions d'âge, permette, en général, de fortes présomptions en faveur de l'existence
de celle-là. — D'un autre côté, il ne paraît pas y
avoir *identité* entre l'espèce d'altération : tandis que
la dégénération calcaire prédomine dans les gros
troncs, les capillaires cérébraux sont plus particulièrement voués à la dégénérescence que caractérisent les éléments histologiques morbides de nature
adipeuse.

En second lieu, des objections ont été faites. Bien
qu'elles n'atteignent pas les résultats qui nous sont
propres, puisqu'elles n'ont point pour objet la circulation capillaire proprement dite, nous devons
nous y arrêter un instant, ne fût-ce que pour montrer leur peu de valeur.

Ces objections ont encore revêtu la forme de
statistique, et elles ont pour principal interprète
Durand-Fardel. — Cet auteur a montré, par des
chiffres que, sur 94 individus affectés d'hémorrhagie cérébrale, 16 fois seulement les artères
étaient *ossifiées ;* mais, du reste, elles étaient *épaissies*
56 fois, ce qui donne 72 cas sur 94, dans lesquels
il est tout au moins permis de dire que les *vais-*
seaux étaient malades. Voilà, déjà, une assez belle
proportion en faveur de l'implication, chez les vieillards, des organes de la circulation. Il est vrai que
Durand-Fardel n'attache, en principe, que très-peu
ou pas du tout d'importance à ce qu'il appelle l'é-

paississement des vaisseaux ; c'est uniquement à l'*os-sification* qu'il en veut ; elle seule a, pour lui, quelque valeur dans la question. Soit ; mais, en ne considérant que les sujets affectés d'hémorrhagie où de ramollissement, la proportion est bien plus éloquente encore :

Avec hémorrhagie	artères saines	3	fois
	— épaissies	12	—
	— ossifiées	6	—
Avec ramollissement	artères saines	6	fois
	— épaissies	19	—
	— ossifiées	6	—

Ainsi, sur 52 cas, 9 fois seulement les artères sont saines ; elles sont atteintes (ossifiées ou épaissies) 43 *fois*, c'est-à-dire environ 83 *fois sur* 100.

Mais pourquoi l'épaississement simple, si épaississement il y a, ne compte-t-il pas pour Durand-Fardel? Notez, d'ailleurs, que nous prenons la statistique telle qu'elle est ; car nous pourrions, sans trop d'exigence, demander en quoi consistaient cette ossification, cet épaississement...? Comment se distinguaient-ils l'un de l'autre? nous passons même volontiers sur le mot ossification, et nous le supposons synonyme d'*incrustation calcaire*. Mais Durand-Fardel va plus loin encore, et, pour amoindrir sans doute, pour annihiler même, l'influence de l'altération qui consiste dans un simple épaississement des vaisseaux, il affirme qu'il n'en peut rien résulter relativement à une gêne du cours du sang (1), et cela parce qu'à part quelques points de *rétrécissement* par-ci, par-là, leur lumière reste généralement libre.

Durand-Fardel compte-t-il donc pour rien les propriétés de tissu des organes de la circulation ? Pense-t-il que, même avec l'épaississement dont il parle, leur intégrité n'ait réellement pas à souffrir ; croit-il que la fonction circulatoire se moque, qu'on nous passe l'expression, de ces atteintes, quelque légères qu'elles soient, portées à ses moyens d'accomplissement, et qu'il lui faille, avant d'éprouver le moindre trouble, une notable émotion, des oblitérations complètes ou absolues, comme le demande Durand-Fardel ?

Nous pensons, au contraire, et cela avec nombre d'autorités (2), que ce n'est pas chose indifférente que cette tendance générale à l'altération lente et, en quelque sorte, physiologique, des organes circulatoires chez le vieillard ; et lorsque, chez lui, l'on rencontre si fréquemment, sous le doigt explorateur du pouls, l'énorme dureté de l'artère radiale, dureté qui se répand quelquefois à tous les gros troncs du membre supérieur ; lorsque l'on constate plus souvent encore cette dureté calcaire sur les artères fémorale et poplitée, et presque toujours, à l'autopsie, sur les artères de la base de l'encéphale et leurs sous-divisions ; lorsque enfin

(1) Durand-Fardel, *loc. cit.*, p. 6 et 166.
(2) V. surtout Abercrombie, Rostan, Bouillaud, etc.

on évalue la fréquence réelle des affections chroniques du centre circulatoire et de l'aorte, peut-on se
défendre d'attribuer à de pareilles modifications une
large part, sinon une part essentielle, à la génération des troubles morbides qui caractérisent la
pathologie de la vieillesse ?

Du reste, la chose est trop évidente, en ce qui
concerne particulièrement les maladies de l'encéphale, pour que Durand-Fardel lui-même ait pu
rester complétement fidèle à ses assertions contradictoires, basée sur une statistique illusoire ; il suffit, pour s'en convaincre, de tourner une seule
page de son livre, à la suite du passage précité :

« Si l'ossification, dit-il, ne prend qu'une *faible
part* dans les altérations des parois vasculaires et si
l'épaississement des vaisseaux ne peut être raisonnablement (?) considéré comme une cause d'insuffisance de la circulation sanguine, et, à plus forte
raison, de gangrène, nous regardons ces altérations des vaisseaux comme *propres à gêner*, dans de
certaines limites, le cours du sang et à favoriser
des congestions passives, au moins dans les centres
nerveux ; de là, sans doute, des infiltrations séreuses de la pie-mère, dans la production desquelles
la part respective de l'atrophie du cerveau, de
l'amincissement des os du crâne, de la gêne de
la circulation, est souvent impossible à reconnaître ;
de là, enfin, une *condition éminemment favorable* à
la production de l'hémorrhagie ou du ramollissement cérébral, dont les congestions encéphaliques

nous paraissent un des principaux éléments » (1).

En vérité, nous n'en demandons pas davantage pour fournir un appui à la réalité de ce que nous avançons contre Durand-Fardel et pour opposer cet auteur à lui-même. Mais nous allons plus loin, en ce qui nous concerne, et nous croyons avoir établi qu'en dehors même de l'implication des gros vaisseaux, c'est dans une altération réelle des organes de la circulation cérébrale qu'on doit chercher l'une des conditions anatomiques essentielles du ramollissement cérébral spontané; mais il faut alors remonter jusqu'aux *vaisseaux capillaires*.

La démonstration directe de l'altération de ces vaisseaux, dans les circonstances dont il s'agit, est fournie par le résultat même des recherches qui précèdent; mais il s'agissait de rechercher en même temps si cette altération n'est pas sous la dépendance *pathogénique* des modifications apportées par l'*âge;* et alors se présentaient à résoudre les questions suivantes : *Ces lésions vasculaires sont-elles primitives et antérieures aux déterminations morbides qui constituent la maladie confirmée?..... Sont-elles ou non intimement liées aux progrès de l'âge? Et si oui, à quelle époque de la vie de l'individu est-il possible d'en rencontrer les premiers vestiges?.....*

La solution d'un pareil problème n'impliquait rien moins qu'une étude complète, à l'état physiologique, des organes de la circulation capillaire

____

(1) Durand-Fardel, *Op. cit.*, p. 169.

encéphalique aux divers âges, et des modifications
(s'il en existe) qu'ils ont eu à subir depuis la première enfance jusqu'à l'extrême vieillesse. Quelque
vaste et ardue que fût cette étude, nous l'avons
entreprise et poursuivie pendant plus de quatre
années. Déjà deux années consécutives de recherches, à Bicêtre, nous avaient fourni les éléments
plus que suffisants d'une solution en ce qui concerne l'âge sénile; mais il nous restait à observer,
au même point de vue, l'âge adulte et le jeune âge;
or, une année à l'hôpital de la Charité, une autre à
l'hôpital des Enfants Malades, nous ont permis de
compléter ces investigations (1); les résultats auxquels elles nous ont conduit ont été condensés dans
les propositions suivantes.

§ 2. *De l'influence de l'âge sur les modifications de la
circulation capillaire de l'encéphale ;—et de l'influence
de ces modifications sur la détermination du ramollissement cérébral spontané.*

A. Depuis la naissance jusqu'à l'âge de 50 ans,
en moyenne, les vaisseaux capillaires de la substance encéphalique ne paraissent point subir de
modification appréciable dans leur structure.

Toutefois, chez les très-jeunes sujets, on rencontre souvent un état des capillaires qui, comparativement, pourrait en imposer pour un état anormal

---

(1) L'examen histologique des organes de la circulation capillaire a été fait par nous sur plus de 200 cerveaux de tout âge.

ou morbide : ce sont d'abord des dilatations partielles qui donnent à leur calibre un aspect inégal et,
ainsi que nous l'avons dit, *moniliforme;* et, en second lieu, le dépôt sur leurs parois de granulations moléculaires transparentes en nombre plus
ou moins considérable, mais habituellement dissé-
minées, et ne formant point des accumulations capables de dissimuler complétement la paroi du
vaisseau. Cet état se voit presque exclusivement
dans les capillaires de la substance grise, partant
de premier ordre, chez lesquels, d'ailleurs, il est
facile de constater un volume plus considérable
qu'aux autres âges, des noyaux tapissant la paroi
vasculaire. Mais ces modifications ne se retrouvent
plus à un âge plus avancé, et par exemple, à partir de l'âge de 3 à 4 ans; aussi pensons-nous qu'il
ne s'agit là que d'un état passager, transitoire,
se rattachant probablement à l'une des périodes du
développement organique de l'enfance (1).

B. Sur tout sujet âgé d'au moins 60 ans, nous
avons rencontré une modification appréciable dans
la structure des vaisseaux capillaires encéphaliques,
voilà le fait général et capital; mais il s'y rattache
des détails, dont la détermination est, à plus d'un
titre, importante : Quelle est la nature de ces altérations ? Se présentent-elles toujours sous la même

____

(1) Hayem, interne des hôpitaux, a fait la même observation sur
des cerveaux d'enfants en bas âge dont il étudiait la structure
normale. (Communication verbale.)

forme et au même degré? Quel est leur siége de prédilection dans l'encéphale?

Les cas confirmés de ramollissement se trouvent tout naturellement hors de cause; nous croyons avoir démontré qu'alors les organes de la circulation capillaire sont impliqués, en quelque sorte, *de droit;* et nous avons essayé de déterminer la nature de cette altération. A part les observations rapportées dans ce travail, nous en possédons un grand nombre d'autres qui, en raison du but que nous nous proposions ici, ne pouvaient y trouver place; or toutes, sans exception, sont confirmatives du résultat exprimé par l'exposé de nos recherches anatomo-pathologiques.

Mais, en dehors même d'un ramollissement ou d'une maladie cérébrale quelconque, nous avons rencontré une altération des vaisseaux capillaires sur presque tous les cerveaux de vieillard, au nombre de soixante, au moins, que nous avons soigneusement examinés pendant deux années consécutives passées comme interne à l'hospice de Bicêtre; car depuis que notre attention a été fixée sur ce point, nous n'avons guère laissé passer une seule occasion qui nous fût offerte de réaliser un pareil examen. Ces altérations sont parfaitement assimilables, au degré près, à celles que nous avons décrites plus haut, et paraissent relever d'un processus progressivement envahissant des organes de la circulation capillaire, exprimé par une dégénérescence de leurs parois, *dégénérescence dont l'élément histologique fondamental est le granule ou le globule adipeux.* Dans les cas où la détermination d'un ramollissement ou de toute autre maladie encéphalique n'a pas eu lieu, les altérations néanmoins existantes des capillaires se réduisent ordinairement à des déformations plus ou moins avancées de ces derniers. L'état *moniliforme* que nous avons décrit est surtout prédominant dans ces circonstances. Bien rarement, nous avons rencontré des ruptures avec épanchement, ces lésions caractérisant presque toujours, ainsi que nous l'avons vu, l'une des phases de la maladie confirmée. Cependant il s'est fait quelquefois, soit sur les parois des vaisseaux, soit dans leur intérieur, une accumulation d'éléments morbides suffisante, pour qu'il paraisse en résulter une obstruction partielle et plus ou moins complète de leur lumière. Dans ces conditions, la gêne de la circulation locale se traduit souvent par la présence de lascis vasculaires circonvoisins sortant du type normal, et que l'on ne peut guère se défendre d'attribuer à des efforts de circulation supplémentaire.

C'est principalement dans les vaisseaux capillaires de premier ordre de la *substance grise*, soit de la *couche corticale*, soit du *corps strié* et de la *couche optique*, que l'on observe les modifications lentes et progressives dont les manifestations coïncident encore avec l'état physiologique, ou tout au moins avec l'absence de phénomènes pathologiques saisissables. D'ailleurs, cette élection du siége des altérations des capillaires, encore à l'état normal, s'il est permis de parler ainsi, s'accorde de tous points avec les résultats de nos observations portant sur des cas pathologiques confirmés.

En même temps que ces modifications lentes et progressives s'accomplissent, pour ainsi dire, en raison directe de l'âge dans les organes de la circulation capillaire, le tissu nerveux proprement dit offre aussi sa part de modifications constatables dans sa structure. A part certains changements, déjà décrits longuement, survenus dans la constitution et l'aspect de ses éléments primitifs, ceux-ci présentent une *raréfaction remarquable*, et cela justement dans la sphère des vaisseaux capillaires altérés. Il n'est guère douteux pour nous que ces raréfactions commençantes ne soient le prélude de l'état décrit, chez le vieillard, sous le nom *d'atrophie cérébrale sénile*, soit partielle, soit généralisée, et dont les conditions pathogénétiques sembleraient, en conséquence, se rapprocher beaucoup de celles du ramollissement spontané.

C. Quoi qu'il en soit, nous n'avons eu en vue jusqu'ici dans les considérations qui précèdent, que des sujets de 60 *ans et au-dessus*, c'est-à-dire des sujets dont l'âge implique, sans contestation possible et sans équivoque, l'état de vieillesse ; c'est à eux, du reste, que se rapporte la fréquence presque hors ligne du ramollissement spontané, ainsi que nous l'avons vu. Mais, à cet égard, l'âge de 60 *ans* ne constitue pas une brusque et infranchissable limite, et notre observation appliquée à la période des *dix* années qui le précèdent, montre que, quoique plus rares, moins accentuées, et surtout moins généralisées, les altérations que nous venons de signaler sont loin de lui être étrangères. En effet, le cerveau chez les individus de 50 à 60 ans ne présente pas toujours une intégrité irréprochable dans les éléments de sa structure ; c'est encore et principalement dans les organes de la circulation capillaire que se révèlent des modifications non équivoques qui, si elles sont encore compatibles en apparence avec l'état normal des fonctions, ne sauraient néanmoins être négligées, comme source de leur futur dérangement. Il est facile de constater la progression de ces modifications au fur et à mesure qu'on parcourt l'échelle de l'âge jusqu'à 60 ans, et de saisir ainsi la raison de la fréquence relative des déterminations confirmées de la maladie.

Il est digne de remarque que chez les sujets compris dans la période d'âge dont il s'agit (de 40 à 55 ans), l'on observe fréquemment la dégénérescence athéromateuse et calcaire des gros troncs artériels, particulièrement de l'aorte et même des artères de la base de l'encéphale ; aussi, chez eux, les déterminations du ramollissement cérébral sont-elles soumises à des conditions pathogéniques différentes de celles que nous avons à considérer ici (1).

(1) On sait que l'oblitération artérielle par un caillot migrateur

Par contre, il est démontré par nos recherches que l'altération des capillaires cérébraux, habituelle à partir de l'âge de 60 ans, ne coïncide pas, de toute nécessité, avec celle des gros troncs artériels; d'où il semble résulter que les organes de la circulation capillaire possèdent une manière d'être pathologique qui leur est propre, et, en quelque sorte, indépendante. Ces altérations, quoique compatibles avec l'état physiologique et ne donnant pas lieu, du moins, à des manifestations symptomatiques saisissables, constituent cependant, pour l'organe qui en est le siége, une imminence morbide permanente.

Ce n'est pas à dire que chez les sujets qui se trouvent dans ces conditions d'imminence, un ramollissement cérébral doive éclater nécessairement; il faut évidemment tenir compte, à cet égard, de toutes les causes adjuvantes secondaires afférentes à l'individu, et particulièrement de ses aptitudes morbides spéciales ou de ses prédispositions : les idiosyncrasies sont de tous les âges, et il n'est pas douteux qu'elles se produisent, en dehors de toute autre influence, dans les manifestations locales qui préparent la réalisation de la maladie qui nous occupe (1).

(*embolie*) constitue, en ce cas, une condition fréquente de détermination de ramollissement.

(1) Parmi les causes adjuvantes de détermination du ramollissement spontané, il en est une qui mérite une mention spéciale, c'est l'*alcoolisme* : les vieillards se donnent facilement aux excès alcooliques, et l'intervention causale de ces excès imprime à la marche de la maladie certaines modifications que nous essayerons bientôt d'apprécier.

D'ailleurs, le cerveau n'est pas, malgré sa triste prééminence à cet endroit, le seul instrument, que l'on pourrait appeler intrinsèque, de la mort du vieillard : trop d'autres organes revendiquent, hélas! leur part de cette fatale influence; et, pour le dire en passant, il ne serait pas impossible, sans doute, de montrer que, dans la plupart de ces organes, comme dans le cerveau, les conditions pathogéniques de beaucoup de maladies *spontanées* résident dans des modifications antérieures et progressives ayant aussi pour point de départ l'altération du système circulatoire, et en particulier du système capillaire.

§ 3. Quoi qu'il en soit, le résultat définitif de nos recherches sur la pathogénie du ramollissement cérébral semble donner quelque créance à l'opinion des auteurs qui se sont crus autorisés, plutôt d'ailleurs par voie de déduction que par une observation directe des choses, à le considérer comme une affection organique, essentiellement constituée par une *lésion de nutrition.*

Mais, en vérité, quelle est la lésion qui n'implique pas plus ou moins la nutrition de l'organe dans lequel siége cette lésion? C'est donc là une expression trop vague, trop générale, pour servir à caractériser, comme elle doit l'être, la nature d'un travail morbide. Dans l'espèce, elle ne nous paraît applicable qu'autant qu'elle signifie lésion *lente, progressive, antérieure* à la détermination confirmée de la maladie, et la préparant plus ou moins. Mais encore fallait-il déterminer cette lésion, sous peine de voir son expression se perpétuer dans la science à l'état de pure abstraction ou d'hypothèse; c'est cette détermination que nous nous sommes efforcé de réaliser dans les recherches qui précèdent.

Cependant, il s'est rencontré des auteurs qui, comprenant sans doute tout le vague de cette caractérisation générale du travail morbide, ont cherché à spécifier davantage sa nature, au moyen de certaines assimilations. Abercrombie (1) et le professeur Rostan ont cru retrouver dans les phénomènes anatomiques du ramollissement cérébral les éléments d'une assimilation avec la *gangrène* dite *senile*.

Sans doute, il existe quelque parité entre les *conditions* dans lesquelles se développent l'une et

(1) On sait que Abercrombie a admis, dans ces conditions, l'existence d'une altération organique des parois artérielles sur la nature de laquelle, du reste, il ne se prononce pas ; une idée à peu près semblable avait été émise par Hogdson et par Hunter ; elle a été surtout accréditée, dans ces derniers temps, par les recherches de Bouillaud, de Bouchut, etc. Mais, s'il est incontestable que les artères encéphaliques et en particulier les artères de la base du cerveau sont fréquemment altérées dans leur texture (dégénérescence athéromateuse et calcaire), ce ne sont pas, ainsi que nous l'avons montré, ces altérations qui constituent la condition pathogénique réelle du ramollissement spontané sénile ; cette condition réside essentiellement dans l'altération primitive des vaisseaux capillaires.

Voy. Abercrombie, *Pathologie and anat. researches*, etc., p. 88 et 251 ;—Hogdson, *Traité des maladies des artères*, t. I, p. 70, 89, *et passim* ;—Bouillaud, *Mém. de la Soc. médic. d'émulation*, t. IX, p. 163 ; — *id.*, *Traité de l'encéphalite* et *Nosog. médic.*; — Bouchut, *Actes de la Société médicale des hôpitaux.*

l'autre de ces affections. Mais, à moins de s'en laisser imposer par certains caractères physiques extérieurs et, pour ainsi dire, grossiers (couleur grisâtre, brunâtre, putrilage, etc.), caractères dont la raison d'être nous est connue, il est impossible de voir une véritable gangrène dans un foyer de ramollissement.

Il est vrai que l'étude micrographique des modifications intimes engendrées dans les tissus par la gangrène, très-bien faite dans ces derniers temps par H. Demme (1) semble établir quelque similitude entre ces modifications locales et les altérations histologiques que nous avons décrites dans le ramollissement; mais la présence dans le champ du travail morbide d'un certain nombre des mêmes éléments histologiques nouveaux (graisse, dépôts pigmentaires, cristaux d'hématoïdine, etc.) ne saurait suffire pour légitimer une assimilation complète, alors surtout qu'il y a absence des phénomènes essentiels, tels que, par exemple, *l'odeur gangréneuse*, mais surtout (et ceci nous paraît capital) le mode habituel d'élimination des *parties sphacélées;* même en ne tenant pas compte de ce fait d'une extrême importance dans l'histoire du travail gangréneux, savoir : que la membrane granuleuse éliminatrice, résultant d'une organisation plastique, ne se rencontre jamais dans un foyer de ramollis-

_____

(1) H. Demme, *Ueber Veranderungen*, etc.; *Sur les altérations des tissus par la gangrène*. Francfort, 1857.

sement cérébral, l'on ne pourrait encore lui appliquer (à supposer qu'elle lui fût applicable) que
le nom de *gangrène moléculaire*. Mais cette qualification implique tout un ordre nouveau de phénomènes qui nous paraissent destinés à caractériser plus fidèlement le travail morbide dont il
s'agit, et sur lesquels nous aurons bientôt à
revenir.

Andral (1), qui, pour un certain nombre de cas
du moins, se range à l'opinion de ceux qui attri-
buent le ramollissement cérébral à une altération
spéciale de la nutrition, sans autre détermination
de cette altération, invoque aussi en faveur de cette
manière de voir et contre celle des partisans de
l'inflammation, un certain *état d'anémie* présenté
par quelques foyers de ramollissement. Mais le
savant professeur n'indique en réalité par là autre
chose que l'une des phases de l'évolution anatomique de l'altération, dans laquelle la décoloration
plus ou moins complète des parties résulte d'une
résorption progressive des matériaux colorants du
sang épanché; ou bien son observation s'applique
alors à ces cas que nous avons particulièrement
signalés, et dans lesquels le développement de la
maladie cérébrale paraît se rattacher à des conditions de *cachexie générale*, ayant sa source dans
l'existence d'une affection chronique organique de
l'un des principaux viscères de l'économie; en un

____

(1) Andral, *Clinique*, t. V, p. 507 et suiv.

mot, il touche à la question si obscure, dans les
auteurs, du *ramollissement blanc* (1).

En assimilant le ramollissement rouge des auteurs à ce qu'il a appelé l'*apoplexie capillaire*, le
professeur Cruveilhier faisait preuve, assurément,
d'une remarquable sagacité, et mieux que tous les
auteurs qui, à cette époque, et même depuis lors,
se sont occupés de ce sujet, il déterminait ainsi
l'une des véritables conditions anatomiques de la
maladie. C'est en 1821, dans le premier *Cahier de*

(1) Le ramollisement blanc n'est que le résultat d'un certain
nombre de conditions organiques intimement liées à celles qui
constituent la maladie principale ; ces conditions peuvent se résumer dans les trois points suivants :

1° Conditions de *siége :* substance exclusivement *blanche* et peu
vasculaire ; masse centrale de circonvolutions.

2° Conditions de rapidité du développement du travail morbide,
et absence, par mort rapide, de phénomènes locaux consécutifs ;
oblitération par thrombose et surtout par *embolie* d'un tronc arté-
riel cérébral ; conditions d'*anémie* cérébrale.

3° Conditions d'évolution du travail pathologique ; modifications
successives et régressives de la matière colorante du sang extravasé ou exhalé ; résorption ultime.

Ainsi que l'ont démontré nos recherches anatomiques, cette dernière condition appartient spécialement au ramollissement spontané sénile, mais ce n'est point à l'exclusion absolue des autres ; les
conditions d'*anémie* ne sont pas, en effet, étrangères au travail
morbide local qui constitue anatomiquement cette affection, et
elles paraissent résider particulièrement dans le fait d'une *cachexie
organique* préexistante ; les cas dont il s'agit ont, comme on vient
de le voir, frappé l'attention d'Andral, et nous avons cru devoir en
faire une catégorie à part ; il semble résulter des recherches récentes de Charcot que, chez les femmes cancéreuses de la Salpé-
trière, le ramollissement cérébral est lié à l'existence de caillots
obturateurs autochthones dans l'une des branches artérielles qui
vont se distribuer aux hémisphères cérébraux. (Communicat.
verbale.)

médecine pratique, que le savant professeur émit cette idée pour la première fois ; il l'a développée depuis dans plusieurs de ses nombreux écrits, et notamment dans le *Dictionnaire de médecine et de chirurgie pratiques* (t. III, p. 203), et aussi dans son grand *Atlas d'anatomie pathologique* (*passim*). — Quoique dépourvu de moyens suffisants d'observation directe, Cruveilhier sut puiser dans l'idée capitale de l'implication de la circulation capillaire, et, à la faveur de merveilleux efforts de déduction, des prévisions remarquables que confirment plusieurs de nos résultats. C'est ainsi qu'il a signalé la possibilité, la probabilité même d'une altération primitive des vaisseaux capillaires ; il est allé jusqu'à mentionner, comme fruit de son observation directe, « quelques *cas de varices* dans les veinules qui rampent dans l'épaisseur du cerveau, » varices qui rappellent cet état *moniliforme* ou *variqueux* des capillaire sur lequel nous avons tant insisté.

Enfin, Cruveilhier n'a pas manqué de faire ressortir la similitude qui existe, au fond, entre l'épanchement sanguin capillaire lent et progressif (apoplexie capillaire progressive) et l'épanchement sanguin subit et provenant des gros vaisseaux, lequel constitue l'hémorrhagie cérébrale proprement dite; ce sont là, en définitive, deux expressions morbides différant seulement par le siége, le mode de développement et les manifestations locales consécutives ; on s'explique, par là, à part l'atteinte du même organe et partant des mêmes fonctions, la confusion si fréquente des symptômes du ramollissement et de l'hémorrhagie du cerveau, au détriment du diagnostic.

Mais, quels que soient, dans le développement du ramollissement cérébral, l'importance et le rôle de l'épanchement sanguin capillaire, dont nous avons essayé de montrer et la cause et le mécanisme, ce n'est là, en définitive, que *l'un des phénomènes* du travail morbide complexe qui constitue le ramollissement, et Cruveilhier, qui l'a parfaitement entrevu, s'est assurément mépris, lorsque dans son interprétation, il en a fait la *caractéristique* et la désignation de la maladie *totale*. De plus, l'éminent professeur nous paraît s'en être laissé un peu trop imposer par les caractères physiques de la lésion e particulièrement par la *rougeur*, tandis qu'en réalité cette rougeur n'est que *relative*, qu'elle peut s'éteindre peu à peu et disparaître même par le fait des modifications consécutives et des progrès du travail morbide, sans que, pour cela, la nature de celui-ci soit changée. D'ailleurs Cruveilhier pouvait-il, avec les moyens d'investigation dont il disposait, saisir ces modifications? Non assurément; aussi est-ce simplement un fait que nous constatons ici et non une critique que nous avons l'intention de faire.

Si nous rappelons la théorie de Rochoux sur le mode de développement du ramollissement cérébral spontané, c'est qu'elle a eu quelque retentissement et qu'elle n'est pas peut-être aussi éloignée de la vérité qu'on a paru le croire.

Le ramollissement, dit Rochoux, consiste « dans un travail vicieux de nutrition par lequel la texture de l'encéphale, de même que celle de beaucoup d'autres organes, s'altère peu à peu, perd graduellement sa consistance, sa force de cohésion ; et un instant arrive où, sous le simple effort du sang en circulation dans les *capillaires*, la trame organique se déchire dans une étendue plus ou moins considérable » (1). Selon Rochoux, il y aurait donc simultanément rupture et hémorrhagie du tissu nerveux, d'où le nom de ramollissement *hémorrhagipare*, qu'il donne au travail morbide.

Dans cette appréciation, l'ordre des phénomènes est interverti et leur véritable filiation est méconnue ; en d'autres termes, Rochoux a pris l'effet pour la cause anatomique ; pour lui, le ramollissement est cause de l'hémorrhagie, tandis que c'est celle-ci, ayant sa source dans les capillaires primitivement altérés, qui constitue l'une des conditions organiques essentielles du ramollissement. Il semble, d'ailleurs, que Rochoux ait confondu le ramollissement consécutif à l'hémorrhagie encéphalique ou ramollissement secondaire, avec le ramollissement primitif. Comment aurait-il pu, du reste, arriver à la véritable formule pathogénique de cette affection, n'ayant pas connu et n'ayant pas même

_____

(1) *Archives gén. de méd.*. 1844.

soupçonné les altérations si remarquables et si constantes des vaisseaux capillaires du cerveau du vieillard (1).

Résumé général sur la pathogénie du ramollissement cérébral sénile spontané.

Si, pour résumer enfin tout ce qui précède, nous nous reportons aux résultats que l'observation directe nous a fournis, nous serons conduit à admettre :

Que la maladie désignée sous la dénomination partielle de *ramollissement cérébral spontané* est constituée par un travail morbide *complexe*, paraissant avoir sa source (cause anatomique prochaine) dans une *altération organique* des vaisseaux capillaires, altération qui, à son tour, est sous la dépendance immédiate de l'influence des progrès de l'âge et du déclin de l'organisme.

Le travail morbide lui-même se compose d'une série de phénomènes, dont les principaux sont :

1° *Du côté des organes de la circulation*, au début : déformations simples des vaisseaux capillaires constitués par des distensions ou dilatations partielles de leurs parois ; *état moniliforme* et commencement de *stase* sanguine.

Ensuite, et progressivement : dissociation des

____

(1) « Il faudrait donc admettre, dit-il, que, *contrairement aux apparences*, les vaisseaux capillaires participent a l'altération des troncs artériels. » (Rochoux, *Recherches sur l'apoplexie*, etc., 2e édit., 1833, p. 158.)

éléments anatomiques de la paroi des vaisseaux ; rupture partielle de cette paroi ; épanchement partiel et peu abondant, par exhalation ou extravasation des éléments du sang au sein de la trame nerveuse ; transformations successives et régressives de ces éléments, exprimées par les colorations diverses du tissu organique qui est le siége du travail morbide.

Les phénomènes qui précèdent ont leur point de départ dans une altération *plus intime* des vaisseaux capillaires, savoir : dépôt plus ou moins condensé, sur leur paroi interne , d'éléments moléculaires amorphes et de globules transparents de nature adipeuse : *dégénérescence athéromateuse* et quelquefois *calcaire ; obstruction* partielle et plus ou moins complète de la lumière vasculaire par l'accumulation de ces éléments de nouvelle formation.

2° *Du côté du tissu nerveux proprement dit*, à la période initiale : simples modifications d'aspect physique et de forme ; refoulement, aplatissement, déformation plus ou moins appréciables des tubes nerveux et des cellules de substance grise ; puis, sous l'influence d'un processus envahissant, disgrégation et fragmentation de ces mêmes éléments anatomiques, lesquels subissent des modifications régressives et atrophiques, jusqu'à disparition complète ; ces modifications s'expriment par la dissociation intime des parties constitutives de l'élément anatomique lui-même, savoir : dissociation entre la cellule, son noyau et ces prolongements radiés ; entre

le tube et le contenu de son cylindre axe ; enfin,
ces fragments épars des éléments nerveux mutilés
sont imprégnés de globules adipeux et de granules moléculaires abondants, en même temps
qu'ils se colorent de nuances diverses par lesquelles passe la matière colorante du sang épanché.

En dernière analyse, de part et d'autre, et à la
suite d'un processus essentiellement chronique :
destruction plus ou moins complète des éléments
vasculaires et nerveux de la structure normale ;
désorganisation totale ; modification dans la forme,
l'aspect extérieur et la consistance des parties affectées ; *ramollissement ;* apparition, dans le champ
morbide, d'éléments nouveaux : granules pigmentaires, globules adipeux, cellules granulées ; manifestations consécutives de phénomènes irritatifs.

Si, maintenant, cherchant à systématiser ces
données de l'observation directe, l'on veut essayer
d'en déduire l'*espèce* du travail morbide, on est
saisi d'un véritable embarras, et l'on cherche vainement dans la terminologie nosographique générale une désignation qui lui soit absolument applicable. L'appellation qui nous paraîtrait le plus
fidèlement exprimer l'*ensemble* et le *but final* des
phénomènes qui constituent le travail pathologique
(destruction lente et progressive des éléments organiques), serait celle de *nécrose*.

Mais ce terme implique des différences assez notables entre ce qu'il exprime, en réalité, dans le langage pathologique, et ce qui se passe dans la maladie qui nous occupe ; car, dans la nécrose, nous supposons, en général, que la partie *morti- fiée* a conservé plus ou moins sa forme extérieure, tandis que, dans les circonstances dont il s'agit, il est impossible bien souvent de retrouver la forme et l'aspect des parties impliquées.

Quoi qu'il en soit, Virchow, qui a fait également la remarque qui précède, nous paraît avoir assez bien caractérisé, à la faveur de la création d'un mot, l'espèce morbide dont il s'agit, bien qu'en cette occasion il n'eût pas plus spécialement en vue le ramollissement cérébral que tout autre ra- mollissement :

« J'ai proposé, dit-il (1), pour cette dernière ca- tégorie dans laquelle les éléments se détruisent, une dénomination, le mot de *nécrobiose*, que C. A. Schutlz a employé pour désigner, en général, la maladie. Il s'agit toujours, en effet, de la *mort*, de la *destruction*, on pourrait presque dire d'une *nécrose*...

« Les processus *nécrobiotiques* ont pour résultat final un *ramollissement*... »

Il nous resterait, maintenant, à aborder la ques- tion de savoir laquelle des deux lésions est réelle- ment *prééminente* et partant *génératrice* de l'autre, de celle des organes circulatoires, ou de celle du sys-

____

(1) Virchow, *Pathologie cellul.*, trad. Picard, p. 266.

tème nerveux proprement dit. Mais, outre que de pareilles tentatives sont plus ou moins téméraires et d'ailleurs peu fécondes en résultats positifs, les difficultés ici sont extrêmes ; car l'observation directe poussée aussi loin qu'il est possible, met à peu près constamment en présense d'une véritable *simultanéité* entre les altérations des deux espèces d'éléments organiques.

Toutefois, si l'on considère que les premières altérations saisissables de la substance nerveuse proprement dite se lient, de toute évidence, aux altérations vasculaires, de telle façon qu'elles en paraissent bien être la conséquence immédiate ; que, d'un autre côté, les altérations vasculaires se révèlent déjà à l'*état physiologique*, paraissant subir, dans leurs manifestations lentes et progressives, l'influence des progrès de l'âge alors que les éléments de la structure nerveuse semblent à peine être impliqués, l'on aura quelque raison de penser que c'est aux altérations vasculaires qu'il faut accorder peut-être la prééminence pathogénique.

Quant à déterminer enfin si les lésions vasculaires sont dues, dans leur expression, *dégénérescence athéromateuse*, à une métamorphose primitive, sans stade antérieur ; ou bien, si elles sont le résultat d'une série de processus ayant leur source dans une cause plus ou moins saisissable, une cause irritative, par exemple ; quant à rechercher si la production des éléments morbides nouveaux est due à une transformation des éléments normaux, ou à une simple *substitution*, etc., ce serait s'engager dans le champ sans issue des théories pures et des hypothèses ; or, là où commencent les hypothèses, nous avons pour principe de nous arrêter.

Cependant nous ne terminerons pas ce chapitre sans exprimer la présomption que le liquide en circulation, le sang, ne doit pas être totalement étranger à la génération des phénomènes morbides que nous venons d'analyser, et que la part qu'il y prend a aussi, selon toute probabilité, sa source dans des modifications intimes apportées dans sa constitution normale par la décrépitude de l'organisme ; mais en quoi consistent ces modifications ? C'est là un problème dont il ne nous appartient pas d'entreprendre la solution, quelque intéressante qu'elle puisse être.

DEUXIÈME PARTIE

Étude clinique proprement dite; symptomatologie.

DE LA CONGESTION DU CERVEAU DANS SES RELATIONS
AVEC LE RAMOLLISSEMENT.

RAPPORT ENTRE LES LÉSIONS ANATOMIQUES ET LES
TROUBLES FONCTIONNELS, EN PARTICULIER LES TROU-
BLES DE L'INTELLIGENCE. — DIAGNOSTIC.

Nous venons de parcourir les phases successives du travail morbide complexe qui constitue le *ramollissement spontané sénile*. Nous nous sommes efforcé de pénétrer et de définir la nature, autrement dit les conditions pathogéniques de ce processus qui, par une série de modifications lentes et progressives, aboutit à la destruction partielle et plus ou moins complète des éléments de la structure normale de la substance cérébrale.

Nous aurions maintenant, pour compléter cette étude, à examiner les manifestations phénoménales par lesquelles se traduisent ces désorganisations, les déviations fonctionnelles qui leur correspondent; en un mot, nous aurions à faire l'étude symptomatologique de la maladie.

Tel n'est point le plan que nous nous sommes tracé; du moins, notre intention n'est pas d'embrasser ici la symptomatologie entière du ramollissement cérébral : si nous laissons de côté les phénomènes qui impliquent la *motilité*, ce n'est pas que nous en méconnaissions l'importance; mais, outre que l'étude de ces phénomènes laisse peu à désirer dans les auteurs qui se sont occupés de ce sujet, elle ne serait, pour le but que nous nous proposons ici, que d'une médiocre utilité. Cependant ce côté des manifestations symptomatiques ne sera pas complétement négligé, et nous l'invoquerons toutes les fois qu'il pourra servir à éclairer la sémiotique de la maladie qui nous occupe.

Mais il est, dans l'étude du ramollissement cérébral, un point jusqu'ici laissé dans l'ombre, et sur lequel nous nous proposons surtout d'insister, d'autant qu'il a, selon nous, une importance extrême dans l'histoire clinique de cette affection, nous voulons parler *des troubles divers des facultés intellectuelles*. En montrant la genèse de ces troubles fonctionnels, les résultats de nos études anatomiques en éclaireront singulièrement la signification et la portée sémiologique.

Sans doute, c'est une chose assez généralement admise aujourd'hui et indiquée par la plupart des auteurs qui se sont occupés de ce sujet, que, dans tout ramollissement cérébral confirmé, il existe une atteinte plus ou moins complète des facultés intellectuelles. L'expression de cette atteinte se présente ordinairement dans les descriptions nosologiques sous les termes généraux et vagues de : *affaiblissement intellectuel, malade tombé en enfance, démence*, etc. ; et déjà, sur ce point, la description et l'interprétation laissent beaucoup à désirer. On a également signalé du délire, mais sans trop y insister, et surtout sans en décrire les formes, dont quelques-unes, d'ailleurs, nous paraissent avoir complétement échappé jusqu'ici à l'observation. Enfin, et surtout, l'on n'a pas tiré, nous semble-t-il, de l'examen des symptômes psychiques, tout le parti possible pour le diagnostic, souvent obscur de la maladie dont il s'agit, en même temps que n'ont pas été entrevues certaines analogies remarquables que ces symptômes bien déterminés nous paraissent établir entre le ramollissement cérébral proprement dit et d'autres affections cérébrales rangées dans le cadre de la pathologie mentale. — Nous avons essayé de combler ces quelques lacunes.

Mais, pour bien saisir la génération et la filiation des manifestations fonctionnelles morbides qui constituent l'expression phénoménale de la maladie, il importait de remonter, pour ainsi dire, à son éclosion symptomatique, de même que nous nous sommes efforcé de remonter et d'assister à ses manifestations anatomiques primordiales.

Or, les phénomènes initiaux et précurseurs qui

préparent, en quelque sorte, les déterminations morbides plus accentuées et définitives, tombent dans le domaine de ce qu'on appelle *congestion céré-brale;* désignation vague, trop compréhensive, fertile en confusions, et dont nous allons essayer tout d'abord de fixer la signification.

CHAPITRE PREMIER

DE LA CONGESTION CÉRÉBRALE DANS SES RELATIONS AVEC
LE RAMOLLISSEMENT SPONTANÉ CHEZ LE VIEILLARD.

Il serait difficile, malgré tout ce qui en a été dit,
et peut-être à cause même de ce qui en a été dit,
de se faire aujourd'hui une juste idée de ce qu'il
faut entendre par ces mots : *congestion cérébrale.*
Nous trouverons, chemin faisant, mainte occasion de justifier cette assertion que, du reste, nous
ne craignons guère de voir démentie par quiconque
se sera donné la peine d'approfondir ce sujet ; qu'il
nous suffise, quant à présent, de montrer que les
obscurités et les confusions dont il est enveloppé ont
dû fatalement se produire, et qu'elles ne pouvaient
manquer de se perpétuer, tant qu'on obéirait à
la méthode qui a présidé à l'étude de cet état
morbide.

Comment, en effet, a-t-on procédé dans cette
étude ? On a procédé, s'il est permis de dire ainsi,
symptomatologiquement : s'attachant exclusivement
au côté phénoménal, on a totalement négligé la
considération des conditions pathogéniques ; or,
cette considération était ici capitale, et seule, elle
pouvait mettre à l'abri de confusions, vers lesquelles

16

on a été, au contraire, inévitablement entraîné : en veut-on une preuve palpable ?

Il existe un état morbide cérébral qui est juste l'opposé, le contraire de la congestion, c'est l'*anémie* : or, est-il possible, à l'aide de la définition symptomatique, d'établir et d'exprimer les différences qui séparent, en réalité, ces deux états, véritable antithèse morbide ? Non assurément, car ils se touchent par le côté symptomatique ; aussi, quelque disparates qu'elles soient, ces deux modalités pathologiques sont-elles mêlées et confondues en nosographie ; et ainsi se trouve classiquement légitimée et consacrée cette absurdité terminologique et clinique que l'*anémie* et la *congestion* cérébrales, étant caractérisées par des manifestations phénoménales identiques, sont une même chose.

Cette confusion symptomatique n'a pas échappé à Abercrombie ; il l'a exprimée en des termes qui méritent d'être rappelés, et qui trahissent un besoin et même un effort de distinction entre les états morbides dont il s'agit :

« Il semble, dit-il, que les fonctions du cerveau soient également suspendues par l'interruption de la circulation, comme dans l'*apoplexie*, et par la simple diminution de l'impulsion circulatoire qui survient dans la *syncope* et plusieurs affections où l'épuisement est excessif. Il y a une *similitude* remarquable des symptômes dans ces conditions opposées : qu'est-ce, en effet, une syncope, autre chose qu'une abolition du sentiment et des mouvements (1)? Elle est précédée par des vertiges, des tintements d'oreille, un dérangement dans la vision, la cécité avec dilatation des pupilles, insensibilité complète et assez souvent suivie de convulsions. La syncope *diffère* de l'apoplexie, principalement, peut-être même uniquement, par l'état de la circulation générale : *les symptômes de ces deux affections sont semblables*, et leurs effets sur les fonctions sensoriales sont tout à fait les mêmes » (2).

Toutefois, ce n'est pas uniquement par l'état de la circulation générale que la congestion cérébrale (qui est, d'ailleurs, comprise, comme nous allons le voir, dans le terme *apoplexie*) peut et doit être différenciée de l'anémie; cette remarque, faite en passant, sera bientôt plus amplement justifiée.

La congestion cérébrale, disons-nous, est comprise dans le terme apoplexie ; et en effet, on voit encore aujourd'hui cette synonymie fautive se perpétuer dans quelques auteurs; c'est là une autre source d'erreur et de confusion; car, s'il est établi (et qui oserait le contester) que *apoplexie* signifie avant tout hémorrhagie cérébrale, comment appliquer, sans confusion palpable, ce terme à la congestion? Tout au plus est-il permis d'attribuer à celle-ci, dans quelques circonstances, l'épithète

____

(1) Notez que l'*anémie cérébrale* est l'une des conditions anatomiques de la syncope (syncope cérébrale).

(2) Abercrombie, *des Maladies de l'encéphale*, etc., trad. par Gendrin, 3ᵉ édit., page 369.

d'apoplectiforme; c'est là, du moins, un point fort controversé dans des discussions récentes, et qui se présentera nécessairement à notre examen dans le cours de cette étude.

Mais là ne se bornent pas les distinctions préalables qu'il convient d'introduire dans ce sujet. Le siége anatomique local des phénomènes congestifs imprime aux troubles fonctionnels des modifications dont il importe de connaître la véritable cause ; mais, par cela même qu'on délaissait la considération et l'étude des conditions pathogéniques, l'on devait peu se préoccuper de la question du siége anatomique. A-t-on, par exemple, séparé suffisamment les *congestions méningées* des états congestifs proprement cérébraux ? Il existe habituellement, nous en convenons, entre les uns et les autres, une telle solidarité, qu'il y a souvent des difficultés réelles à les séparer exactement ; mais il n'en est pas moins possible, la plupart du temps, de saisir, à l'aide des manifestations symptomatiques, la prédominance du siége organique des accidents congestifs ; et nous verrons bientôt combien il importe d'être instruit de cette possibilité, tant pour pénétrer la nature de ces accidents en eux-mêmes, que pour apprécier leur influence sur les actes morbides de telle ou telle période de la maladie principale à laquelle ils se rattachent.

Grâce à cette distinction, il est permis également de faire justice d'une erreur à la fois nosologique et terminologique qui s'étale encore dans quelques livres : il est des auteurs qui ont admis et décrit une *congestion séreuse;* assurément, le terme congestion ne pourrait être détourné davantage de sa véritable acception ; mais, de plus, on a pris pour la congestion elle-même ce qui n'est, en réalité, qu'un de ses résultats : nous essayerons de montrer comment et pourquoi l'épanchement séreux est intimement lié et subordonné à la *congestion méningée*, et quelles complications il introduit dans la symptomatologie de l'affection protopathique.

Quoi qu'il en soit, le plan de cette étude est tracé, pour ainsi dire, par les réflexions qui précèdent : nous essayerons d'abord de déterminer ce qu'il faut entendre par congestion cérébrale, en prenant pour base la considération des conditions pathogéniques ; et après avoir montré par quels liens la congestion encéphalique se rattache au ramollissement spontané sénile, et quelle part elle prend au développement de cette affection, nous en décrirons les principales formes symptomatiques.

ARTICLE PREMIER.

Conditions organiques de la congestion cérébrale en général, et particulièrement dans ses rapports avec le ramollissement sénile spontané.

Ce qui caractérise, avant tout, la congestion encéphalique, c'est *une accumulation extra-physiologique de sang* dans les vaisseaux, capable de troubler l'intégrité fonctionnelle de l'organe ; mais, pour rester dans les véritables limites de cette expression morbide, il faut, de plus, supposer que le sang anormalement accumulé n'est pas allé jusqu'à rompre la paroi vasculaire, jusqu'à s'extravaser au sein de la substance cérébrale et y produire une désorganisation quelconque. Le mot *hyperémie* créé par Andral représente assez bien cet état pathologique dans son expression anatomique (1).

Nombreuses, on le conçoit, sont les circonstances morbides dans lesquelles peut être réalisée cette réplétion anormale des vaisseaux de l'encéphale ; examinons-les rapidement, afin d'arriver à déterminer celles qui appartiennent plus particulièrement à la maladie qui nous occupe, le ramollissement sénile spontané.

En négligeant les conditions *accidentelles*, extérieures, traumatiques, etc., celles qui interviennent principalement dans la détermination d'un état congestif cérébral sont les suivantes :

Conditions d'*irritation*, par cause locale ou générale, primitive ou consécutive, produisant l'arrêt local de la circulation, autrement dit la *stase* sanguine ; conditions qui constituent la congestion *irritative* ou *inflammatoire* : telle est la congestion qui

____

(1) Il n'est plus possible aujourd'hui de mettre en doute, ainsi que l'avaient fait certains auteurs et surtout Kellie, l'existence même de la congestion cérébrale ; les faits cliniques bien interprétés et les expériences de Donders ne laissent plus prise à la moindre objection. — (Voy. Hermann, *De l'aménie cérébrale*, etc. 1858.)

se lie aux affections encéphaliques locales de nature inflammatoire, dont elle est en quelque sorte le prélude (méningite, encéphalite, périméningo-encéphalite, etc.); ou bien celle qui est provoquée secondairement par la présence d'un produit morbide (tumeur) développé au sein de la substance cérébrale ou dans ses membranes; telle est encore la congestion qui ouvre habituellement la scène pathologique dans la plupart des maladies générales fébriles, et celle qui se rattache à certaines intoxications (alcoolisme), etc.

De ces conditions de l'hyperémie encéphalique, doivent être rapprochées celles qui président à un afflux sanguin anormal par modification constitutionnelle, en sa quantité et en sa qualité, du liquide en circulation (*pléthore*) (1), et par exagération des forces propulsives circulatoires centrales (*hypertrophie cardiaque primitive*); soit que ces deux conditions agissent isolément, soit (ce qui est plus fréquent) qu'elles exercent simultanément leur influence.

Mais il n'est pas, assurément, de conditions plus fréquentes, et, en quelque sorte, plus efficaces de détermination congestive vers l'encéphale, que celles qui tiennent à un obstacle de la circulation en retour. Cet obstacle lui-même peut avoir une double provenance, savoir : une altération de l'or-

(1) Les modifications imprimées par l'état contraire ou *anémie* à la circulation encéphalique peuvent donner lieu, ainsi que nous l'avons déjà remarqué, à des troubles fonctionnels absolument identiques ; mais combien sont différentes, on le voit, les conditions pathogéniques !

gane central de la circulation (lésions organiques des orifices cardiaques); ou bien une altération des organes de la circulation excentrique (lésions vasculaires). Ce sont particulièrement les vaisseaux *veineux* et *capillaires* qui sont en cause dans ces circonstances, et la gêne circulatoire dont ils sont le siége a sa source soit dans une influence indirecte ou extrinsèque (compression), soit dans une implication directe par altération primitive de leurs parois (dilatation, dégénération athéromateuse, calcaire, etc.), ou par modification du liquide en circulation (coagulum migrateur ou autochtone).

Or, il suffit de se reporter aux résultats de nos recherches anatomiques, pour voir que ces dernières conditions de détermination de la congestion encéphalique sont précisément celles qui appartiennent au vieillard en imminence de ramollissement : elles résident essentiellement dans un obstacle de la circulation veineuse et surtout *capillaire*, obstacle constitué par une altération intrinsèque et primitive de la paroi vasculaire.

Il est à peine besoin de revenir sur les altérations propres des vaisseaux capillaires, dont nous nous sommes efforcé de saisir et de décrire les divers degrés, de pénétrer la nature, et d'établir la provenance sénile (voy. pages 124 et 216). Ce sont d'abord, ainsi que nous l'avons vu, des dilatations partielles, tantôt n'impliquant qu'une portion de la paroi vasculaire, de façon à donner lieu à de petites vacuoles pariétales (véritable dilatation *ané-*

vrysmale partielle); tantôt s'étendant à tout le calibre du vaisseau et constituant alors une série d'ampoules (état *moniliforme*); puis, à un degré plus avancé, des accumulations sur cette même paroi de matière athéromateuse et quelquefois calcaire, produisant des obstructions plus ou moins complètes et étendues, appelant et favorisant singulièrement les phénomènes de stase sanguine, etc. Nous n'insisterons pas sur ces altérations que nous avons déjà décrites en détail.

Ce qu'il importe de considérer ici et de faire ressortir, c'est le *siége partiel* de ces phénomènes de stase sanguine au début de leur développement, ou alors qu'il n'ont pas encore acquis une grande extension; les altérations qui les constituent ont, comme nous l'avons montré, une sorte de prédilection pour les capillaires de la couche corticale des circonvolutions dans des emplacements peu étendus, et pour ceux des noyaux de substance grise des corps striés et des couches optiques : c'est là la congestion cérébrale proprement dite dans ses localisations les plus restreintes, localisations dont la réalité trouvera bientôt une nouvelle justification dans l'étude des manifestations symptomatiques.

Telle est la véritable *congestion cérébrale sénile* primitive, prélude obligé des déterminations morbides plus confirmées qui constituent le ramollissement. Ce n'est pas que ces conditions de détermination congestive soient les seules, bien qu'elles soient essentielles, dans les circonstances dont il s'agit;

plusieurs autres interviennent de celles que nous avons plus haut passées en revue, mais ce n'est qu'accessoirement ; et néanmoins il importe d'en tenir compte. Ainsi, on comprend que, en raison de la fréquence des lésions chroniques organiques du cœur chez le vieillard, celles-ci aient leur part dans la production des obstacles apportés au courant sanguin de retour, et s'associent à l'influence des altérations vasculaires locales ; de même il existe des conditions d'irritation locale consécutive, source de phénomènes congestifs secondaires dans la sphère du travail morbide primitif ; enfin, et encore consécutivement, on voit la réplétion congestive des vaisseaux encéphaliques se produire comme accident intercurrent ou ultime, soit par suite de l'extension et des progrès de l'affection primitive, soit par simple influence hypostatique. Ces dernières conditions sont particulièrement celles des congestions méningées ; et comme elles s'étendent habituellement à de vastes emplacements, elles engendrent des transsudations séreuses plus ou moins abondantes dont il importe beaucoup d'apprécier l'influence sur la symptomatologie ; car, comme nous le verrons bientôt, l'existence de ces transsudations et le siége du liquide qui les constitue peuvent servir à l'explication de certains phénomènes insolites qui ne font point partie du cortége symptomatique habituel de la congestion : tels sont les phénomènes *convulsifs*.

Ainsi, au point de vue de la syptomatologie que

nousavons maintenant à aborder, il nous faut étudier :

1° *La congestion primitive ou prodromique du ramollissement ;*

2° Les états congestifs secondaires ou consécutifs, comprenant : la congestion intercurrente et ultime (congestion méningée), la congestion irritative secondaire.

ARTICLE II.

Congestion primitive, prodromique du ramollissement sénile spontané. — Formes symptomatiques.

Nous possédons la notion *anatomique* de la congestion cérébrale ; il s'agit maintenant de déterminer ses caractères nosographiques. Or, une juste appréciation du groupe symptomatique qui répond exactement à un état morbide si mal délimité et en quelque sorte si mobile, est, on le comprend , des plus difficiles ; ce dont peuvent témoigner la plupart des divisions adoptées pour embrasser et exprimer ces manifestations phénoménales dans toute leur diversité. Ces divisions, en effet, même celle pourtant classique d'Andral, sont en général trop compréhensives, car elles admettent des *formes* dont l'expression symptomatique tombe certainement dans le domaine de l'hémorrhagie ou du ramollissement auxquels confine la congestion : nous avons essayé, dans ce qui suit, d'éviter cet écueil en fixant la véritable limite qui sépare ces états morbides et qui les unit en même temps.

Envisagée autant que possible en elle-même, la

congestion cérébrale offre une physionomie symptomatique dans laquelle prédominent des troubles fonctionnels du côté des sens supérieurs, de l'intelligence et de la volonté, tandis que les troubles confirmés de la motilité et de la sensibilité générale y sont très-atténués ou n'existent pas ; ces troubles ont, en outre, certains caractères d'*instantanéité* et de *fugacité*, que revendique surtout la congestion prodromique du ramollissement spontané.

C'est particulièrement dans ces conditions qu'il importe de remonter, pour les bien apprécier, aux accidents initiaux, et qu'il est même nécessaire d'assister, ainsi que nous l'avons déjà dit, à leur *éclosion ;* il est permis alors de saisir une progression insensiblement croissante dans l'apparition et l'intensité des phénomènes, depuis les manifestations les plus simples et les plus voisines de l'état physiologique jusqu'à celles qui marquent l'entrée dans les déterminations de la maladie confirmée.

Mais laissons d'abord parler les faits : en même temps qu'ils vont justifier les données qui précèdent, ils révéleront, dans leur expression la plus réelle et la plus exacte, les troubles fonctionnels dont il s'agit.

OBSERVATION LI.

Un homme âgé de 70 ans, jardinier, entrait à la salle Sainte-Foy, n° 12 (Bicêtre), le 15 juin 1860, se plaignant d'*étourdissements* et de *vertiges ;* il n'avait pas de céphalalgie, et ne présentait aucun phénomène paralytique. L'intelligence n'offrait pas de trouble notable, et le malade était plein de jovialité; cependant il lui arriverait souvent de tomber, dit-il, s'il ne se faisait immédiatement un appui du premier objet qu'il rencontre à sa portée.

Il n'éprouve actuellement aucun symptôme gastro-intestinal, et notamment point de constipation.

L'examen des fonctions cardio-pulmonaires ne révèle pas non plus de trouble notable.

Il y a très-peu de temps que les accidents qu'il éprouve aujourd'hui du côté de la tête se sont manifestés pour la première fois; pas de signes d'*alcoolisme*.

A la suite d'une application de ventouses scarifiées à la nuque et de l'extraction par ce moyen de 300 grammes de sang, ces accidents se sont complétement dissipés. Entré à l'infirmerie le 15 juin, le malade en sortait le 18, c'est-à-dire trois jours après.

Il serait difficile, assurément, de rencontrer un exemple dans lequel les manifestations d'un état congestif, cérébral, dans les conditions dont il s'agit, fussent moins atténuées, plus voisines, en quelque sorte, de l'état physiologique.

Les deux cas qui suivent ne diffèrent du précédent que par de très-légères nuances.

OBSERVATION LII.

R... (Jacques), âgé de 63 ans, éprouve depuis quelque temps des *étourdissements* et une lourdeur de tête inaccoutumée; quand il marche il est comme ébloui et tomberait s'il n'y prenait garde; pas de douleur, du reste.

Au moment de son entrée à la salle Saint-André, n° 8, le

29 novembre 1860, nous constatons un peu d'animation du visage, et un embarras très-léger de la parole.

Il ne présente point de phénomène saisissable de *paralysie*, et il assure n'avoir jamais eu d'attaque véritable, et notamment de n'avoir jamais perdu connaissance. L'intelligence est relativement saine.

L'examen du cœur permet de constater une hypertrophie moyenne de cet organe et le second bruit très-*éclatant*, presque *soufflé*, nous paraît traduire une induration des valvules aortiques, partant un certain dégré d'insuffisance.

Il existe enfin un peu de constipation depuis trois jours.

Une application de ventouses scarifiées à la nuque, de façon à extraire 300 grammes de sang ; puis l'administration d'une bouteille d'eau de Sedlitz ont mis fin aux accidents cérébraux, et le malade quittait l'infirmerie six jours après y être entré.

OBSERVATION LIII.

Le 23 novembre 1861, entrait au n° 30 de la salle Saint-André un homme de forte complexion, le nommé C..., âgé de 76 ans, sans profession. Il se plaint d'*étourdissements* et de *lourdeur de tête*, sans céphalalgie ; il a comme le *vertige*. Quand il marche, il ne peut se tenir en station debout sans être menacé de chute.

Il paraît avoir éprouvé il y a dix ans de semblables accidents dont il a été débarrassé par une saignée au bras.

Cependant il n'a jamais été paralysé, et aujourd'hui il conserve encore l'usage parfait de ses membres, l'intégrité de la sensibilité générale, et, à peu de chose près, de l'intelligence.

Une saignée au bras, de 400 grammes, est pratiquée ; le sang extrait se prend en un caillot noir, passif, non couenneux, nageant dans une grande quantité de sérosité.

Une amélioration rapide se produit, et le malade sort de l'infirmerie deux jours après son entrée, débarrassé, momentanément du moins, des phénomènes céphaliques dont il était atteint.

Le fait suivant, qui mérite d'être rapproché de celui qui précède, en raison de l'identité de la constitution physique des malades, montre, de plus (et cela n'est pas indifférent), que les accidents céphaliques ne dépendent pas, en ce cas, de l'état intestinal concomitant.

OBSERVATION LIV.

M..., âgé de 70 ans, est de complexion robuste ; son facies est rouge, vultueux ; ses yeux sont injectés ; il se plaint que sa tête est lourde et douloureuse vers la région frontale ; il éprouve comme des *vertiges*, et est forcé de s'accrocher aux objets voisins quand il marche ; il n'existe par chez lui de signe de paralysie motrice ; mais il éprouve depuis deux jours une notable difficulté à réaliser la défécation.

On lui administre d'abord une bouteille d'eau de Sedlitz ; malgré la déplétion intestinale qui résulte de cette administration, la céphalalgie persiste et s'accompagne *d'étourdissements*.

En raison de cette persistance des accidents, et eu égard à la forte complexion du malade, on a recours à la saignée générale ; le sang extrait (400 grammes) se prend en un coagulum glutineux et passif, non couenneux, nageant dans une assez grande quantité de sérosité.

Le malade est cette fois très-soulagé et les accidents céphaliques ne se reproduisent pas.

Dans tous ces faits, on voit les mêmes troubles

fonctionnels se reproduire avec une identité si parfaite et une constance telle qu'il est impossible de ne pas les rattacher à la même origine morbide. Ce qui domine dans les manifestations symptomatiques, ce sont les phénomènes de *vertige* et d'*étourdissement*.

Mais jusqu'ici ces phénomènes ne sont pas allés jusqu'à réaliser de véritables accidents du côté de la motilité ; ces derniers n'ont existé pour ainsi dire qu'à l'état d'imminence. Nous arrivons maintenant à des faits dans lesquels la *réalisation* a eu lieu, c'est-à-dire dans lesquels les phénomènes vertigineux se sont accompagnés de la perte complète d'équilibre et de la *chute* du malade. Ces faits marquent un degré de plus dans l'intensité des troubles fonctionnels.

OBSERVATION LV.

Signes de congestion cérébrale simple ; — étourdissements ; — vertiges ; — chute sans perte de connaissance ; — trois récidives.

Le nommé D..., âgé de 74 ans, charcutier, entre, le 29 novembre 1860, au n° 19 de la salle Sainte-Foy, se plaignant d'*étourdissements*, de *vertiges*, lesquels se manifestent surtout quand il marche. Il y a trois mois environ que ces accidents se sont montrés pour la première fois ; ils sont allés en augmentant, et aujourd'hui le malade ne peut marcher sans être menacé de tomber.

Déjà, du reste, la *chute* s'est effectuée deux fois : d'abord, il y a trois semaines, à Paris, où il était allé faire une course, et puis hier dans sa division. Dans aucun cas, il n'a *perdu connaissance*, mais, en se relevant, il avait, selon son expression, *mille étincelles* devant les yeux. Il lui est resté également une légère *faiblesse* dans les jambes et un peu de gêne dans le bras gauche; toutefois ce dernier symptôme peut aussi être attribué à une cause traumatique ancienne : le passage d'une roue de voiture sur son épaule de ce côté.

Il n'y a pas de céphalalgie; et l'affaiblissement de l'intelligence est peu notable.

Le cœur est moyennement *hypertrophié* et, à l'auscultation, ses battements présentent de grandes irrégularités, sans bruit anormal.

Le pouls est lent, faible, non *fébrile*, un peu irrégulier.

Des ventouses scarifiées sont appliquées à la nuque de façon à extraire 300 grammes de sang.

Le malade éprouve un soulagement immédiat.

La marche peut être réalisée sans accident, notamment sans vertiges et sans chute.

L'amélioration persiste les jours suivants ; une seule fois, le malade a été repris d'un étourdissement rapide, passager, lequel ne s'est pas reproduit jusqu'à sa sortie, le 8 décembre.

OBSERVATION LVI.

Congestion cérébrale ; — étourdissements ; — vertiges ; — chute sans perte de connaissance ; — récidive.

G..., âgé de 65 ans, pâtissier-traiteur, d'origine italienne, entré, le 25 avril 1860, à l'infirmerie générale, raconte qu'en venant hier de Paris, il a fait une chute à la suite d'un *étourdissement ;* il affirme n'avoir pas perdu connaissance et s'être relevé de lui-même. Il a pu ensuite marcher sans trop de difficulté et se rendre à l'hôpital, d'où il était, du reste, peu éloigné.

Il porte à l'œil gauche une ecchymose considérable qui implique presque complétement les deux paupières inférieure et supérieure. Il était naturel d'attribuer cette ecchymose à la chute faite par le malade ; mais celui-ci soutient qu'il n'en est rien, et qu'elle existait auparavant; il ajoute qu'il n'a point l'habitude de boire avec excès, et nous ne constatons aucun signe appréciable d'alcoolisme.

Il est d'ailleurs depuis très-longtemps déjà sujet aux étourdissements et aux vertiges. Il est de complexion très-robuste, à cou gros et court, et présente en un mot toutes les apparences de la constitution dite apoplectique. Le facies est animé et le malade accuse encore aujourd'hui une grande lourdeur de tête, sans douleur véritable.

Un examen attentif de l'état de la motilité nous amène seulement à constater un peu de *faiblesse* dans le bras droit, laquelle se manifeste surtout dans l'*action de serrer*. La sensibilité est intacte, mais le malade déclare avoir la vue très-faible; nous constatons en effet l'existence d'un état amaurotique des deux yeux, presque complet à droite.

L'examen du cœur révèle les signes d'une *hypertrophie* moyenne de cet organe.

A la suite d'une application de ventouses scarifiées à la nuque, par lesquelles 350 grammes de sang ont été extraits, le malade éprouve une amélioration immédiate ; les étourdissements et les vertiges disparaissent.

Il n'est pas indifférent de remarquer la tendance à la *récidive* que présentent les phénomènes congestifs, dans les deux cas qui précèdent : une corrélation directe existe entre cette tendance et la progression croissante, quelque peu sensible qu'elle soit, de l'intensité des troubles fonctionnels; si nous signalons, dès à présent, ce caractère, c'est qu'il a, selon nous, dans la sémiologie de l'affection principale à laquelle se lient ces accidents précurseurs, une importance trop méconnue, que nous ferons bientôt plus amplement ressortir.

Quoi qu'il en soit, nous venons de voir, par quelques exemples, les accidents vertigineux entraîner la perte complète d'équilibre et la chute du malade, sans qu'il y ait eu, pour cela, perte de la conscience ou atteinte persistante de la motilité ; nous arrivons actuellement à des faits où commencent à se révéler, au degré le plus simple, le plus élémentaire, pour ainsi dire, des phénomènes qui impliquent cette dernière fonction.

OBSERVATION LVII.

Chabot (Charles), âgé de 46 ans, tonnelier, couché le 7 juin 1860, au n° 8, Saint-André, sourd-muet, est sujet à des *étourdissements*, pendant lesquels il tomberait s'il ne s'accrochait aux objets qui l'entourent ; sa tête d'ailleurs n'est point douloureuse, elle n'est que lourde et sujette au *vertige*.

Il sent que tout le côté droit de son corps est comme *engourdi* et relativement affaibli ; cependant les signes d'une paralysie confirmée n'existent pas. Nous constatons seulement que la main droite serre sensiblement moins que la gauche.

La sensibilité générale est intacte ; il n'a pas de fièvre ni de constipation.

A la suite d'une application de ventouses scarifiées à la nuque, par lesquelles sont extraits 300 gr. de sang, le malade voit disparaître les symptômes qu'il éprouvait du côté de la tête ; mais l'affaiblissement de la main droite persiste.

Le jour de la sortie du malade ne se trouve point indiqué sur nos notes ; mais tout nous porte à penser que les accidents ne se sont pas immédiatement renouvelés et qu'il n'a pas fait long séjour dans nos salles.

Les phénomènes paralytiques ne sont encore, pour ainsi dire, qu'à l'état d'imminence dans le cas qui précède ; nous allons les voir s'accentuer de plus en plus dans les faits suivants :

OBSERVATION LVIII.

Phénomènes congestifs cérébraux ; — étourdissements ; — menacés de chute sans perte de connaissance ; — faiblesse paralytique à droite.

Le 10 décembre 1860, entrait à la salle Sainte-Foy, n° 14, le nommé B..... (Jean), âgé de 62 ans, garçon de chantier, se plaignant d'être *comme étourdi* depuis quelques jours. Il raconte qu'à cause de ce qu'il éprouve du côté de la tête, sa marche est peu assurée, et qu'il tomberait s'il n'y prenait garde ; il accuse un peu de douleur à la région frontale, mais il insiste sur les *étourdissements* qui prédominent. Il affirme n'avoir jamais eu d'attaque dans laquelle il ait perdu connaissance.

Cependant un examen attentif permet de constater l'existence d'un peu de *faiblesse* dans le bras droit, dont les mouvements sont obtus et paresseux ; de plus, en faisant marcher le malade, on s'aperçoit qu'il traîne sensiblement le membre inférieur droit.

La face est légèrement anxieuse, appréhensive, et la commissure labiale droite est sensiblement abaissée ; par là se révèlent des traces d'*hémiplégie faciale*.

Trois ventouses scarifiées sont appliquées à la nuque, et donnent issue à 300 gr. de sang.

Le lendemain matin, le malade déclare que les étourdissements ont presque complétement disparu.

Le 12. La déambulation s'effectue avec assurance et sans menaces de chute ; une *faiblesse* réelle, quoique peu marquée, persiste dans le côté droit.

Le 15. Le malade demande son exeat, qui lui est accordé.

OBSERVATION LIX.

Phénomènes congestifs cérébraux ; — étourdissements ; menaces de chute ; — pas de perte de connaissance ; — faiblesse paralytique à gauche.

R..... (Antoine), âgé de 64 ans, sans profession, entrait à l'infirmerie, salle Saint-André, n° 8, le 10 septembre 1860, se plaignant que sa tête est *lourde* et comme embarrassée ; qu'il y éprouve des *étourdissements*, lesquels l'empêchent de marcher, sous peine d'être menacé de chute. Il n'est jamais tombé cependant ; il n'a pas eu non plus d'attaque réelle ni de perte de *connaissance*. Toutefois une note antérieure que nous possédons sur ce malade mentionne de la *faiblesse paralytique* dans le membre du côté gauche, et un commencement de *paralysie faciale* du même côté ; ceci avait été constaté le 13 août 1860 ; mais le malade était venu à cette époque pour se faire traiter d'un accès d'asthme symptomatique d'emphysème pulmonaire et de bronchite chronique, et ce n'est qu'accessoirement que les phénomènes paralytiques commençants ont été notés.

Quoi qu'il en soit, l'existence de ces accidents montre que le malade avait dû être déjà sous le coup de phénomènes congestifs de la nature de ceux qu'il éprouve de nouveau aujourd'hui. Cependant la paralysie ne paraît pas augmentée, malgré cette nouvelle atteinte.

Après une application de ventouses scarifiées à la nuque, de manière à extraire 300 gr. de sang, le malade est très-soulagé ; les phénomènes dont il se plaignait la veille, et qui consistaient surtout en des *étourdissements*, se sont dissipés.

Une circonstance imprévue nous ayant forcé de quitter l'Hôpital, nous avons laissé le malade dans l'état que nous venons de dire. A notre rentrée, deux mois plus tard, nous avons appris qu'il était mort le 16 octobre avec tous les symptômes du ramollissement. L'autopsie, toutefois, n'a pas été faite.

La confirmation et l'extension des phénomènes paralytiques ne tardent pas à amener dans le groupe symptomatique l'apparition d'une manifestation nouvelle : c'est une difficulté plus ou moins grande de réaliser la *parole ;* voici deux exemples où cette difficulté se montre à deux degrés différents d'intensité.

OBSERVATION LX.

Signes de congestion cérébrale prodromique ; — vertiges et chute sans
perte de connaissance ; — faiblesse paralytique du côté gauche ; —
légère difficulté de la parole.

Auzou (Louis), âgé de 59 ans, tailleur d'habits, couché au n° 12 de la salle Sainte-Foy, le 25 août 1860, raconte qu'il y a une quinzaine de jours, ayant eu à se lever pendant la nuit, il a été pris d'un *étourdissement* subit et est tombé à terre ; toutefois, *il n'a pas perdu connaissance*, et a pu se relever lui-même et se remettre dans son lit ; il a senti seulement un peu de faiblesse dans le bras et la jambe du côté gauche, et de la lourdeur à la langue quand il voulait parler. Tout d'abord, il s'est peu préoccupé de ces accidents et n'est point venu à l'infirmerie, pensant qu'ils se dissiperaient d'eux-mêmes ; mais son espoir a été déçu, et aujourd'hui encore il conserve des *étourdissements*, une certaine lourdeur céphalique, sans céphalalgie véritable ; la faiblesse paralytique du côté gauche est persistante ; la parole reste également un peu embarrassée.

C'est d'ailleurs la première fois, dit le malade, qu'il est en proie à de pareils symptômes.

Une application de ventouses scarifiées à la nuque, par lesquels sont extraits 350 gr. de sang, amènent une amélioration immédiate ; pour la première fois depuis quinze jours, le malade n'éprouve point d'étourdissements.

Les jours suivants, l'amélioration se maintient ; l'embarras de la parole se fait à peine sentir ; la marche s'effectue sans difficultés notables ; seul, le bras gauche conserve de la faiblesse.

OBSERVATION LXI.

Congestion cérébrale ; — difficulté subite de la parole ; — pas de perte de connaissance ; — légère faiblesse dans les membres du côté droit.

Le 15 juin 1860, entrait, au n° 23 de la salle Sainte-Foy, le nommé Maizier, âgé de 71 ans, cordonnier, pouvant à peine *s'exprimer*, et montrant obstinément sa tête comme pour l'accuser du mal qu'il éprouvait. L'interne de service ordonne une application immédiate de trois ventouses scarifiées à la nuque, et l'on retire 300 gr. de sang.

Nous voyons le malade quelques heures après : bien que parlant très-difficilement encore, il le fait assez pour nous faire comprendre qu'il est sujet à des *étourdissements,* à des *vertiges,* et que depuis quelque temps il ne peut réaliser la marche sans être menacé de tomber ; aujourd'hui ces accidents ont éclaté avec plus d'intensité, et il a été presque subitement pris d'impossibilité de la parole, sans avoir cependant *perdu connaissance.* Il se sent beaucoup mieux depuis l'application des ventouses. La langue se meut avec lourdeur et difficulté ; un affaiblissement notable de la motilité existe également dans les membres du côté droit.

C'est la première fois, assure-t-il, que des phénomènes de cette nature se manifestent chez lui.

Le lendemain, le malade a récupéré la parole, et il serait difficile à qui n'en serait pas informé de dire quel genre d'accident il a éprouvé hier.

Mme la surveillante de l'infirmerie nous apprend que cet homme a des *habitudes alcooliques* invétérées ; toutefois, il ne présente pas actuellement de signe d'alcoolisme, notamment pas de *tremblement ;* ce qui suit démontre que si les accidents qui précèdent ont été influencés, ce qui est possible par les antécédents alcooliques, ils n'en étaient pas du moins le résultat immédiat.

En effet, le 18, et sans être sorti de l'infirmerie, le malade était repris des mêmes difficultés de la parole, et plongé dans un état passager de stupeur qui ne lui enlevait cependant pas la conscience ; mais il était permis de constater une légère augmentation dans la faiblesse paralytique du côté droit.

Du reste, ces phénomènes se sont rapidement dissipés à la suite d'une application prolongée de sinapismes et de l'administration d'un lavement purgatif.

Le malade a séjourné longtemps dans nos salles sans présenter de nouveaux accidents, et il est sorti le 3 septembre dans un bon état de santé relative.

Nous étudierons plus loin les troubles divers du langage parlé dans leurs rapports avec le ramollissement cérébral : mais il n'est pas indifférent de constater, dès à présent, que la variété de ces troubles établie par les faits qui précèdent, et qui tient à une *paralysie motrice* de l'organe principal de la parole (la langue), fait partie des manifestations symptomatiques de la période initiale ou congestive de cette affection.

En suivant pas à pas, pour ainsi dire, l'évolution progressive des manifestations par lesquelles paraît se traduire la congestion cérébrale prodromique, nous sommes arrivé et nous touchons à la limite qui unit, plutôt qu'elle ne les sépare, cet état morbide initial aux déterminations plus confirmées dont il est le précurseur, et qui constituent, à proprement parler, le ramollissement. Nous n'essayerons pas de fixer cette limite, ce qui serait d'ailleurs une tentative vaine, et, en tout cas, peu utile. Mieux vaut, ce nous semble, montrer comment s'établit la liaison symptomatique entre ces accidents initiaux préparateurs et les accidents qui caractérisent l'affection confirmée; comment, en d'autres termes, la congestion mène ou aboutit au ramollissement : nous aurons ainsi déterminé le point de départ et le point d'arrivée, et partant le véritable rôle qu'il convient d'assigner à l'état congestif dans le processus morbide.

Nous pourrions, reprenant et continuant les observations qui précèdent, montrer que, dans presque toutes, la maladie a comme fatalement abouti au ramollissement ; mais il suffira de remonter à quelques-uns des faits relatés *in extenso* au commencement de ce travail, pour saisir la filiation qui existe entre les phénomènes que nous venons de décrire et ceux qui appartiennent à la maladie confirmée ; nous éviterons, en même temps, de multiplier indéfiniment, et sans nécessité, les observations.

Chez le malade de l'observation IV (p. 12), les phénomènes congestifs prodromiques avaient été observés en février 1859 ; et il résulte des renseignements obtenus à cette époque que la paralysie dont il était affecté et qui datait de plus d'un an, s'était manifestée à la suite d'*étourdissements, sans perte de connaissance.* — Le 25 août 1860, l'hémiphlégie à droite est complète ; l'affaiblissement intellectuel est voisin de la démence ; le malade ne tarde pas à succomber. — Les lésions caractéristiques du ramollissement sénile ont été trouvées à l'autopsie : il est inutile de les rappeler ici. (V. p. 14.)

L'observation VII (p. 19), relative à un homme âgé de 79 ans, mérite d'être reprise textuellement, au point de vue qui nous occupe : « Ce malade était déjà venu réclamer nos soins quelques mois auparavant, pour des *accidents congestifs*, qui avaient consisté en étourdissements avec céphalalgie diffuse, menaces de chute quand il marchait, délire partiel d'activité locomotrice, confusion des idées et grande difficulté à les exprimer, le tout sans trace saisissable de paralysie. — Des applications réitérées de ventouses scarifiées à la nuque amenèrent un tel amendement de ces symptômes, qu'au bout de peu de jours, le malade put retourner dans sa division. Il ne fut l'objet d'aucun incident nouveau jusqu'au 27 octobre 1859, époque à laquelle il nous fut apporté dans l'état suivant : *perte de la conscience ;* impossibilité de la parole ; paralysie complète du mouvement et du sentiment du côté droit..., hémiplégie faciale du même côté, etc. L'autopsie révèle un vaste foyer de ramollissement impliquant à la fois le corps strié et la couche optique gauches, et plusieurs circonvolutions du même hémisphère. (Voir p. 20.)

Que l'on suppose inconnus les phénomènes qui ont précédé l'attaque apoplectiforme par laquelle s'est terminée la maladie, cette attaque sera certainement regardée comme constituant le premier acte de celle-ci et par conséquent l'un de ses modes de début : telle est, pour le dire par anticipation, la source de l'erreur de ceux qui confèrent au ramollissement sénile un début presque toujours *apoplectiforme.*

Quoi qu'il en soit, n'est-ce pas à un processus semblable que se rapporte également ce que nous avons consigné dans l'observation II (p. 7) sur les antécédents du malade qui en fait l'objet : « Nous avons appris qu'il n'y avait rien de *brusque*, de *subit*, dans le développement des accidents ; et que ceux-ci, au contraire, s'étaient déclarés *très-lentement* et *progressivement*. » Ajoutons que dans une note que nous venons de retrouver concernant ce malade, il est fait mention très-explicite de phénomènes congestifs observés sur lui par nous-même antérieurement aux accidents plus graves qui ont constitué la période terminale de la maladie.

De même pour le malade de l'observation VIII (p. 20), il est expressément noté qu'avant la détermination confirmée, marquée par une attaque subite, apoplectiforme, il s'était manifesté un affaiblissement réel des facultés intellectuelles : « Les réponses aux questions qu'on lui adressait étaient embarrassées, peu satisfaisantes, etc. »

Sans vouloir, ainsi que nous l'avons dit, trop multiplier les faits, il nous est difficile de ne pas consigner ici sommairement le suivant, tant s'y trouvent nettement exprimées et l'évolution progressive des symptômes, et la relation intime des phénomènes précurseurs de nature congestive avec les manifestations de la maladie confirmée.

Un homme de 65 ans, le nommé Thibout, sujet depuis plusieurs mois à des étourdissements fréquents et à des vertiges, et voyant ces phénomènes augmenter en intensité au fur et à mesure qu'ils se répètent, entre à l'infirmerie de Bicêtre (salle

Saint-Jean, n° 12) au mois de février 1860. Il se plaint de céphalalgie frontale, de tintements d'oreille et d'éblouissements tels, qu'il voit tous les objets voisins entraînés dans un mouvement continu de rotation et qu'il sent le sol se dérober sous lui, lorsqu'il est debout; dans ces conditions, la marche n'est possible qu'avec l'imminence d'une chute. Nous ne constatons, du reste, d'autres troubles fonctionnels qu'un léger affaiblissement de la motilité dans les membres du côté gauche. Après une seule application de ventouses scarifiées à la nuque et l'extraction par ce moyen de 350 grammes de sang, Thibout est momentanément débarrassé des accidents qu'il éprouvait, et il quitte le service le 22 février.

Un mois ne s'était pas encore écoulé depuis sa sortie, et Thibout revenait avec les mêmes symptômes céphaliques; mais cette fois il présentait, en outre, les signes d'un affaiblissement intellectuel notable, se traduisant par de la tendance à pleurer sans motif appréciable et par une atteinte déjà grave de la faculté de se souvenir; de plus, l'affaiblissement paralytique s'était accentué davantage, et impliquait les deux membres inférieurs, avec prédominance hémiplégique à gauche; le membre supérieur de ce côté était en même temps le siége de fourmillements; enfin de la constipation existait depuis quatre jours. On se hâte d'obéir à l'indication fournie par ce dernier symptôme en administrant une bouteille d'eau de Sedlitz. Une nouvelle

rémission se fait dans les phénomènes congestifs;
et bien que les accidents paralytiques persistent, le
malade peut retourner à sa division et reprendre
dans l'asile son existence habituelle.

Deux mois se passent sans qu'il soit l'objet d'un
incident nouveau, après lesquels il est repris encore
de phénomènes tout à fait semblables à ceux qui
ont été précédemment notés, savoir : douleurs
frontales, tintements, éblouissements, vertiges, et
de plus (symptôme d'apparition nouvelle), *difficulté de la parole*, tant par atteinte de la motilité
que de l'intelligence. La paralysie est maintenant
installée définitivement; les fonctions végétatives
commencent à s'accomplir involontairement et sans
conscience; la démence se confirme de plus en
plus; les émissions sanguines locales n'ont plus
l'efficacité relative qu'elles semblent avoir au début
des accidents. Le malade tombe dans un état de
mélancolie dépressive, avec refus des aliments, état
sur lequel nous nous proposons de revenir, et il ne
tarde pas à s'éteindre au milieu de cette espèce de
vie végétative, qui constitue la terminaison ordinaire de la maladie dans les cas semblables.

Dans l'étude des faits attentivement suivis depuis
l'éclosion, en quelque sorte, des phénomènes morbides jusqu'à leur confirmation définitive, nous
avons puisé les traits essentiels de la physionomie
symptomatique de la congestion cérébrale prodromique du ramollissement; la notion de cet état

pathologique serait néanmoins incomplète, si nous délaissions, comme l'ont fait la plupart des auteurs, l'étude et la description de tout un ordre de manifestations qui sont également dans sa sphère symptomatique, et que nous avons réservé volontairement pour un article spécial : il s'agit des *troubles de l'intelligence.*

ARTICLE III.

Symptômes de l'ordre mental : Délires partiels. — Délire ambitieux. — Manie avec agitation et incohérence. — Délire d'action. — États mélancoliques; mélancolie dépressive. — Hallucinations. — Troubles de la mémoire et de la parole, etc.

Nous avons déjà rencontré, chemin faisant, parmi les expressions symptomatiques de la congestion prodromique certains troubles intellectuels qui sont comme le premier degré des manifestations de cette espèce. A part l'*obnubilation* rapide qui caractérise le *vertige congestif*, et qui constitue, dans cet ordre de phénomènes, le trouble fonctionnel le plus simple, le plus élémentaire, pour ainsi dire, et en même temps le plus passager, nous avons vu se révéler déjà, dans plusieurs des faits précédemment rapportés, l'affaiblissement initial des facultés de l'intelligence, et cet affaiblissement se traduire surtout par certaines difficultés du langage, sur lesquelles nous aurons à revenir en détail.

Mais cet affaiblissement, qui prélude à la destruction successive et plus ou moins rapide des facultés, et qui mène à la *démence*, ne constitue pas, en cette circonstance, le seul mode de lésion intellectuelle; il en est un autre non moins important, c'est la *perversion* de l'intelligence, s'exprimant par des *délires* divers, généraux ou partiels, lesquels constituent certaines formes d'aliénation mentale qui, par un excès de spécialisation nosologique, sont demeurées plus ou moins méconnues.

On conçoit qu'en raison de sa fréquence, en quelque sorte vulgaire, et de son expression symptomatique si facilement saisissable chez le vieillard, la *démence* confirmée ait dû frapper l'attention des pathologistes; et cependant, qu'il nous soit permis de le dire ici par anticipation, combien n'a-t-on pas méconnu la signification nosologique réelle de cet état morbide, dont on a fait, pendant longtemps, une vague *entité*, tandis qu'il n'est en réalité que l'expression symptomatique complexe d'un grand nombre de maladies cérébrales et l'aboutissant fatal de presque toutes les vésanies; nous verrons comment et pourquoi le ramollissement sénile revendique sa part des phénomènes constitutifs de la démence, et comment il se rapproche par là de certains états pathologiques de l'ordre mental proprement dit.

Mais, si l'*affaiblissement général* des facultés n'a pu échapper aux descriptions de beaucoup d'auteurs il n'en a pas été de même de certaines *manifestations délirantes* partielles, qu'il n'est possible de constater et de saisir, le plus souvent, qu'à la faveur d'une grande assiduité d'observation, d'autant qu'elles sont quelquefois très-passagères. C'est sans doute parce qu'elles n'ont pas été aperçues, ou que, tout au moins, elles ont été mal interprétées, que quelques auteurs ont été conduits à signaler, ainsi que nous le verrons, l'absence d'une lésion intellectuelle dans des cas où l'analogie montre que cette lésion a dû exister.

§ 1er. — Parmi les formes diverses que peuvent affecter, chez le vieillard, en voie de ramollissement cérébral, ces manifestations délirantes, il en est une remarquable, à plus d'un titre, et qui, plus d'une fois, a vivement attiré notre attention : il s'agit d'une forme de *délire ambitieux*, dont il importe de justifier la réalité par quelques exemples.

OBSERVATION LXII.

Délire ambitieux éclatant subitement chez un vieillard de 64 ans. — Ce délire très-passager fait place à un embarras de la parole, consistant essentiellement dans l'impossibilité d'exprimer une idée, une tendance à substituer des mots vides de sens aux mots propres, et un embarras manifeste à les prononcer. — Pas de phénomène paralytique saisissable. — Signes de congestion cérébrale.

Un vieillard de 64 ans, le nommé Lanerie, se portait bien, à part une cataracte double qui avait nécessité son entrée à l'asile de Bicêtre, lorsque, le 2 août 1860, se promenant le soir dans les cours, avec plusieurs de ses camarades, il s'est mis presque tout à coup, sans transition aucune et sans à-propos, à parler de ses *châteaux*, de ses *palais* et de ses *millions*... En même temps sa parole s'embarrasse, il bredouille, et il est immédiatement conduit à l'infirmerie. Il s'y est, du reste, transporté lui-même, sans autre aide que le bras d'un garçon de service.

Le lendemain matin, à la visite, nous le trouvons dans l'état suivant :

Un air d'hébétude, à laquelle n'est sans doute pas étranger son état de cécité, est peint dans son regard ; ses réponses aux questions qu'on lui adresse sont incompréhensibles. *Il fait de vains efforts pour traduire sa pensée*, dont l'exercice, à en croire ses efforts, paraît mentalement possible. Ce n'est qu'à grand'-peine cependant qu'il rencontre quelques mots vides de sens et encore les prononce-t-il très-difficilement, avec une hési-tation particulière, comme du *bégayement*. Après quelque temps d'audition, nous croyons saisir le sens de quelques-unes de ses paroles : pour dire, par exemple, qu'on lui a donné à manger : « On m'a donné une petite *famine* », dit-il. On peut remar-quer que l'expression principale de la phrase, *famine*, a trait à l'action de manger.

Cependant, les mouvements apparents de la langue sont conservés, et en général il ne paraît pas y avoir chez cet homme de lésion ni de la motilité, ni de la sensibilité. Il se plaint seulement de la tête et nous fait entendre qu'il y éprouve surtout de la *lourdeur*.

C'est la première fois, autant qu'il nous a été possible de nous renseigner, que ce malade présentait de pareils accidents.

Le traitement sur lequel nous aurons à revenir devant re-prendre cette observation à un autre point de vue, a été dirigé vers les accidents congestifs.

Une amélioration générale se manifeste les jours suivants ; mais de temps à autre, Lanerie se livre à des divagations *am-*

bitieuses, et la lésion de la parole persiste plus ou moins. Ainsi, sept jours après son entrée, il nous demande un « *lendemain* » pour un lavement.

Le 15 août, il retombe presque complétement dans son état des premiers jours, lequel s'améliore encore.

Forcé alors de quitter l'hospice, nous laissons le malade dans cet état.

Du fait qui précède, mérite d'être immédiatement rapproché le suivant :

OBSERVATION LXIII.

Forme de délire monomaniaque ambitieux chez un vieillard de 81 ans. — Symptômes de congestion cérébrale.

Le nommé Launois (François), âgé de 85 ans, exerçant la profession de carrier, entrait à l'infirmerie (salle Saint-André, n° 25) le 7 juin 1860. Il était envoyé par la surveillante de sa salle, parce qu'on lui avait entendu dire, la veille, avec un peu d'exaltation, qu'il était *riche*, qu'il ne devait plus rester là, que ses moyens lui permettaient désormais de vivre dans sa famille ; qu'il était, du reste, en possession de titres officiels, à l'appui de ses prétentions.

Lorsque nous l'avons examiné, il nous a en effet répété et soutenu le même thème avec une assurance et une conviction telles, qu'il aurait pu en imposer et faire croire qu'il y avait tout au moins un fond de vérité dans ses assertions. Mais une particularité le trahissait : il prétendait que les titres en question étaient déposés chez M. le directeur de l'hospice. Or, il nous a été facile de nous convaincre qu'il n'en était rien. Du reste, il était impossible de le faire s'expliquer sur ses prétendues richesses : il se contentait de répondre qu'elles étaient plus que suffisantes.

Jamais, autant qu'il nous a été possible de nous en assurer, il n'a eu d'accident apoplectique, et nous ne constatons actuellement aucun trouble du côté des organes de la locomotion; seulement les yeux sont brillants, le visage rouge et animé, la parole précipitée et s'accompagnant de gesticulations. Point de fièvre; appétit à peu près conservé. La nuit est assez calme.

Le 8 juin, à la visite du matin, il nous parle encore de sa situation fortunée et des titres qui la lui assurent; il désire porter ces titres chez le notaire. « Malheureusement il ne peut pas plaider lui-même son affaire, n'étant pas connu de la justice... »

Les jours suivants, même idée fixe : « Il faut que les papiers soient remis le 23 courant, au plus tard, chez le notaire. De plus, un certificat lui est nécessaire, etc.

Le 11. Les papiers sont enfin au ministère; le malade paraît se soucier beaucoup moins de l'objet de sa préoccupation; pour la première fois il change spontanément de sujet de conversation, et nous raconte qu'il a eu plusieurs frères et ce qu'ils sont devenus dans les guerres de l'Empire. — Il sort de l'infirmerie pendant quelques jours, débarrassé en apparence de sa préoccupation délirante.

Revenu, le 16 novembre 1860 (salle Saint-Foy, n° 3), pour une bronchite catarrhale avec emphysème pulmonaire, nous avons pu constater que, bien que parfaitement calme, il conservait encore comme profondément enracinée dans son esprit l'idée principale qui avait fait la base de son délire.

A part la forme remarquable du délire sur laquelle nous aurons à revenir, le premier des deux cas qui précèdent offre également un exemple de lésion de la parole, dont la coïncidence avec les manifestations délirantes deviendra bientôt, pour nous, le motif d'un légitime rapprochement entre la maladie qui nous occupe et une affection qui est aujourd'hui du domaine exclusif de la pathologie mentale.

Quoi qu'il en soit, nous trouvons plusieurs cas semblables à ceux que nous venons de relater parmi les observations des auteurs, et notamment parmi celles que nous leur avons empruntées. Ainsi, dans un fait appartenant à Durand-Fardel (1), nous lisons :

« Une femme, âgée de 66 ans, entrée le 19 mars 1838 dans la division des aliénées de la Salpêtrière, mourut le 4 juin 1839. A son entrée dans le service, sa maladie avait été caractérisée sur le registre de la division : *manie aiguë avec agitation et grande incohérence des idées.* En effet, elle était fort agitée, se *croyait riche, parlait de parures, de bijoux,* mais au commencement seulement. »

Ce qu'il importe de noter dans ce fait, c'est que ce fut au *commencement seulement* que se manifestèrent les idées ambitieuses ; et il est probable qu'elles furent très-passagères.

A l'autopsie, on constata un *ramollissement des circonvolutions cérébrales* dans une très-grande étendue, des *adhérences* de la pie-mère, etc.

____

(1) Durand-Fardel, *loc. cit.*

Les faits empruntés à Calmeil pourraient nous fournir plusieurs exemples de l'existence de ce délire ; mais la plupart de ces faits se rattachent plus particulièrement à la paralysie générale proprement dite. Cependant, parmi les observations intitulées par Calmeil lui-même, « faits d'encéphalite locale, » il en est une qui paraît appartenir de droit à la catégorie symptomatique que nous essayons d'établir.

Il s'agit d'un homme de 76 ans, qui depuis long-temps avait eu du délire mélancolique, et aussi des manifestations de délire ambitieux, lesquelles avaient nécessité sa réclusion dans une maison d'aliénés. « Après la catastrophe qui a entraîné sa ruine (revers de fortune), il se dit fils de Louis XV, et se croit victime de machinations secrètes. » Bien qu'une amélioration se soit produite, il n'a pourtant pas complétement renoncé à *l'idée qu'il est issu du sang royal*.

Nous avons vu, du reste (p. 56), que les circonvolutions du cerveau de ce malade ont été trouvées, à l'autopsie, le siége de lésions caractéristiques et étendues.

§ 2.— Dans les deux faits qui nous sont propres, le délire ambitieux est, à peu de chose près, unique, isolé ; mais déjà dans les deux cas qui les suivent, ce délire s'allie à des manifestations plus accentuées et plus violentes, puisqu'on y observe de l'agitation maniaque. Et, en effet, à une certaine période du ramollissement cérébral, des manifestations délirantes peuvent se produire, lesquelles revêtent les caractères de la *manie*, avec *agitation* désordonnée, avec *incohérence* dans les idées et dans leur expression. Calmeil l'a déjà dit avec raison : « la coïncidence d'un *délire très-actif*, d'un *véritable état d'aliénation mentale*, avec la formation d'une encéphalite locale chronique, est bien plus fréquente qu'on ne le pense généralement. »

C'est très-probablement à ces formes de délire que doivent être rapportées les désignations vagues et peu explicites qui abondent dans les descriptions des auteurs de : *délire* (sans qualification), *délire vague*, *délire loquace*, *agitation*, *délire actif ou d'action*, *agitation avec incohérence*, *aliénation*, etc... Il suffit, pour s'en convaincre, de chercher la caractéristique des troubles intellectuels dans les cas dont nous avons donné précédemment le résumé ; ainsi, pour ne prendre que les faits de Rostan, voici comment s'y trouvent désignés les symptômes intellectuels :

« Sort des aliénées, où elle était depuis 15 mois. »

« S'est levée plus de trente fois dans la nuit, croyant avoir besoin d'uriner » (délire d'action).

« Délire ;... stupeur remarquable. »

« Aliénée ; délire continuel. »

« Passe dans son dortoir pour avoir le cerveau un peu dérangé. »

« La raison paraît s'altérer ; délire ; somnolence. »

« Dans la nuit du 25, un *délire assez violent* eut lieu, etc. »

Malgré tout le vague de ces descriptions symptomatiques, relativement aux troubles intellectuels, il n'est pas assurément impossible d'y saisir la désignation de quelques-unes des formes de délire que nous cherchons à mieux déterminer et particulièrement de la forme maniaque.

Mais voici des faits plus caractéristiques et que nous avons observés nous-même avec toute l'attention possible.

OBSERVATION LXIII bis.

Il s'agit, en premier lieu, d'un malade dont il a déjà été question (p. 26, obs. X). Nous ne reprenons ici que la partie de son histoire ayant trait à la question qui nous occupe.

« Aujard (84 ans) donnait depuis deux jours les signes d'un dérangement intellectuel qui l'avait fait remarquer dans son dortoir, et dont les bruyantes manifestations étaient devenues incompatibles avec le repos de la salle. La nuit, il parlait à haute voix, sans motif ni suite, se levait de son lit et se promenait sans but de tous côtés. Amené dans le service (n° 21, Saint-André), il a dû être maintenu dans son lit par la camisole de force.

« Le 20 novembre, après une application de ventouses scarifiées à la nuque, il est un peu plus calme. Il paraît avoir conscience de l'état par lequel il vient de passer comme à travers un rêve. « Sa tête, nous dit-il, avait *déménagé*, et il venait de traverser de grandes et rudes épreuves, d'où il était, du reste, bravement sorti, grâce à Dieu. » Toutefois, une certaine animation du regard, un peu de gesticulation et une tendance irrésistible à parler, alors même que l'on ne prête plus attention à ses discours, ne permettent guère de méconnaître l'imminence d'une rechute prochaine.

Le 23, il a fait, pendant la nuit, une excursion hors de son lit, mais en se tenant calme.

Le 26, il nous déclare se porter à merveille : « Je ne varie plus, » dit-il, et tout aussitôt il ajoute : « Je suis *mobile*, mais *immobile*. » L'incohérence est flagrante.

Le 30, le retour du délire est complet. Le malade s'agite violemment dans son lit; il se lève à tout instant, s'habille tant bien que mal, et s'en va ne sait où. Il dit et répète *qu'on lui vole son argent*, profère à haute voix des phrases sans suite, et trouble par sa bruyante loquacité le repos des autres malades au point qu'il a dû être transféré dans la salle des convalescents. Du reste, point de manifestations du côté des organes respiratoires ; point de paralysie localisée ; langue sèche, sans état fébrile notable.

Les jours suivants, le délire se continue avec des alternatives d'exacerbation et de calme. La camisole est constamment nécessitée.

Le 24 décembre, surviennent, du soir au lendemain, deux oreillons, et le malade tombe dans une dépression profonde qui tend vers le coma. Il succombe le 26, dans la nuit.

A l'autopsie, déjà racontée dans tous ses détails (p. 28), l'on constate : une double altération sous forme d'*ulcérations* de la surface des circonvolutions cérébrales (cornes antérieures), coïncidant avec une altération de même nature des deux corps striés, partie antérieure.

Les phénomènes que nous cherchons à mettre en relief se montrent d'une manière encore plus accentuée dans le fait suivant :

OBSERVATION LXIV.

Variété de délire maniaque avec incohérence, chez un vieillard de 73 ans. — Lésion de la parole. — Anesthésie et analgésie complètes non permanentes. — Hallucinations passagères de la vue.— Signes de congestion cérébrale.

Le nommé Joineaux, âgé de 73 ans, menuisier, couché le 3 décembre 1860, au n° 11 de la salle Saint-André (Bicêtre), se *déclare fou*. Il parle avec animation et gesticule beaucoup ; il accuse des *étourdissements* sans céphalalgie ; il ne présente du reste, à l'examen le plus attentif, aucune manifestation paralytique saisissable. Il a été trouvé, la nuit, assis sur une chaise à côté de son lit, sans qu'il ait pu dire le motif de cette situation. Le matin, de très-bonne heure, on le voit chercher ses habits, les revêtir à moitié, et partir pour aller ne sait où. Depuis quelques jours il refuse tout aliment dans sa division ; il existe chez lui un embarras manifeste de la parole, lequel consiste principalement *à glisser sur certains mots, et à n'en prononcer qu'une partie ;* pas d'état fébrile.

L'œil droit est complétement privé de la vue, et en interrogeant les antécédents du malade, nous apprenons qu'étant militaire, il a reçu une balle dans la joue droite, laquelle a pénétré par l'os molaire jusqu'au plancher de l'orbite. — La balle a-t-elle été extraite ? Le malade dit oui.

Malgré une application de ventouses scarifiées à
la nuque, de manière à extraire 300 à 350 grammes
de sang, la même agitation avec gesticulation continue; le malade s'impatiente fort quand il veut
parler, et se donne beaucoup de peine pour ne rien
dire; l'incohérence dans les idées et les paroles est
manifeste; le facies est animé, vultueux; les yeux
brillants; il y a de l'anhélation quand il parle ou
essaye de parler; un peu de carphologie aux membres supérieurs, pas de fièvre.

L'agitation éclate surtout la nuit : constamment
le malade veut descendre de son lit. Les bras et
les mains sont agités de mouvements incessants,
non convulsifs; il ramasse et empile ses couvertures, répond par signes à ceux qui lui parlent,
signes d'ailleurs incompréhensibles. Il a été impossible à sa famille de s'entendre avec lui
pour mettre ordre à ses affaires. Il ne profère
aucune plainte, n'accuse pas de douleur. — 12
sangsues sont appliquées aux apophyses mastoïdes,
et un lavement purgatif est en même temps ad-
ministré.

Loin de s'atténuer, le délire fait des progrès:
pendant la nuit, Joineaux a tout remué sur son lit,
tout renversé; il s'agite constamment, mais sur
place. Le matin, nous le trouvons complétement
découvert, étendu sur la paillasse, et tourné vers
l'oreiller auquel *il adresse la parole*. Lorsqu'on l'appelle, il finit par prêter quelque attention à ce qu'on
lui dit, mais ses réponses sont incompréhensibles;

il répète automatiquement les mots qu'il entend prononcer autour de lui : l'on dirait d'un véritable état maniaque ; le facies en a l'expression ; l'œil est hagard par moments.

Interrogeant l'état de la sensibilité, nous constatons une *anesthésie* et une *analgésie* généralisées, *complètes*, *absolues*, comme au début de la paralysie générale dans certains cas : ainsi, une épingle enfoncée tout entière dans une région quelconque de la surface du corps, non-seulement ne produit pas de douleur, mais ne provoque même pas l'attention du malade. La motilité, au contraire, ne paraît pas sensiblement modifiée, il y a seulement un peu d'hésitation dans la marche.

Il résulte de quelques renseignements puisés près de la famille du malade, qu'il aurait commencé, il y a environ trois ans, à présenter quelques symptômes de sa maladie actuelle.

Quoi qu'il en soit, le 11 décembre, le malade, après un bain prolongé et une douche sur la tête d'environ cinq minutes, alternativement en jet et en pluie, est subitement pris comme d'un accès d'excitation maniaque, beaucoup plus intense que les précédents ; accès caractérisé par une agitation désordonnée des bras et des jambes, une loquacité incessante et incohérente, et une expression de fureur alternant avec un sourire presque sardonique. L'accès, du reste, n'a eu qu'une très-courte durée, et à part la continuation d'un peu de loquacité, le reste de la journée et de la nuit a été parfaitement paisible.

Les jours suivants, la physionomie est plus tranquille ; les paroles sont mieux coordonnées, et les réponses aux questions qu'on lui adresse un peu plus logiques. L'état d'agitation a presque complétement cessé. Chose remarquable, le moindre pincement de la peau détermine un cri de douleur et d'impatience, tandis que récemment encore l'enfoncement dans les chairs d'une épingle tout entière ne provoquait même pas l'attention du malade.

L'amélioration continue les jours suivants ; le malade ne se plaint que d'une grande chaleur. La peau est chaude, en effet, mais le pouls n'est nullement fébrile. Il a un peu la conscience de son état antécédent ; il manifeste du chagrin d'entendre *tousser ses voisins ;* il trouve étonnant de n'avoir point mal à la tête, « car, dit-il en montrant celle-ci, il reste quelque chose là... Qu'est-ce ? Je n'en sais rien. »

Nous avons laissé le malade dans cet état, à notre départ de Bicêtre, le 1er janvier 1861.

Le cas qui précède n'offre-t-il pas un exemple de véritable *manie congestive ?* L'état *d'analgésie et d'anesthésie absolues et généralisées* mérite d'être soigneusement noté, et cette particularité que nous ne faisons que signaler en ce moment, constituera bientôt l'un des éléments du rapprochement que nous espérons établir, en le justifiant, entre l'affection qui nous occupe et une maladie qui fait partie du cadre spécial de la pathologie mentale, la *paralysie générale*.

A part la forme du délire, la marche des accidents et leur aggravation par la récidive confèrent au fait suivant un véritable intérêt.

OBSERVATION LXV.

Forme de délire et d'agitation maniaques avec incohérence. — Délire d'activité locomotrice. — Lésion de la parole consistant à couper les mots en deux ou à les substituer. — Signes de congestion cérébrale. — Récidive.

Heilmann (Nicolas), âgé de 79 ans, tourneur, entré le 23 avril 1860, au n° 3, Saint-André, *divague* presque complétement depuis deux jours. A tout instant il descend de son lit, s'habille et veut partir pour aller... il ne sait où. Lorsqu'il est remis dans son lit, il remue sans cesse les draps et les couvertures, et se parle à lui-même. En même temps que de l'incohérence dans les idées, l'on observe chez lui une difficulté de la parole consistant essentiellement à *couper les mots en deux*, ou à les substituer les uns aux autres, sans appropriation. Dans cette constatation attentivement faite de la lésion de la parole, nous avons eu soin de tenir compte de la provenance semi-allemande du malade (il est de Colmar).

Son facies est animé, les yeux sont brillants; de l'expression de fureur il passe à une expression d'engouement avec une grande mobilité. Il ne se plaint pas, du reste, et se fâche quand on lui demande s'il est malade; il n'y a pas de fièvre ni de symptômes du côté des organes respiratoires.

Il est avéré que le malade n'a pas des habitudes alcooliques.

Il ne paraît pas non plus avoir eu d'accidents paralytiques antérieurs; la motilité et la sensibilité ne sont pas actuellement impliquées d'une façon appréciable.

Après une application de ventouses scarifiées à la nuque, de façon à extraire 350 gr., de sang, l'administration d'une pilule d'opium de 0,05 la nuit, le malade est plus tranquille; il a eu de la somnolence depuis hier et est un peu abattu. L'irrésistible impulsion à se mouvoir et les autres manifestations délirantes paraissent calmées.

L'amélioration continue les jours suivants, et le délire, après quelques alternatives, finit par disparaître.

Le 3 mai, le malade se dit *bien guéri*, et demande son exéat. De fait, il est très-bien; on ne lui refuse que par précaution sa sortie, qui lui est accordée le 8. Toutefois, l'intelligence demeure notablement affaiblie.

Cinq mois après, le 26 septembre 1860, ce malade est ramené à l'infirmerie et couché au n° 10, Saint-André. Il arrive de Colmar, où il était en congé dans sa famille, et où il a été repris des mêmes accidents que ceux que nous lui avons vu présenter plus haut, savoir : impulsion irrésistible à se mouvoir ou à remuer quelque chose, délire loquace, monologues incohérents; miction et défécation, sans discernement, là où il se trouve, dans la salle, avant d'être contenu. Ces derniers symptômes témoignent d'une aggravation des lésions intellectuelles. De plus, il ne prononce les mots qu'*à moitié* ou pas du tout, et n'arrive à composer que des fragments de phrases incohérentes. La sensibilité générale est manifestement plus obtuse que précédemment; la motilité n'est pas atteinte d'une façon appréciable.

La langue est rouge, sèche, un peu rugueuse, et il y a un léger mouvement fébrile. Le malade tousse un peu et l'auscultation révèle l'existence de quelques *manifestations aiguës* d'une bronchite catarrhale chronique.

Pendant une application de ventouses à la nuque, à laquelle nous avons assisté, le malade a été fort agité, et n'a cessé de crier : «A la garde.»

Cependant l'agitation se calme, mais le délire loquace continue à se manifester. L'embarras de la parole est plus prononcé ; il n'y a point de manifestation paralytique saisissable ; l'état du malade permet d'ailleurs difficilement des recherches minutieuses de ce côté, car l'état pulmonaire s'aggrave, et il existe un double engouement confirmé. La dyspnée est extrême, le facies déprimé, le pouls faible et irrégulier ; l'aggravation des accidents pulmonaires constitue une imminence prochaine de terminaison funeste.

La mort arrive en effet le 4 octobre, dans la soirée.

Malheureusement, et contre notre volonté, l'autopsie n'a pu être pratiquée.

Nous pourrions, s'il en était besoin, multiplier ces exemples de manifestations délirantes de forme maniaque, éclatant à la période initiale du ramollissement, car il suffit d'être averti de leur possibilité pour en rencontrer des cas nombreux : mais, pour montrer combien, d'un autre côté, ils peuvent facilement échapper à l'observation, en raison de la durée quelquefois très-rapide et toute passagère des accidents dont il s'agit, nous relaterons encore ici le fait suivant :

OBSERVATION LXIX.

*Délire d'activité locomotrice et accès d'agitation maniaque très-pas-
sagers. — Signes de congestion cérébrale.*

Le 10 mai 1860, Pesteau (Louis), âgé de 70 ans, était pris,
sans motif appréciable, d'un besoin d'agitation incessante.
Il se lève de son lit, court à droite et à gauche sans savoir
pourquoi, défait et refait son lit, s'habille et se déshabille....
Cet état exige la contention par la camisole de force. Celle-
ci est à peine placée, que le malade est pris d'un *accès furieux*,
lequel a mis ses jours en danger en déterminant un état d'asphyxie imminente favorisée par un emphysème pulmonaire
préexistant.

Cependant, l'accès s'est calmé, et nous avons trouvé le malade assez tranquille pour essayer l'enlèvement des liens
contentifs. — Des sinapismes ont été promenés sur les membres inférieurs, et le reste de la nuit s'est bien passé.

Le lendemain matin, 11 mai, à la visite, le malade nous
déclare que sa tête est *très-embarrassée*. Il *délire* encore un
peu sur sa profession de tuilier. Le facies est injecté, vultueux, la parole précipitée, le geste animé. — On administre
un bain prolongé.

Le 12. L'excitation est très-atténuée, mais il y a toujours
un peu de délire d'action sur place. Le malade continue
d'ailleurs à se plaindre de la tête et dit y éprouver comme des
étourdissements. — Une saignée de 400 grammes est pratiquée.

Le 13. La saignée n'a point de caractère franchement
inflammatoire et présente un caillot *passif*, glutineux, avec
sérosité abondante. Le malade se dit très-soulagé et est parfaitement tranquille.

Le lendemain, il demande instamment son exeat, qui lui est accordé.

Bien que la consécration nécroscopique manque dans les trois derniers faits, il serait difficile, de par l'analogie, de ne pas rattacher les symptômes intellectuels qu'ils ont offerts, aux mêmes altérations que celles trouvées et décrites chez le nommé Aujard, altérations qui, au degré près, sont *caractéristiques de tout ramollissement spontané de la couche corticale des circonvolutions.*

§ 3. — Quoi qu'il en soit, nous avons vu le délire revêtir tantôt la forme d'une manie véritablement orageuse, tantôt celle d'une manie ambitieuse; il peut également présenter celle d'une *lypémanie,* avec tous les caractères de dépression que l'on rencontre si souvent dans le champ propre de l'aliénation mentale. Nos premières observations offrent deux exemples remarquables de cette forme symptomatique.

Voici ce qui a été noté dans l'obs. 2, et qui mérite d'être répété textuellement :

« Une expression remarquable de profonde tristesse est empreinte sur la physionomie du malade. Toute question qui provoque de sa part une intervention de *la mémoire* demeure non satisfaite ; d'ailleurs, pour obtenir de lui une réponse quelconque, il faut le presser, le tourmenter, et lorsque enfin il se décide à parler, il le fait avec une *lenteur* et une paresse telles que la plus angélique patience à l'écouter serait lassée. Cependant, la langue paraît jouir de l'intégrité de ses mouvements apparents. Depuis quelque temps, et encore aujourd'hui, le malade *refuse obstinément toute espèce d'aliments*. Il est indifférent à tout ce qui l'entoure, bien qu'il ne présente aucun symptôme de nature comateuse, et veut se laisser mourir. Sa situation générale, en un mot, se résume assez bien dans un état de *mélancolie dépressive* presque avec de la stupeur. » On a dû recourir à l'alimentation forcée par la sonde œsophagienne (1).

Bien que la forme *dépressive* et *apathique* de la mélancolie soit la plus fréquente chez le vieillard en voie de ramollissement, il n'est pas impossible, il n'est même pas rare de la voir se traduire par *l'impulsion au suicide*.

Nous avons vu, dans ces conditions, deux vieillards âgés, l'un de 65 ans, l'autre de 70 ans, dont il serait superflu de reprendre ici l'observation entière, se précipiter du troisième étage de l'infirmerie de Bicêtre, le premier du haut de l'escalier, le second par une fenêtre. Il est à peine besoin d'ajouter que la mort, déterminée par des lésions traumatiques nombreuses et des plus graves, a été, dans les deux cas, la suite immédiate de cette chute spontanée.

---

(1) Il existe quelquefois, dans ces circonstances, un état gastro-intestinal, dont il importe de tenir compte dans l'appréciation du refus d'aliments : tel est le cas du malade de l'obs. III.

Le 21 juin 1863, nous observions, à la préfecture de police, avec notre excellent maître, le Dr Lasègue, un vieillard de 68 ans, lequel présentait tous les signes du ramollissement cérébral en voie de développement : il y avait près d'un an que s'étaient montrées les premières manifestations de cette maladie; et, bien qu'une chute de 15 pieds de hauteur (le malade est maçon) paraisse avoir précédé l'apparition des accidents cérébraux, la marche et la nature de ces accidents ne permettaient pas de les rapporter à une cause traumatique. Ajoutons, d'ailleurs, que ce traumatisme remontait à plus de deux ans.

Quoi qu'il en soit, à part les signes d'un affaiblissement intellectuel très-notable, Gaudoin (ainsi se nommait le malade) était en proie à une *mélancolie profonde* avec idée de destruction de soi, n'ayant, d'ailleurs, aucun motif plausible au service de cette idée; déjà il avait plusieurs fois essayé d'y donner suite, et tout récemment il avait tenté de se couper le cou avec un *méchant couteau*. C'est à cause de cette tentative qu'il était amené à la Préfecture.

Un assez grand nombre de cas semblables pourraient nous être fournis par les auteurs qui ont écrit sur la pathologie de la vieillesse : Marcé, notamment, dans ses Recherches cliniques et anatomc-pathologiques sur la démence sénile, en a relaté quelques-uns qui trouveront d'autant mieux ici leur place, au point de vue qui nous occupe, que nous en avons observé plusieurs en commun avec cet auteur regretté.

Un vieillard de 63 ans, le nommé Baudry, entré à Bicêtre, le 7 février 1862, « a eu, il y a dix mois, un accès apoplectiforme avec hémiplégie à gauche. Après être resté trois jours sans connaissance, il est revenu peu à peu à lui et a recouvré progressivement une partie des mouvements du côté gauche ; mais la parole est restée embarrassée, l'intelligence affaiblie ; *il est devenu triste, soucieux, et a fait, avant son entrée, une tentative de suicide par pendaison*....... Pendant la journée, il vit à l'écart, se lamente sur une somme qu'il dit avoir perdue, répétant *qu'il est ruiné, qu'il doit mourir*, et offrant d'ailleurs beaucoup de monotonie dans son délire..... Les idées mélancoliques se sont progressivement améliorées, et le 6 juin, jour de la sortie du malade, elles avaient totalement disparu.... »

Le 23 mai 1861, entrait à Bicêtre le nommé Gordschacow (65 ans), lequel, à la suite d'une attaque apoplectiforme, sans perte complète de connaissance, avait conservé de l'embarras de la parole et un affaiblissement notable de l'intelligence avec accès d'agitation et insomnie..... « A ces symptômes se sont ajoutées des *idées mélancoliques* : le malade parle de mettre fin à ses souffrances ; *il se jette à l'eau* une première fois ; il tente ensuite de *se pendre*, de s'asphyxier à l'aide du charbon, de l'eau de Javelle.... Au bout de peu de jours, il se calme, retrouve du sommeil, tout en restant très-irritable.... La démence fait des progrès, les évacuations deviennent involontaires; le malade succombe à une pneumonie.

« L'examen du cerveau permet de constater des cicatrices multiples dans les corps striés et les couches optiques des deux côtés; des lacunes dans la protubérance annulaire, et une altération non généralisée de la structure des circonvolutions cérébrales dans leur couche corticale (parois des capillaires infiltrées de granulations pigmentaires; cellules et tubes nerveux déformés, jaunâtres, couverts de granulations athéromateuses). »

Il est des cas où, comme dans le suivant, les *excès alcooliques* ont une influence réelle, et qu'il ne faut point négliger, sur la détermination et la forme des idées délirantes :

« Il y a sept ans, Baillet (60 ans) a eu une attaque apoplectiforme avec perte de connaissance, embarras passager de la parole et faiblesse du côté droit. On attribue cet état morbide aux *excès alcooliques* que le malade commettait depuis longtemps.... Son caractère, pendant plusieurs années, resta *sombre, taciturne ;* il eut même quelquefois des idées de *suicide....* Entré à Bicêtre (le 22 mai 1862), Baillet resta dans les mêmes dispositions morales, et les idées de suicide reparurent plus intenses que jamais. Une fois, *il se donne deux coups de couteau à la gorge, une autre fois il voulut se pendre.* On dût le faire passer à la division des aliénés... Il es t sombre et silencieux ; il répond difficilement et par monosyllabes aux questions qu'on lui adresse ; son attitude, sa démarche, indiquent un état de stupeur très-accentué : figure congestionnée, regard hébété et défiant, etc. Il succombe le 4 juillet aux suites d'un érysipèle généralisé, qui a pour point de départ la plaie d'un séton à la nuque.

« A l'autopsie : foyers multiples de ramollissement, lacunes nombreuses dans le centre striées et optiques ; circonvolution amaigries, etc. » (1)

Telle est la forme mélancolique, avec ou sans stupeur, et idée de suicide. Nous avons seulement voulu faire ici la preuve de son existence par les faits et montrer sa physionomie symptomatique ; nous aurons à y revenir plus tard dans un chapitre spécial dans lequel nous nous proposons de reprendre la description générale caractéristique de ces formes délirantes chez le vieillard. Il est néanmoins permis, dès à présent, d'entrevoir l'analogie de plus que les faits précédents établissent entre la maladie dont ils sont l'expression et la paralysie générale dans l'une de ses formes, celle qui est caractérisée par la prédominance d'un état mélancolique, et à laquelle Calmeil donne pour cela l'épithète de *lypémaniaque* (1).

(1) Marcé, *Recherches cliniques et anatomo-pathologiques sur la démence sénile*, etc. ; extrait de *la Gazette médicale de Paris*, 1863, p. 61, 62, 63.

§ 4. — Si, à la période congestive du ramollissement sénile, les *hallucinations* ne font pas complétement défaut, elles sont, il faut en convenir, fort
rares, plus rares surtout que les formes de délire
qui viennent d'être mentionnées : c'est à peine si
nous en trouvons un cas parmi les faits nombreux
observés par nous et dont la plupart sont relatés
dans ce travail. Ce cas est celui du nommé J...,
rapporté plus haut (p. 282) dans tous ces détails.
L'existence d'hallucinations de la vue, chez ce malade, a paru se révéler, dans un accès d'agitation
maniaque, par son attitude et ses discours adressés
à l'oreiller du lit dans lequel il était couché, et
qu'il semblait personnifier : il s'agirait même en ce
cas, comme on le voit, plutôt d'une *illusion* que
d'hallucinations réelles.

Il est, dans ces conditions, une cause d'erreur facile dont il importe d'être averti, pour rapporter à
sa véritable origine le délire hallucinatoire : c'est
l'intervention de l'alcoolisme et son influence sur
la détermination de ce délire; n'est-ce pas à une
semblable influence qu'il faut attribuer l'hallucination visuelle à forme spéciale signalée par Durand-
Fardel dans les termes suivants : «Une d'elles
(c'est-à-dire une des malades atteintes de ramollissement) *voyait un singe s'asseoir au pied de son
lit.* »

Le même auteur raconte que «chez une femme

____

(1) Calmeil, *loc. cit.*, t. I. p. 329 et suiv.

de la Salpêtrière *évidemment affectée de ramollisse-ment* et qui était habituellement plongée dans une mélancolie profonde, cette dernière vint à être remplacée par des *hallucinations :* elle entendait sans cesse ses voisins lui crier des injures ; la nuit, on s'occupait à troubler son sommeil ; les jours où elle était le plus agitée, c'était moi-même qui avais donné des ordres pour qu'on la tourmentât... » (1).

Les hallucinations de l'ouïe traduisant des idées de persécution sembleraient, en effet, devoir être l'accompagnement naturel et presque obligé de l'état lypémaniaque dont la prédominance, dans les conditions morbides qui nous occupent, n'est pas douteuse ; et cependant, rien n'est plus rare que l'existence parfaitement démontrée de ces hallucinations : la mélancolie, chez le viellard en voie de ramollissement, est essentiellement *dépressive* et *apathique*, et si elle s'exprime quelquefois par un délire de persécution, ce délire se meut, ainsi que nous le montrerons bientôt plus amplement, dans un cercle d'idées fort restreint et des plus monotones.

Il est, d'ailleurs, facile de se rendre compte, en général, de la rareté et presque de l'absence des hallucinations réelles chez le vieillard, en songeant combien sont réduits en lui, d'une part, le champ des manifestations psychiques, d'autre part, la sphère des plénomènes sensoriels. Tandis que la

______
(1) Durand-Fardel, *oper. citat.*, p. 328.

dissociation et la destruction successive des facultés
intellectuelles entraînent, pour ainsi dire, la destruction de l'origine *pyschique* de l'hallucination,
l'impossibilité plus ou moins complète de l'hallucination *sensorielle* résulte des états morbides divers
qui viennent frapper, comme autant d'infirmités
fatales, les organes des sens ; aussi les erreurs commises par ces derniers ne sont-elles le plus souvent
que l'effet immédiat des modifications fonctionnelles qui leur sont imprimées par ces états morbides (cataracte, amblyopie amaurotique, surdité, etc).
Du reste, c'est là, nous le répétons, un point sur
lequel nous aurons à revenir.

Aux diverses formes délirantes que nous venons
de passer en revue, s'allient presque constamment,
ainsi que les faits le démontrent, deux autres
ordres de phénomènes qui méritent dès à présent
de fixer plus particulièrement notre attention, ce
sont : 1° une sorte d'impulsion irrésistible qui implique la motilité et que quelques auteurs ont appelée *délire d'action ;* 2° *les troubles de la parole et
du langage,* si intimement liés aux lésions de l'intelligence.

§ 5. — DU DÉLIRE D'ACTIVITÉ LOCOMOTRICE
OU DÉLIRE D'ACTION.

Sous le nom de *délire d'action,* Prus a le premier,
sinon fait connaître, du moins bien décrit, cet
état qui consiste en un besoin, une impulsion *irré-*

sistibles à *se mouvoir*, ou à *mouvoir* quelque chose, sans motif, sans raison, sans un but déterminé. Mais en rattachant ce phénomène, comme symptôme, à ce qu'il appelait la *méningite* des vieillards, Prus méconnaissait assurément et sa véritable provenance, et plus encore l'altération génératrice ; il commettait d'ailleurs à cet égard une hérésie physiologique que beaucoup d'auteurs, même des plus modernes, ont partagée avec lui, relativement au siége organique des *lésions intellectuelles*, quelle qu'en soit la nature.

Quoi qu'il en soit, Durand-Fardel qui, après Prus, a parfaitement constaté et décrit cette espèce de délire, le mentionne particulièrement au nombre des troubles de l'intelligence dans le ramollissement aïgu, lorsque toutefois, dit-il, « *la maladie se développe graduellement.* » — Ce développement graduel est, en effet, une condition expresse de la manifestation du délire dont il s'agit ; et il y a, pour le dire en passant, entre cette donnée de la marche *lente, graduelle* de la maladie et l'épithète *d'aiguë* qui lui est, d'un autre côté, attribuée, une contradiction flagrante : cette contradiction est le fait d'une confusion, sur laquelle nous n'insistons pas ici, ne voulant pas anticiper sur un point de discussion que nous aurons bientôt à développer.

Quant au phénomène qui nous occupe et qu'on a appelé le *délire d'action*, il importe de remarquer (et les auteurs précités ont omis cette particularité) qu'il ne se montre jamais isolément et qu'il coïn-

cide habituellement avec un phénomène de même
nature, du côté de l'exercice des facultés intellectuelles. Ainsi, en même temps que se manifeste
irrésistiblement cette impulsion délirante dans les
actes, une agitation semblable se produit dans
l'expression de la pensée ; de part et d'autre, même
désordre et même incohérence ; dans les paroles
comme dans les actions se révèle la même influence morbide, c'est-à-dire le défaut de discernement et une lésion du principe d'incitation des
mouvements volontaires, deux facteurs symptomatiques de la démence.

L'assertion qui précède pourrait trouver sa justification presque dans chacun des faits nombreux
que nous avons rapportés : qu'il nous suffise d'en
reprendre quelques-uns à ce point de vue , ce sera,
en même temps, la meilleure manière de présenter
sous les traits les plus fidèles la manifestation symptomatique dont il s'agit.

L'un de nos malades, en même temps qu'il « *parlait*, la nuit, à haute voix, *sans motif ni suite*, se levait de son lit à tout instant, s'habillait tant bien
que mal, et se promenait sans but de tous côtés... »
(obs. LXIII *bis*, p. 280) ; un autre « a été trouvé,
la nuit, assis sur une chaise à côté de son lit, sans
qu'il ait pu dire le motif de cette situation... ; le
matin, de très-bonne heure, on le voit chercher ses
habits, les revêtir à moitié, et partir pour aller il
ne sait où... ! Constamment, il veut descendre de
son lit : les bras et les mains sont agités de mou-

vements incessants, non convulsifs; il ramasse et
empile ses couvertures...; il remue et renverse
tout, etc.... » En même temps que se produit cette
excitation locomotrice, « l'*incohérence* dans les idées
et les paroles est manifeste.... » (Obs. LXIV, p. 282).

Ces phénomènes d'agitation et d'incohérence si-
multanées dans les actes comme dans les discours
se reproduisent quelquefois avec les récidives congestives, ainsi que cela a eu lieu chez le malade de
l'obs. LXV (p. 286) : à une première attaque, « il
descend, à tout instant, de son lit, il remue sans
cesse les draps et les couvertures, et se parle à lui-
même; en même temps que de l'*incohérence* dans
les idées, l'on observe chez lui une difficulté de la
parole, etc. » Après cinq mois d'une rémission complète qui eût pu être prise pour une guérison, ce
malade était repris des mêmes accidents, savoir :
« impulsion irrésistible à se mouvoir ou à remuer
quelque chose, délire loquace, monologues incon-
hérents, miction et défécation, sans discernement,
là où il se trouve, etc. »

Cette impulsion locomotrice est tellement impé-
rieuse qu'on voit quelquefois les malades lui obéir,
alors même que leurs membres sont soumis à un
commencement de paralysie; voici ce que nous
avons consigné dans notre obs. III (p. 10) : « Le
malade se lève pendant la nuit, *malgré son état semi-
paralytique;* il est sans cesse occupé à chercher
quelque chose parmi ses couvertures qu'il remue
sans désemparer; il se promène aveuglément dans

la salle, et réalise la miction là où il se trouve, sans discernement, ni conscience... »

L'uniformité de ces descriptions nous dispense de les multiplier : elle témoigne suffisamment de la réalité et de la constance du phénomène symptomatique dont il s'agit ; nous aurons à apprécier plus tard la valeur sémiologique de ce symptôme. Mais est-il possible de ne pas être frappé, dès à présent, de l'analogie presque complète qui existe entre l'état qui vient d'être décrit et celui que l'on observe si fréquemment à une certaine période de la *paralysie générale,* état dans lequel les malades éprouvent comme un besoin irrésistible d'agir et de se mouvoir perpétuellement, ne cessent de marcher sans but déterminé, touchent, remuent, placent et déplacent les objets qu'ils ont sous leurs mains, se lèvent et se couchent sans motif et sans opportunité, s'habillent et se déshabillent avec défaut plus ou moins complet d'appropriation des vêtements, etc...? Or, chez ces malades, la même impulsion, le même désordre, la même incohérence se produisent dans les *manifestations parlées,* pourvu, bien entendu, que les altérations si remarquables de la parole n'aient pas encore abouti à son impossibilité absolue.

Que signifient, pour le dire en passant, de telles analogies trop méconnues ou trop négligées en pathologie cérébrale, sinon que l'identité de trouble fonctionnel implique, tout au moins, identité du

siége organique de la lésion ? L'on comprend, d'a-
près cela, combien, reliées par des symptômes communs, les affections cérébrales, si obscures au fond,
peuvent s'éclairer, en quelque sorte, les unes les
autres relativement au siége réel et quelquefois
même à la nature des lésions qui les constituent ;
et on comprend aussi combien sont fautives les spé-
cialisations nosographiques qui sacrifient à la *nature*
du symptôme les principes de pathologie générale.

§ 6. — TROUBLES DE LA PAROLE ET DU LANGAGE ARTICULÉ (1).

Il est peu de sujets aussi complexes et aussi difficiles que celui qui touche à l'examen et à la détermination des lésions de la fonction générale de
la parole ; lésions si superficiellement et, il est permis de le dire, si légèrement exprimées pendant
longtemps par les désignations vagues de : *difficulté, embarras, impossibilité*, etc., de la parole.

Deux causes principales nous paraissent avoir
contribué à perpétuer l'indécision et l'ignorance
sur ce point : d'abord, le défaut d'études premières
sur les éléments qui, à l'état physiologique, constituent la fonction de la parole ; et ensuite l'insuffi-

(1) Ce paragraphe, composé en 1860, fait partie de notre mémoire présenté, en 1861, au concours de la Société médicale des
hôpitaux ; il n'a subi ici que quelques modifications dans la forme, .
et il a servi de base à notre article additionnel au *Guide du médecin
praticien*, de Valleix (nouvelle édition), intitulé : « *Troubles de
l'intelligence, de la parole, en général, et du langage articulé, en particulier, dans les maladies du cerveau.* »

sance de l'observation analytique appliquée aux manifestations pathologiques de cette fonction lésée.

La voie ouverte au progrès, à ce sujet, ne remonte guère, en réalité, au delà de 1825 : les travaux de Gall et Spurzheim (1) venaient d'ouvrir des horizons nouveaux à l'anatomie et à la physiologie cérébrales. Si l'analyse appliquée à l'étude des fonctions intellectuelles donna lieu, entre les mains de Gall, à un abus et à des exagérations regrettables, elle n'en a pas moins inspiré les recherches qui ont inauguré le progrès en ces difficiles questions ; et telle a été, en particulier, l'origine des tentatives du professeur Bouillaud (2), relatives à la détermination de l'existence et du siége organique de la *faculté dite du langage articulé.*

Au professeur Bouillaud appartient, en effet, l'honneur d'avoir, l'un des premiers, tant à l'aide des données empruntées à l'observation pathologique, qu'à l'aide de celles fournies par l'expérimentation, soumis à une sérieuse et féconde analyse quelques-uns des phénomènes qui constituent la fonction complexe du langage parlé. Nous ne pouvons en-

---

(1) Gall, *Sur les fonctions du cerveau*, Paris, 1825 ; — exposition de la doctrine physionomique du Dr Gall, ou nouvelle théorie du cerveau ; Paris, in-8, an XII, p. 108.

(2) Bouillaud, *Recherches originales propres à démontrer que la perte de la parole correspond à la lésion des lobules antérieurs du cerveau*, etc. (*Arch. génér. de médec.*, 1825, t. VIII, p. 25). — Voy. aussi *Bullet. de l'Acad. de méd.*, 1839, t. IV, p. 527-699-778 ; — et *même recueil*, 1848, t. II, p. 424 ; — enfin, *Traité de l'encéphalite et de ses suites*, 1825.

trer ici dans les longs détails que nécessiterait une étude complète de cette question trop délaissée, d'autant que nous nous proposons de lui consacrer un travail spécial ; mais il est impossible d'arriver à la détermination exacte des altérations de la fonction dont il s'agit sans aborder préalablement l'étude de cette fonction au point de vue physiologique ; nous n'en dirons ici que ce qui est indispensable à notre sujet.

Toute manifestation expressive d'une pensée ou d'une sensation à l'aide d'un système de signes naturels ou conventionnels constitue un langage ; il peut donc exister autant de sortes de langages qu'il peut y avoir de signes extérieurs ou de modes d'expression de la pensée ; les modes naturels d'expression sont le *geste*, la *mimique*, la *parole ;* parmi les modes artificiels doivent être surtout mentionnées la *dactylologie* et l'*écriture* soit *figurative*, soit *idéologique*, etc.

L'homme possède tous ces langages, ou, si l'on veut, la *faculté générale* qui les comprend tous ; mais il en est un dont il a le privilége exclusif, c'est le langage par la parole ou *langage* parlé, ou simplement *la parole*.

La parole humaine est l'expression d'une idée ou d'une série d'idées à l'aide de signes conventionnels transformés en sons articulés ; sa réalisation constitue une fonction très-complexe, qu'il est permis, cependant, de décomposer, tout d'abord, en deux séries distinctes d'actes fonctionnels : 1° actes de l'ordre intellectuel ; 2° actes se rattachant à la motilité et constituant la portion proprement *instrumentale* de la fonction.

La partie *motrice* comprend un appareil instrumental constitué d'une part par les organes de la *prononciation* ou de l'*articulation ;* les uns essentiels, comme la langue, les autres accessoires, comme les joues, les lèvres, le voile du palais, etc.; d'autre part, et accessoirement aussi, les organes de la *phonation* ou de l'émission des sons. A cet appareil se rattache nécessairement le *principe incitateur* des mouvements par lesquels il entre en exercice, siégeant au foyer central de la *volition ;* l'intermédiaire obligé ou de transmission entre ce principe et les organes auxquels il commande, c'est-à-dire le *cordon nerveux*, dit moteur ; enfin, le *pouvoir d'association* ou de coordination de ces mouvements.

Mais le cerveau n'intervient pas seulement dans la partie instrumentale de la fonction de la parole, en tant qu'organe du principe d'incitation et de coordination des mouvements affectés à cette fonction ; il intervient aussi, et d'une manière essentielle, comme organe de l'*intelligence*. La partie purement intellectuelle de la fonction du langage parlé comprend : le pouvoir d'élaboration qui préside à la conception des idées ou faculté de conception et de création (*création des mots*) ; la faculté de conservation des idées conçues ou des notions acquises, c'est-à-dire la *mémoire*. A ces deux éléments principaux, faculté de conception et faculté de se souvenir, se rattachent le travail intellectuel que né-cessite la connaissance des signes conventionnels et représentatifs de la pensée et le mécanisme de leur articulation ; et aussi la conservation des no-tions acquises à l'aide de ce travail. Ajoutons, pour être à peu près complet, que ce travail de *formation* suppose lui-même le concours fonctionnel d'un ap-pareil sensorial externe indispensable à l'existence comme à l'exercice régulier du langage parlé : nous avons nommé l'appareil de l'*ouïe*.

Tels sont les divers éléments fonctionnels de la parole ; il est évident que de leur intégrité totale ou partielle dépend l'exercice normal et régulier de la fonction qu'ils constituent. Les conditions de cet exercice sont, en conséquence, d'un côté, l'intégrité de l'appareil moteur ou instrumental dans ses divers éléments, savoir : muscles, nerfs moteurs qui les animent, portion du cerveau d'où proviennent ces nerfs, portion du même organe où résident le prin-cipe incitateur (pouvoir volontaire) et le principe coordinateur des mouvements nécessaires à l'arti-culation ; d'un autre côté, l'intégrité des actes fonc-tionnels procédant de l'intelligence et des organes ou des parties organiques auxquels ces actes appar-tiennent, ainsi : possibilité de l'élaboration qui pré-side à la formation des idées et qui comprend le pouvoir de créer des mots ; intégrité de la faculté de conserver le souvenir des idées (mémoire géné-rale) et des mots représentatifs de ces idées (mé-moire partielle), etc.

Il est facile, d'après ces données, de prévoir combien peuvent être nombreux et variés les troubles de la fonction du langage parlé, puisqu'il suffit, pour produire son dérangement, d'une atteinte portée à l'un des actes fonctionnels dans lesquels elle se décompose. Toutefois, bien que la plupart des données physiologiques qui précèdent soient déduites de l'observation clinique (car les maladies seules réalisent, en pareil cas, les expériences capables de fournir ces déductions), il ne faut pas s'attendre, néanmoins, à rencontrer dans l'expression réelle des faits, les troubles partiels du langage parlé aussi nettement tranchés et catégorisés que les indique l'analyse physiologique : presque toujours il y a association et mélange de ces altérations avec *prédominance* de l'atteinte de l'un des éléments fonctionnels; c'est ce que va nous montrer l'étude analytique des troubles de la parole auxquels donne plus particulièrement lieu, en son évolution, le ramollissement sénile. Cette étude est d'ailleurs rendue facile par le soin que nous avons pris de donner une description exacte des lésions de la parole, toutes les fois que nous les avons rencontrées.

1. — Un premier mode d'altération de la fonction de la parole est celui qui consiste dans *une atteinte prédominante des actes et des organes de la motilité, autrement dit de sa portion instrumentale.* — Cette altération est le résultat soit d'une paralysie motrice,

soit d'un état convulsif ou d'une ataxie du mouvement; nous l'avons vue se produire par le fait d'une paralysie motrice de l'organe principal de la parole (la langue), à la période initiale ou congestive du ramollissement, et se montrer alors à des degrés divers d'intensité.

Chez le nommé T..... (obs. LX), il y avait une certaine *lourdeur* de la langue quand le malade voulait parler, et, en même temps, une faiblesse notable existait au bras et à la jambe gauches.

Sous l'influence d'accidents congestifs, dont il est inutile de reprendre la description, le malade de l'observation LXI (p. 263) a éprouvé subitement une presque impossibilité de parler, sans avoir, cependant, perdu la connaissance : « La langue, avons-nous dit dans la relation de ce fait, *se meut avec lourdeur et difficulté;* un affaiblissement notable de la motilité existe également dans les membres du côté droit. »

Nous pourrions facilement multiplier ces exemples; ce serait nous exposer à des redites inutiles; ceux qui précèdent suffisent pour fixer les idées sur le phénomène dont il s'agit.

La paralysie linguale (*lagoplégie*) est, d'ailleurs, facile à constater, surtout lorsqu'elle est complète : la langue est, en ce cas, ramassée sur elle-même et comme tuméfiée; le malade fait de vains efforts pour la mouvoir; il ne peut la faire sortir hors de la bouche ni même lui faire franchir le niveau des arcades dentaires; il bredouille des mots inintelligibles, et il ressemble exactement (quelque vulgaire que soit cette comparaison) à une personne qui essayerait de parler la bouche pleine.

Mais cet état d'impotence *complète* est rare en dehors d'une attaque apoplectique; en tout cas, il ne persiste pas longtemps et participe à la rémission des phénomènes paralytiques qui suit habituellement cette attaque, lorsque la mort n'en est point la conséquence; aussi la paralysie incomplète et partielle de la langue et de ses accessoires (lèvres, voile du palais, etc.) est-elle la plus fréquente, et presque toujours elle se lie à l'*hémiplégie faciale;* les troubles de la parole qui en résultent sont très-variés et impliquent essentiellement l'*articulation* ou la *prononciation* des mots. Bien que généralement admis, ces troubles ont été peu étudiés en eux-mêmes et sont peu connus. L'on ne s'est pas préoccupé suffisamment de l'étude des mouvements partiels des diverses parties qui concourent à l'articulation des éléments constitutifs des mots, *voyelles, consonnes*, etc., non plus que de l'association et de la solidarité de ces mouvements dans la prononciation normale de ces mots. Gerdy (1) s'est très-heureusement essayé dans cette délicate recherche physiologique; ce n'est qu'en la poursuivant et la complétant que l'on parviendra à résoudre, dans ses détails, la question de pathologie qui s'y rattache.

(1) Gerdy, *Physiologie didactique et critique*, t. I, 2ᵉ partie, p. 775 et suiv.

Quoi qu'il en soit, les actes fonctionnels qui, du côté de l'intelligence, concourent à l'exercice du langage parlé ont, dans ce cas, conservé, en majeure partie du moins, leur intégrité ; le malade peut parler *intérieurement*, comme l'a si bien dit le professeur Bouillaud ; c'est, ainsi qu'on l'a dit encore, un musicien en possession de ses idées et de son talent, mais auquel l'*instrument* fait défaut pour les exprimer. En ce cas aussi, le langage *écrit* peut s'effectuer dans toute sa netteté, pourvu que la main qui tient et dirige habituellement la plume ne soit point affectée de paralysie (1) ; mais on comprend que la lecture soit plus ou moins impossible.

Ce n'est qu'à une période avancée de la maladie et alors que les phénomènes paralytiques se sont affirmés et étendus, que se montrent et s'installent, en quelque sorte, les troubles de la parole par atteinte des actes de la motilité ; mais ils n'existent jamais isolément à cette phase ultime du processus morbide ; et ils participent constamment, ainsi que nous le verrons bientôt, des altérations de l'intelligence, dont le développement, dans l'affection qui nous occupe, est parallèle à celui des lésions de la motilité.

____

(1) L'existence d'une hémiplégie n'est pas toujours un empêchement à la réalisation de l'écriture chez les malades qui conservent les attributs de l'intelligence et de la mémoire ; ils prennent rapidement l'habitude d'écrire avec la main gauche (V. les autographes produits par nous, *Bullet. de la Soc. anat.*, t. VIII, 2ᵉ partie, p. 386).

II. — Une deuxième variété des troubles du langage parlé est constituée par une *altération prédominante des actes fonctionnels procédant de l'intelligence et de la volonté :* ces troubles peuvent tenir soit à la *perversion*, soit à l'*affaiblissement*, à plusieurs degrés, partiel ou total, des facultés de l'intelligence.

Le premier mode d'altération (*perversion*) se rattache à l'existence des diverses formes de délire que nous avons vues intervenir parmi les manifestations de la maladie à sa période prodromique; il est essentiellement constitué par l'*incohérence* du langage, laquelle est caractérisée par un assemblage étrange de mots, des substitutions bizarres d'expressions, des phrases tronquées et inachevées, partant vides de sens et traduisant un défaut plus ou moins complet de suite dans les idées, en même temps qu'une mobilité incessante dans les conceptions. L'état maniaque réalise surtout une situation favorable à la manifestation de cette espèce de trouble du langage; il s'en trouve plusieurs exemples parmi les faits que nous avons rapportés, notamment dans les observations LXII, LXIV, LXV ; mais ces faits démontrent en même temps que cette altération de la parole existe rarement d'une manière isolée, et qu'à l'état de perversion des facultés intellectuelles qui y préside, s'allie presque toujours un certain degré d'affaiblissement de ces facultés : c'est ainsi, comme nous allons le voir, que les *substitutions* de mots tiennent le plus souvent, dans les conditions dont il s'agit, à une atteinte partielle de la *mémoire*.

Le second mode d'altération du langage qui doit maintenant nous occuper est celui dans lequel les malades sont privés du concours des actes fonctionnels qui doivent intervenir du côté de l'intelligence, bien que la partie instrumentale ou motrice soit ou paraisse être intacte : dans ces conditions, les mouvements apparents de la langue, des lèvres et de tous les organes, enfin, qui concourent à l'articulation des mots, sont conservés ; l'appareil de la phonation jouit de son intégrité fonctionnelle, et cependant l'exercice du langage parlé est plus ou moins entravé. Deux cas assez tranchés peuvent se présenter alors, selon le degré de la lésion intellectuelle : l'affaiblissement de l'intelligence est tel que le jeu de ses facultés est aboli ; le malade ayant perdu la faculté de *concevoir*, de *juger*, de *se souvenir*, etc., comment *parlerait-il*, s'il est permis de s'exprimer ainsi, des conceptions, des jugements, des souvenirs qu'il n'a plus ? Cette impuissance radicale est réalisée par la *démence* complète.

Mais c'est là un degré extrême qui, en dehors des cas de *sidération* subite et complète, ne se réalise guère d'emblée : ce travail de dissociation et d'anéantissement des facultés intellectuelles s'accomplit progressivement ; et c'est dans ses degrés divers que résident les altérations *partielles* du langage parlé qui s'y rattachent. Parmi ces altérations, il n'en est pas de plus fréquente assurément que celle qui tient à la perte partielle ou totale de la faculté de se souvenir ou de la *mémoire*, en particulier de la mémoire des mots, ou *amnésie verbale*.

Rien n'est plus facile à concevoir que l'impossibilité du langage parlé constituée par l'oubli des mots
représentatifs des idées. A l'état physiologique, ce
trouble particulier est représenté par la situation
d'une personne qui cherche vainement le mot qui
ne lui vient pas ; la mémoire verbale est, en ce cas,
infidèle, elle n'est point perdue ; il est possible alors
de suppléer à cette infidélité par une périphrase,
ce que ne peut faire, dans tous les cas, l'individu
qui est dans une situation *morbide*. Les malades
ainsi affectés se livrent à de vains efforts que trahit
une vive impatience allant quelquefois jusqu'à l'em-
portement le plus violent, avec gesticulation ani-
mée et mimique plus ou moins expressive.

Il ne faut pas, toutefois, s'en laisser imposer par
cette mimique qui, comme nous l'avons démontré
ailleurs (1), peut facilement donner le change sur
la véritable situation intellectuelle du malade. Le
meilleur criterium, en ce cas, lorsqu'il est réalisa-
ble, c'est l'*écriture* : celle-ci est comme le reflet des
difficultés et des impossibilités de la parole, car le
mot oublié ne vient pas davantage au bout de la
plume, qu'il ne vient, qu'on nous passe cette expression, au bout de la langue.

La mémoire étant une faculté *multiple* et de plus
étant très-perfectible en ses divers modes par l'exercice, elle peut subir les atteintes les plus variées en

____

(1) *Bulletin de la Société anatomique de Paris*, 2ᵉ série, t. VIII, p. 385
et suiv., 1863.

même temps que les plus partielles. Il est permis de constater, à l'aide de l'écriture, ainsi que nous l'avons fait (1), jusqu'à l'oubli partiel d'une seule lettre; le plus souvent c'est l'oubli des mots entiers que l'on observe. Il y a dans la perte de la mémoire des différentes espèces de mots une gradation presque constante qui répond à la complexité de l'élaboration intellectuelle nécessitée par l'acquisition de ces mots. En laissant de côté les aptitudes individuelles naturelles ou celles qui sont le fruit d'un perfectionnement, l'affaiblissement de la mémoire des mots porte d'abord sur les *noms propres*. Il en doit être ainsi, car les noms propres naissent *fortuitement*, pour ainsi dire, dans notre esprit, et constituent une notion *contingente*, laquelle se fixe moins dans le souvenir qu'une idée générale. Vient ensuite la perte de la mémoire des *substantifs*, qui sont les noms propres des choses.

Il est des malades (et c'est le plus grand nombre de ceux dont il s'agit ici) qui ayant perdu la mémoire des noms, conservent encore intacte l'idée des objets ou des choses que ces noms représentent. Quand on leur présente l'objet en question, ils le reconnaissent, mais essayent en vain de le nommer; ils sont encore capables, quelquefois, de le désigner par l'usage auquel il est destiné : ce sont ces malades qui ont été et sont encore regardés par quelques auteurs comme étant en posses-

(1) Laborde, *loc. cit.*, p. 388-389.

sion de toute leur intelligence ; or, n'est-il pas évident qu'ils sont précisément privés de la portion de cette intelligence qui est la plus indispensable à la réalisation du langage parlé, c'est-à-dire de la faculté de se souvenir des mots qu'il s'agit d'articuler ?

En dernière analyse, se perd le souvenir de l'*adjectif* ou *qualificatif*, et alors tout est perdu ; car l'absence de l'idée de qualités entraîne nécessairement l'absence de l'idée de toute chose (Gratiolet) (1).

Dans ces conditions d'altération partielle de la mémoire, les mots qui persistent encore dans le souvenir et qui ont, pour ainsi dire, survécu au naufrage (ce sont habituellement des *substantifs* ou des *adjectifs*) sont fréquemment mis à la place de ceux qui sont perdus, sans discernement apparent ; le mot alors n'est plus approprié à l'idée à exprimer ou à la chose à dénommer ; de là les *substitutions* les plus bizarres, dont les malades ont ou n'ont pas conscience. Quand ils reconnaissent leur erreur, ils s'en affligent et s'en irritent ; ils témoignent d'une grande satisfaction, si on leur vient en aide en prononçant devant eux le mot ou la phrase qu'ils ont en vain cherchée ; il se peut même qu'ils *répètent* alors le mot qui leur a été fourni, mais sans qu'il leur soit possible de le retrouver et de le redire ensuite spontanément ; on

—————

(1) Gratiolet, *Anatomie comparée du système nerveux.* Paris, 1857, t. II.

n'a ranimé que pour un instant cette faculté près de s'éteindre. Ces malades que l'on pourrait appeler de *substitution* et à *répétition* de mots, ressortissent donc aux cas d'altération partielle de la mémoire verbale.

Les observations qui précèdent pourraient en fournir plusieurs exemples ; il nous suffira de rappeler les observations LXII (p. 273) et LXV (p. 286) ; dans la première, le malade ne trouve pas les mots pour exprimer sa pensée ; ceux qu'il rencontre par hasard sont plus ou moins inappropriés et vides de sens ; quelquefois cependant l'expression substituée à celle qui devrait être employée se rapporte à la pensée que le malade semble vouloir exprimer : pour dire, par exemple, qu'on lui a donné à manger : « On m'a donné, dit-il, une petite *famine*. » On peut remarquer que le mot *famine* a trait à l'action de manger.

Dans le second cas (obs. LXV), le malade, en même temps qu'il coupait les mots par le milieu, les *substituait* aussi les uns aux autres, sans appropriation.

Nous rappellerons enfin le malade de l'observation LXII qui demandait un *lendemain* pour un lavement (1).

_____

(1) On s'est demandé, dans ces derniers temps, si l'impossibilité ou les difficultés de langage articulé ne tiendraient pas, dans certains cas, à la perte de la mémoire des mouvements nécessaires à l'articulation des mots, autrement dit à l'*amnésie des mouvements* : Broca et Trousseau se sont posé cette question, et Trousseau incline à la résoudre par l'affirmative. Nous ne pensons pas que l'on

L'exercice du langage parlé peut être troublé par lésion primitive de la *volonté*. Cette variété d'altération a été peu remarquée, sinon méconnue, bien que les malades qui la présentent ne soient pas rares parmi ceux dont nous nous occupons. Il ne s'agit pas ici de la lésion des actes de la volonté qui concernent la *transmission* de ses déterminations aux organes moteurs, lésion qui est le fait d'une paralysie; il s'agit du principe même qui préside à ces déterminations, principe d'*initiative* ou de *spontanéité active*. Pour *parler*, en effet, il faut qu'on puisse *vouloir* parler (cette proposition réserve, comme on le voit, dans ses termes, la simulation et le mutisme volontaire). L'abolition du principe d'incitation volontaire implique une désorganisation intellectuelle plus ou moins complète, et entraîne, pour ainsi dire, de droit, l'impossibilité de la parole; mais c'est là un degré extrême qui appartient à la démence confirmée.

Sans être abolie, la volonté peut présenter, par

puisse admettre une perte partielle de la mémoire des mouvements, comme constituant une lésion spéciale du langage parlé. La portion de l'exercice préalable du langage articulé relative aux mouvements nécessaires à l'articulation, ne saurait être séparée du travail intellectuel complexe qu'exige ce difficile apprentissage, et l'oubli de ces mouvements nous paraît devoir être compris dans la perte totale des notions acquises qui s'y rattachent; en un mot, cet oubli implique une grave lésion de l'intelligence, lésion telle que le pouvoir de conception des idées est aboli, ou que s'il persiste encore en partie, le pouvoir d'association des mots à l'idée à exprimer n'existe plus; cela suffit, on le conçoit, pour que l'association de l'expression de cette idée aux mouvements qui doivent la réaliser soit impossible.

suite de l'affection cérébrale dont il s'agit, une altération telle que les fonctions du langage parlé en
éprouvent un trouble très-notable. Il est des malades
dont l'*attention* ne peut être suffisamment fixée, soit
spontanément, soit par intervention, pour qu'il
leur soit possible de traduire leurs pensées par la
parole ; abandonnés à eux, ces malades ne prennent
presque jamais l'initiative d'une conversation, et
quand on les interroge, c'est en vain qu'on s'ef-
force de provoquer une réponse, ils restent muets
comme s'ils ne comprenaient pas ce qu'on leur
demande; en réalité, on s'en aperçoit facilement,
ils ne prêtent pas *attention* aux discours qu'on leur
tient; pour employer une expression vulgaire mais
vraie, ils sont *ailleurs ;* ils ressemblent, à cet égard,
à certains maniaques, et tels sont la plupart de ceux
que nous avons vus présenter cette forme de délire,
en particulier le malade de l'obs. LXIV (p. 283).

En insistant longtemps et avec ténacité, on finit
par s'emparer de leur attention absente, et par leur
arracher quelques paroles, dont l'articulation peut
être parfaite, mais qui ne sont pas toujours bien
appropriées à la question qui leur est adressée; on
arrive aussi à les faire écrire, mais rien n'est plus
difficile que de les amener à faire une lecture.

C'est donc là, à proprement parler, une lésion de
l'*attention*, procédant d'une altération de la volonté.
On pourrait dire qu'il s'agit, en ce cas, d'une lésion

de l'*exercice actif volontaire* de la partie intellectuelle de la fonction du langage parlé (1).

Les conditions organiques qui paraissent présider à la détermination de ces troubles de la parole liés à une altération des actes fonctionnels de l'intelligence et de la volonté, seront examinées plus tard. Mais, il est permis d'affirmer dès à présent que la maladie dans ce cas a porté plus ou moins atteinte, en son expression anatomique, à la structure de la *couche corticale* des circonvolutions du cerveau. Reste à savoir si cette altération a un siége spécial dans les circonvolutions mêmes, s'il est possible de déterminer ce siége, et partant si une localisation organique peut être assignée à la fonction du langage parlé dans sa portion intellectuelle : c'est une question sur laquelle nous nous proposons de revenir, bien que, pour le dire à l'avance, nous ne puissions la traiter ici complétement.

III. — Bien que l'analyse clinique démontre incontestablement, comme on vient de le voir, l'existence de troubles partiels du langage parlé, impliquant d'une manière prédominante soit les actes de la motilité, soit ceux de l'intelligence, il est certain que c'est à une *altération simultanée* de ces deux sortes d'actes fonctionnels qu'il faut attribuer la ma-

---

(1) On a cherché, tout récemment (Baillarger), à expliquer par l'exercice *involontaire* ou *automatique* de ces mêmes actes fonctionnels, certain trouble de la parole, qui ne parait dépendre ni de l'amnésie verbale, ni d'une paralysie motrice.

jorité des cas de lésion de la parole. N'est-il pas difficile, en effet, de concevoir une affection cérébrale telle que le ramollissement dont l'expression symptomatique ne porte pas à la fois, quoiqu'à des degrés divers, sur les trois termes : *motilité, intelligence, sensibilité :* c'est ce que démontrent les faits, en ce qui concerne les troubles de la parole.

Dans les conditions, pour ainsi dire *mixtes*, dans lesquelles une lésion de la portion *motrice* s'allie à une altération de la portion *intellectuelle* de la fonction du langage parlé, deux *ordres de* difficultés ou d'impossibilités s'opposent à l'accomplissement de cette fonction : d'une part, les troubles des mouvements de la langue ou de ses accessoires, par *paralysie*, par *état convulsif*, ou par *ataxie;* d'autre part, l'altération plus ou moins partielle des actes fonctionnels de l'intelligence. C'est en vertu de cette situation morbide que les malades, selon le degré des lésions qu'ils subissent, cherchent vainement les mots appropriés à ce qu'ils sont encore capables de concevoir. Si dans leur mémoire, non complétement éteinte, ils en rencontrent quelques-uns qui aient survécu, ils les prononcent avec des *hésitations* remarquables, glissent sur le commencement, de façon à ne faire entendre que la consonnance finale, ou bien les coupent en deux, et quelquefois raccordent à la moitié d'un mot la moitié d'un autre, d'où résultent les assemblages les plus étranges et les plus incohérents. Dans ces circonstances, la langue et les lèvres sont le siége d'un *tremblement* particulier se manifestant surtout lorsqu'on commande au malade de tirer la langue hors de la bouche, ou lorsqu'on l'excite à parler. Il est encore un moyen très-efficace de provoquer la manifestation des troubles de la parole dont il s'agit, c'est la *lecture*, quand elle est possible. Les difficultés de la prononciation par implication de la motilité se révèlent alors de la manière la plus évidente, dans leur nature et dans leur intensité; et il est permis, en même temps, de saisir, dans la manière dont la lecture est effectuée, l'altération complexe du langage parlé qui résulte de l'association des troubles de la motilité avec ceux de l'intelligence et de la volonté; ces derniers résident soit dans le défaut de compréhension des idées exprimées par les mots rassemblés en phrases, soit dans l'impossibilité d'une application suffisante de l'attention et de la mise en jeu du pouvoir volontaire.

Deux conditions morbides principales président à la réalisation de cette variété mixte des troubles de la parole : 1° le fait d'une attaque apoplectique donnant lieu à une résolution plus ou moins complète de la motilité en même temps qu'à une sidération de l'intelligence et de la volonté, fait qui marque, non pas le début, mais une des phases ou la confirmation de la maladie; 2° la période ultime de cette même maladie qui, à la suite d'un processus lent et progressif, a entraîné la dissolution et l'anéantissement des facultés intellectuelles, en même temps qu'une paralysie généralisée à laquelle participent les organes moteurs du langage parlé.

Mais en dehors de ces conditions extrêmes où la fonction de la parole est frappée d'une impuissance radicale, il est des degrés moins avancés et des périodes intermédiaires, dans lesquels on rencontre l'alliance dont il s'agit des troubles partiels des deux ordres de fonctions, motilité et intelligence : ces troubles ont été parfaitement décrits dans la *paralysie générale* dite des aliénés; mais ils n'ont pas été notés, que nous sachions, dans le ramollissement cérébral spontané sénile, au début duquel on les voit cependant se manifester très-souvent.

Parmi les faits nombreux qui, relatés précédemment, peuvent témoigner de la réalité de ce trouble du langage par lésion simultanée des actes fonctionnels de l'intelligence et de la motilité, nous rappellerons ici les suivants.

Chez le nommé Lanerie (obs. LXII), qui nous a offert un si remarquable exemple de délire ambitieux, nous avons noté une altération de la parole consistant dans *l'impossibilité d'exprimer une idée, une tendance à substituer des mots vides de sens aux mots propres, et un embarras manifeste à les prononcer;* cet embarras consistant lui-même en une « *hésitation* particulière, une espèce de *bégayement.* » Comme l'absence de paralysie de la langue ou des autres organes accessoires de l'articulation est expressément notée dans ce cas, il est évident que l'hésitation, l'espèce de bégayement dont il s'agit, étaient dus soit à un état convulsif, soit à une ataxie des mouvements articulateurs.

C'est sans doute à une altération de même nature qu'était dû l'embarras de la parole noté chez le nommé Joineaux (p. 282), embarras qui « consistait principalement *à glisser sur certains mots et à n'en prononcer qu'une partie;* » nous avons vu ce même malade être affecté de délire maniaque avec *incohérence.*

Il faut rapprocher de ces deux cas celui qui est rapporté en détail à la page 286 : chez le malade qui en fait l'objet, on observait, « en même temps que de l'*incohérence*, une difficulté de la parole consistant essentiellement à *couper les mots en deux*, ou à les *substituer* les uns aux autres sans appropriation... »

Il serait difficile de rencontrer un exemple plus frappant de cette variété des troubles du langage parlé que celui qui est offert par le fait suivant; aussi croyons-nous devoir en donner ici la relation complète.

OBSERVATION LXX.

A la suite d'accidents congestifs, hémiplégie incomplète du côté droit. — Trouble de la parole consistant à glisser sur les mots ou à les couper avec un tremblement particulier des lèvres et de la langue. — Amélioration momentanée. — Récidive trois mois après. — Accidents paralytiques complets et confirmés. — Démence. — Impossibilité de la parole.

Chevallier (Alexandre), âgé de 76 ans, entré le 1er juin 1860, au n° 12 de la salle Sainte-Foy, a été pris hier comme d'une syncope; les détails manquent sur ce qui s'est réellement passé; le malade est très-sourd et ne peut s'exprimer. Nous ne pouvons arriver à savoir s'il a réellement perdu connaissance. Ce qui est certain, c'est qu'immédiatement après l'accident, il a éprouvé *une faiblesse très-notable* dans le bras droit ; ce dernier peut à peine exécuter quelques mouvements, et quand on le soulève, il retombe comme une masse inerte. Toutefois, il conserve sa sensibilité à peu près intacte.

Des phénomènes remarquables s'observent du côté de la parole : sitôt que le malade ouvre la bouche pour parler, ses lèvres sont prises d'un tremblement continu ; il *traîne sur les mots*, ou plutôt *glisse* sur eux sans pouvoir les prononcer, ou bien il les *coupe*, soit en deux, soit en un plus grand nombre de fragments, par des pauses successives. Il est facile de s'assurer que la langue est aussi le siége d'un *tremblement fibrillaire* peu différent de celui qui existe aux lèvres.

Le facies est animé, congestionné; le malade accuse de la céphalalgie frontale. Il y a de l'hébétude dans le regard, une tendance à l'assoupissement, sans délire ; mais il existe un affaiblissement déjà notable des facultés intellectuelles, et en particulier de la mémoire.

On prescrit une application de ventouses scarifiées, de façon à extraire 350 grammes de sang.

2 juin. — A peine a-t-on eu retiré par les ventouses 100 gram. de sang, que le malade a été pris de syncope; on a dû en suspendre l'application; le matin cependant il se dit beaucoup mieux; il insiste surtout sur ce que sa tête n'est plus douloureuse. En réalité, l'état paralytique du bras droit est très-atténué; il y reste seulement un peu de faiblesse et de *gaucherie*.

L'embarras de la parole persiste avec les mêmes caractères; il y a encore un peu d'hébétude. — Eau de Sedlitz deux verres.

Le 3.— Excepté un peu de paresse dans les mouvements du bras droit, et les difficultés persistantes de la parole, le malade est très-bien ; il demande à manger ; il se lève et marche sous nos yeux.

Les jours suivants, il ne survient pas de nouvel accident ; et le malade a pu quitter l'infirmerie sinon guéri, du moins très-amélioré.

Trois mois se sont écoulés sans qu'il ait éprouvé de nouveaux symptômes ; mais, le 10 *septembre*, il nous est ramené dans l'état suivant : — Étonnement et hébétude de la physionomie ; déviation et abaissement de la commissure labiale gauche, élévation de la droite ; tous les efforts pour parler tendent à une espèce de *bredouillement incompréhensible* ; faiblesse paralytique de tous les membres, beaucoup plus prononcée à droite, principalement dans le membre supérieur, qui n'a cependant pas absolument perdu la possibilité de se mouvoir ; la sensibilité est partout très-obtuse.

On prescrit : Ventouses scarifiées à la nuque pour extraire 300 grammes de sang ; lavement purgatif.

12 septembre.—De même que la première fois, le malade a eu un commencement de syncope sous les ventouses ; cependant leur application a pu être continuée ; il ne s'est pas opéré de changement notable dans son état.

Les jours suivants, les phénomènes paralytiques n'augmentent pas, mais ils persistent sans présenter de rémission, ainsi que les altérations de la parole, que le progrès de la démence ne fait que confirmer et accroître.

Ce fait résume, pour ainsi dire, les troubles divers de la parole aux deux périodes extrêmes du ramollissement sénile : on y voit parfaitement dessinée l'association des lésions des organes moteurs (convulsion, paralysie) avec les lésions des actes fonctionnels de l'intelligence, l'influence de ces dernières s'exerçant en raison directe des progrès de la démence. Les phénomènes convulsifs dont les muscles articulateurs sont le siége, méritent de fixer particulièrement l'attention, et l'identité de ces phénomènes avec ceux que l'on observe si souvent au début de la paralysie générale ne peut être méconnue.

ARTICLE IV.

États congestifs cérébraux secondaires ou consécutifs : congestion intercurrente; — congestion ultime ou hypostatique ; — congestion irritative.

Si nous traitions ici de la congestion cérébrale en général nous aurions à rappeler et à discuter ces faits nombreux signalés par la plupart des auteurs, dans lesquels éclatent des phénomènes subits impliquant à la fois la motilité, l'intelligence et la sensibilité, phénomènes dont la durée est plus ou moins *passagère*, mais qui, en tout cas, se dissipent complétement, lorsqu'ils n'entraînent point la mort. C'est là le véritable *raptus* congestif, vulgairement appelé le *coup de sang :* c'est, en termes plus explicites et plus scientifiques, la *congestion cérébrale généralisée.*

Que des faits de cette nature se rencontrent chez le vieillard, cela n'est pas douteux; mais qu'en dehors de certaines conditions prédisposantes spéciales ou accidentelles, tous ces faits soient attribuables à *une simple accumulation anormale* du sang dans les vaisseaux encéphaliques, quelque généralisée qu'elle soit, voilà qui est contestable, et, tout au moins, discutable (1). Ce n'est pas ici le lieu d'aborder cette discussion : il suffit de constater (et les faits ne permettent pas le moindre doute à cet égard) que cette forme de congestion n'appartient pas à la période prodromique du ramollissement sénile. Nous avons montré suffisamment, et sans qu'il soit besoin d'y revenir, que le caractère *apoplectiforme* des accidents marque toujours l'entrée dans la maladie confirmée.

Mais celle-ci, une fois installée, les phénomènes congestifs généralisés, le véritable raptus congestif, entrent facilement et fréquemment dans la sphère de ses manifestations consécutives; ils interviennent à titre d'épisodes intercurrents et s'ajoutent au fond morbide avec plus ou moins de ténacité, et ils introduisent dans la symptomatologie des manifestations nouvelles dont il importe de reconnaître l'origine.

Ces phénomènes constituent la *congestion encéphalo-méningée intercurrente*, à laquelle se lie intimement la *congestion ultime ou hypostatique*, et dont il

____

(1) Il ne serait pas difficile de montrer qu'un grand nombre de ces faits sont plutôt l'expression d'un état morbide tout opposé, c'est-à-dire de l'*anémie cérébrale;* d'un autre côté, ce que l'on sait aujourd'hui de l'influence des oblitérations vasculaires, soit par un coagulum formé sur place, soit par des caillots migrateurs, permet d'affirmer que bon nombre de cas d'accidents subits et passagers dépendants de cette cause ont été mis sur le compte de la congestion simple.

faut rapprocher, comme se rattachant à la même
période d'évolution de la maladie principale, la
congestion irritative secondaire.

§ 1er. — *Conditions organiques de la congestion encéphalique secondaire dans ses rapports avec le ramollissement.*

L'étude de la congestion primitive prodro mique,
en nous faisant assister à des manifestations symptomatiques plus ou moins localisés et du degré le
plus simple, nous a révélé le siége organique ordinairement *partiel* de ces phénomènes à la période
initiale de la maladie dont ils sont les précurseurs;
mais les progrès du processus morbide entraînent
bientôt l'extension de ces phénomènes hors de leurs
limites premières; ils ne tardent pas à envahir le
réseau vasculaire des méninges et s'exercent alors
dans une sphère plus ou moins vaste. Tantôt ils
impliquent un hémisphère cérébral seul, c'est lorsque le ramollissement s'est constitué en foyer, habituellement *double*, comme nous l'avons montré,
central et périphérique, mais n'affectant qu'un hémisphère; plus souvent, ils embrassent la circulation cérébrale périphérique tout entière, car il
est rare que l'affection protopathique borne à un
hémisphère seul ses déterminations confirmées.

Il paraît difficile, au premier abord, de concilier
la possibilité et l'existence d'altérations matérielles
saisissables, avec l'idée de *fugacité* qui s'attache au

terme *congestion*. Si, en effet, on a seulement en vue les phénomènes congestifs rapides et éphémères se traduisant par un simple afflux sanguin anormal, et pouvant néanmoins, en raison de leur généralisation, frapper gravement les fonctions cérébrales, on conçoit qu'il ne reste plus de traces matérielles d'un semblable accident, lequel est plutôt et essentiellement constitué par des manifestations fonctionnelles. Dans les conditions dont il s'agit, ce n'est pas ainsi que se passent les choses : la réalisation des phénomènes congestifs est de sa nature *tenace*, d'un retour facile et sujette aux répétitions; or cette habitude congestionnelle crée des altérations réelles sur la description desquelles nous permettront d'être bref nos études préalables d'anatomie pathologique.

Ces altérations portent d'une part sur le liquide en circulation, de l'autre sur les canaux qui le contiennent (nous n'avons pas à nous occuper ici de nouveau, si ce n'est incidemment, des altérations consécutives des éléments de la substance cérébrale).

L'effet immédiat de l'accumulation anormale et de la stagnation du sang se traduit, du côté des vaisseaux méningés, par un élargissement et une dilatation plus ou moins saisissables, selon l'intensité et la permanence des phénomènes de stase; et l'on sait que les vaisseaux veineux en sont particulièrement le siége. Il n'est presque pas un seul des faits relatés au commencement de ce travail, avec toutes les circonstances de l'examen cadavérique, dans lequel ne se trouve point noté l'état de dilatation et de *varicosité* des vaisseaux qui rampent dans les méninges (voy. surtout les obs. Ire, p. 3 ; IV, p. 13 ; VI, p. 17 ; IX, p. 24, etc.) ; cette altération, qui porte sur le calibre du vaisseau, est la plus constante et certainement la plus expressive de l'influence congestive dont elle conserve et traduit, pour ainsi dire, l'empreinte ; mais elle n'est pas la seule : à deux degrés successivement plus avancés du travail morbide, peuvent se montrer l'*épaississement* d'abord, puis la *dégénérescence* de la paroi vasculaire.

L'épaississement est le résultat immédiat de l'hypergénèse des éléments du tissu conjonctif, sollicitée par les phénomènes continus ou itératifs de la stase sanguine ; la réduction du calibre interne du vaisseau à laquelle cet épaississement donne lieu, constitue pour la circulation un obstacle surajouté à ceux qui existent déjà. Une autre conséquence de cet épaississement, c'est de conférer aux vaisseaux qui en sont le siége une résistance particulière dont témoigne la facilité avec laquelle ils cèdent, sans se rompre, aux tractions plus ou moins fortes que l'on exerce sur eux pour les détacher, en même temps que les membranes méningées (pie-mère et arachnoïde), de leurs adhérences normales ; ces vaisseaux, ainsi que nous l'avons dit ailleurs (p. 111), « se détachent, à la façon de petits cordages, des anfractuosités des circonvolutions. »

Autant est fréquente (nous pourrions même dire constante) la *dégénérescence* (adipeuse, athéromateuse ou calcaire) des vaisseaux capillaires intracérébraux, dans les conditions dont il s'agit, autant elle est rare dans les vaisseaux méningés, où se passent habituellement les phénomènes congestifs secondaires : toutefois, cette espèce, ou, si l'on veut, ce degré d'altération, n'y est pas impossible ; son existence, en favorisant la rupture de la paroi vasculaire ou la dissociation de ses éléments anatomiques altérés, marque, pour ainsi dire, la limite des accidents congestifs proprement dits ; car elle mène directement à l'extravasation sanguine ou à l'hémorrhagie : telle est l'origine, dans quelques cas, des *hémorrhagies méningées*, qui peuvent, d'ailleurs, compliquer le ramollissement (1).

Les modifications qu'il est permis de constater du côté du sang en circulation dans les vaisseaux où se passent ces phénomènes de congestion, portent sur sa *quantité* relative dans les points où il s'est anormalement accumulé, sur son aspect physique et sur sa consistance ; ces modifications sont sous l'entière dépendance de la *stase* sanguine, dont nous n'avons pas à décrire ici les phénomènes intimes ; ce qu'il importe de noter, c'est que la *coagulation* intime peut en être la suite, et s'étendre de proche en proche à la plupart des organes de la circulation encéphalo-méningée : telle est l'origine

(1) Voyez, sur ce sujet, notre rapport sur les observations de Magnan, in *Bulletin de la Société anatomique de Paris*. 1865.

des coagulum thrombosiques que l'on rencontre si fréquemment, en ces circonstances, dans les sinus cérébraux, et particulièrement dans le sinus longitudinal supérieur.

La liaison intime de ces obstructions secondaires avec le travail morbide primitif exprimé par une désorganisation plus ou moins profonde et étendue de la substance cérébrale, cette liaison, dis-je, ne saurait être méconnue, pas plus dans sa réalité que dans sa source, savoir : l'altération primordiale des vaisseaux capillaires intra-cérébraux, laquelle constitue, ainsi que nous l'avons vu, la condition pathogénique essentielle de la maladie.

Quelques auteurs ont attribué une importance capitale à l'obstruction des sinus dans la genèse du ramollissement cérébral. Hasse et Traube, entre autres, après Abercrombie et Durand-Fardel, etc., n'hésitent pas à voir une relation directe de cause à effet entre l'obstruction par des caillots polypiformes du sinus longitudinal supérieur, et le ramollissement de la couche grise des hémisphères; mais cette interprétation a presque exclusivement pour base des faits où se révèle clairement la nature *phlegmasique* du travail morbide, et dans lesquels une *phlébite* réelle et presque toujours primitive des sinus, préside à la coagulation sanguine dans ces derniers (1).

Or, telles ne sont pas les conditions *secondaires* et

____

(1) Hasse, *Die Krankh. des Nervenapp.* Erlang, 1859, § 212.

essentiellement *passives* de stase et d'oblitération veineuses, dont nous nous occupons ici; et peut-être ces dernières n'ont-elles pas suffisamment préoccupé les auteurs (1) qui, depuis quelques années, ont consacré des travaux, d'ailleurs remarquables, à l'étude anatomique et clinique des altérations des sinus, et, en particulier, de leur oblitération par des caillots sanguins.

Du reste, si cette oblitération, et en général les phénomènes congestifs qui interviennent dans le ramollissement, reconnaissent pour cause essentielle les difficultés croissantes apportées à la circulation en retour par les progrès et l'extension du travail morbide primitif, il est aussi, selon nous, une influence qu'il importe de ne pas négliger dans cette appréciation : c'est l'influence de l'état de *cachexie* qui survient presque constamment à une période avancée de la maladie, et qui engendre, comme on sait, dans la constitution du sang, des modifications éminemment favorables à sa coagulation ; c'est cette disposition spéciale du sang, qui, quoique insaisissable dans son essence,

(1) Outre les travaux classiques, sur ce sujet, de Tonnelé, Bouillaud, Virchow, Cruveilhier, etc., voy. les monographies récentes de :

Th. von Dusch, in *Zeitschrift für ration. medic. di Henle e Pfeuffer Dritt. R.*, VII B., 2 Heft.;

B. Cohn, *Klinik der embolisch. Gefæsskrankheiten.* Berlin, 1860. p. 153-201.

Voy. aussi Dubini, *Avvertenze di anatomia pathologica*, in *ann. univ.* 1845, p. 252 ;

Benvenisti, *Storia anatomico-pathologica del systema vascolare*, t. II, 1862, passim.

n'en est pas moins réelle, que depuis Vogel on désigne par le mot *inopexie*. Il serait facile de montrer, si c'était ici le lieu, que dans les conditions
dont il s'agit, cette cause ne manifeste pas seulement sa part d'influence sur l'état consécutif de
la circulation encéphalo-méningée, mais qu'elle
l'étend aussi à la circulation périphérique d'autres
parties du corps. N'est-il pas probable, par exemple,
qu'elle intervient le plus souvent dans la production des coagulum secondaires que l'on rencontre
si fréquemment dans les veines des membres inférieurs chez les vieillards atteints de ramollissement
cérébral, coagulum dont l'existence introduit quelquefois de graves complications dans la symptomatologie de l'affection à sa période extrême (1).

Quoi qu'il en soit, des phénomènes congestifs intercurrents, dont nous venons de passer rapidement en revue les principales conditions organiques, il faut rapprocher les phénomènes de stase
sanguine qui se produisent dans les derniers temps
de l'existence et auxquels président des conditions
toutes mécaniques, celles de la *déclivité*. C'est, en
effet, dans les vaisseaux méningés de la région oc-

(1) Il y a longtemps que notre savant maître le Dʳ Cazalis montre à ses élèves ces oblitérations veineuses sur le cadavre, et qu'il
en donne l'interprétation pathogénique et nosologique; mais la
connaissance de ce fait anatomique, et de tant d'autres que l'on
doit à ce profond et trop modeste investigateur, n'a pas été toujours rapportée à son véritable auteur.

cipitale que l'on rencontre invariablement cette accumulation sanguine des derniers jours : son existence est constante, et en quelque sorte fatale, le récit de nos nécropsies en fait foi ; et il n'est pas indifférent, en raison de l'importance et de la nature de plusieurs des manifestations symptomatiques qui correspondent à cet accident ultime, de reprendre ici textuellement ce qui s'y rapporte dans quelques-unes de nos observations.

Dans l'observation première, nous avons noté à l'ouverture du crâne (p. 3) : « Injection diffuse des méninges et aspect *variqueux* de leurs vaisseaux, qui sont presque partout gorgés de sang, *mais principalement vers les lobes postérieurs.* » Ailleurs (obs. IV, p. 13) : « Les vaisseaux méningiens superficiels ont un aspect *variqueux* et sont gorgés de sang, *principalement à la région postérieure et déclive...* » Même chose est exprimée absolument dans les mêmes termes dans les obs. V et VII ; mais nulle part peut-être l'état dont il s'agit n'est aussi explicitement noté que dans l'obs. III (p. 11).

« Les méninges, y est-il dit, sont le siége d'une suffusion sanguine remarquable, généralisée, *mais beaucoup plus marquée vers les lobes postérieurs et les cornes cérébrales de la même région :* on ne saurait méconnaître l'*influence hypostatique* qui a présidé à cette accumulation sanguine. »

Ces descriptions sont trop uniformes pour qu'il soit besoin de les multiplier. Personne du reste ne peut songer à mettre en doute ni la réalité ni la constance de l'état congestif dont il s'agit ; mais on ne lui a pas accordé, selon nous, dans l'étude de l'évolution terminale de la maladie, toute l'attention qu'il mérite ; on a trop coutume de le séparer de l'état identique qui survient constamment, à la même période, du côté de la circulation pulmonaire ou plutôt cardio-pulmonaire : nous voulons parler de ces engouements passifs, mécaniques ou hypostatiques, des poumons, qui prennent aussi une si large part à la terminaison de la maladie ; ce sont là autant de phénomènes morbides secondaires qui, reliés ensemble par la solidarité intime que la circulation établit entre les trois organes en cause, cerveau, cœur, poumon, s'engendrent mutuellement, retentissent les uns sur les autres, et concourent au même but final de la destruction de la vie.

Quoi qu'il en soit, si la réplétion sanguine ultime des vaisseaux méningés trouve des conditions favorables et pour ainsi dire toutes préparées dans les modifications anatomiques imprimées à ces vaisseaux par les phénomènes congestifs antécédents, dont ils ont été si fréquemment le siége, elle n'ajoute, pour sa part, presque rien à ces modifications ; aussi n'avons-nous pas à nous occuper de nouveau de ces altérations vasculaires, si ce n'est pour dire que la *distension* opérée par l'accumulation sanguine ultime les rend plus apparentes encore sur le cadavre.

La congestion encéphalo-méningée, lorsqu'elle a ainsi étendu sa sphère à de vastes emplacements et qu'elle embrasse presque tout le réseau vasculaire périphérique de l'encéphale, ne borne pas ses déterminations aux phénomènes qui viennent d'être signalés ; il est un autre de ses effets immédiats et constants qu'il importe d'autant plus de ne pas omettre, que son apparition exerce une haute influence sur la marche des manifestations symptomatiques, soit qu'elle aggrave celles qui existaient déjà, soit qu'elle en crée de nouvelles : il s'agit de l'épanchement, en plus ou moins grande abondance, d'un liquide séreux ou séro-albumineux, produit d'une *transsudation* lente et continue à travers les parois des vaisseaux, siége des stases congestives.

Déjà nous avons plusieurs fois insisté, dans le cours de ce travail, sur la genèse, les caractères et le rôle anatomiques de cet épanchement ; quelques mots suffiront pour compléter ce qu'il convient d'en dire.

La quantité de ce liquide de transsudation est très-variable, et ces variations dépendent particulièrement de l'étendue et de l'intensité des phénomènes congestifs d'où il dérive, et partant de la période et du degré auxquels est arrivé le travail morbide primitif : ces phénomènes étant, ainsi que nous l'avons montré, réduits à des localisations plus ou moins restreintes, au début de l'affection, il est permis de supposer que l'épanchement séreux est alors peu abondant, bien que sa réalité

ne puisse être mise en doute, comme nous le verrons bientôt ; — il est probable que, dans ces conditions, les petites portions de liquide transsudé
sont l'objet d'une absorption progressive : c'est ce
qui paraît résulter des expériences déjà signalées
(p. 130) de Guislain, des frères Nasse et de Marcé,
expériences qui démontrent que le tissu cérébral
possède, à un haut degré, la faculté de se laisser
pénétrer par des liquides étrangers ; la même remarque avait été faite par N. Guillot et par le
Dr Paterson, et elle est pleinement confirmée par
les récentes et intéressantes recherches de Buhl
relatives à l'augmentation de la quantité du liquide
normal de la substance cérébrale dans les états
cérébraux qui accompagnent les typhus (1).

Mais, au fur et à mesure que se répètent et s'é-
tendent consécutivement les phénomènes de congestion, et alors surtout que viennent s'y adjoindre
les afflux hypostatiques, les proportions du liquide
épanché s'accroissent au point de constituer parfois
des quantités considérables , dont l'évaluation
exacte est, d'ailleurs, très-difficile à établir ; car il
s'y mêle toujours, quelques précautions que l'on
prenne, au moment de l'autopsie, une certaine

(1) N. Guillot, in *Recherches sur la méningite des enfants*, par A.
Becquerel, 1838.

Paterson, *On the Pseudo-morbid appearences of the brain*, etc.,
Edinb. med. and surgic. journ., 1842 ; — et *Arch. de méd.*, 1842.

Buhl, *Ueber den Wassergehalt im Gehirn bei Typhus* (Henle's und
Pfeufer's *Zeitschr.*, III Reilhe, IV. Bd.

quantité de liquide sanguin (1); en le recueillant aussi exactement que possible à l'aide d'un procédé que nous ferons bientôt connaître, nous avons pu en réunir jusqu'à 350 grammes.

L'étendue des régions occupées par le liquide peut également donner une idée de la quantité qu'il est capable d'atteindre : les mailles de la pie-mère et en général la région sous-arachnoïdienne, les ventricules latéraux, les cavités accidentelles résultant des pertes de substance dues au travail morbide primitif, tels sont les divers et principaux siéges de l'épanchement séreux.

Le liquide infiltré dans les mailles de la pie-mère ou dans le tissu cellulaire sous-arachnoïdien, constitue ordinairement une nappe continue parfaitement appréciable à la convexité des hémisphères lorsqu'ils ont été découverts par l'incision de la dure-mère : l'arachnoïde apparaît alors comme tendue, elle offre une certaine rénitence et quelquefois même une véritable sensation de fluctuation ; la pulpe du doigt légèrement promenée à la surface externe, y détermine des déplacements partiels du liquide appréciables à la vue et se révélant aussi par la transparence relative des mem-

(1) Il n'est guère douteux qu'il y ait aussi, dans ces circonstances, une augmentation du liquide céphalo-rachidien, la plupart des conditions assignées par Magendie à cette augmentation étant justement réalisées par les phénomènes congestifs dont il s'agit : 1° gêne ou empêchement du cours du sang veineux ; 2° congestions cérébrales habituelles ; 3° diminution du volume de l'encéphale. (*Recherches physiol. et cliniques*, etc., 1842.)

branes à l'endroit d'où ce liquide a été momentanément chassé. Mais il est un moyen aussi simple
que certain de s'assurer, en ce cas, de l'existence
réelle de l'épanchement, en même temps qu'il peut
permettre une évaluation approximative de sa
quantité : ce moyen consiste, le cerveau n'étant pas
encore extrait de la boîte crânienne, ni détaché, par
conséquent, de la moelle épinière, à pratiquer à la
surface de chaque hémisphère sur l'arachnoïde une
ponction, et à exercer ensuite, avec le plat de la
main, des pressions tendant à diriger le liquide
et à le faire cheminer vers ces ouvertures accidentelles ; on le voit bientôt sourdre de celles-ci en un
petit jet étalé, et il n'est pas impossible, moyen-
nant certaines précautions, de le recueillir en majeure partie, surtout lorsque l'épanchement est
abondant.

Si, au point de vue de son siége et de ses caractères anatomiques, cette infiltration séreuse constitue un véritable œdème de la pie-mère, elle ne saurait néanmoins être considérée ici comme une
affection individuelle, indépendante, telle qu'elle
a été décrite, sous ce nom, par quelques auteurs (1) :
dans les conditions dont il s'agit, ce phénomène est

______

(1) Durand-Fardel, *Traité des maladies des vieillards*, p. 36.
Ces faits répondent également, pour la plupart, au terme im-
propre d'*apoplexie séreuse*, employé pour la première fois par Morgagni, et à ceux tout aussi peu légitimes d'*hydrocéphale aiguë apoplectiforme* (Moulin), et d'*hydrophalie cérébrale* (Martin-Solon).
Moulin, *Traité de l'apoplexie et des hydrocéphales*, 1849.
Martin-Solon, *Journal hebdomadaire*, t. IV, p. 357-358.

essentiellement lié, comme effet, à la congestion encéphalique secondaire, ce qui ne l'empêche pas d'apporter dans la symptomatologie de l'affection protopathique un contingent de désordres fonctionnels qui lui est propre ; nous lui verrons bientôt revendiquer, à ce titre, certaines manifestations intercurrentes qui expriment un degré plus ou moins marqué d'oppression des facultés cérébrales.

Il nous suffira de rappeler, d'un autre côté, que l'existence de cette infiltration séreuse, interposée entre le tissu cérébral périphérique (couche corticale) et les membranes d'enveloppe, arachnoïde et pie-mère, constitue l'une des conditions qui s'opposent à l'établissement des *adhérences méningées :* cette condition peut être, d'ailleurs, artificiellement reproduite, en injectant, comme l'ont fait Marcé et Magnan, une certaine quantité d'eau sous l'arachnoïde.

Le liquide de transsudation séreuse congestive peut s'accumuler, en quantité plus ou moins considérable, dans les cavités ventriculaires de l'encéphale : les ventricules latéraux sont particulièrement le siége de cette accumulation. Pour apprécier justement la quantité de liquide épanché et l'influence qu'il peut exercer sur la détermination de certains troubles fonctionnels, il importe de tenir compte de l'époque du processus, à laquelle cet épanchement a pu s'opérer : à la période terminale, sous l'influence des phénomènes congestifs répétés et généralisés auxquels s'ajoutent les phénomènes d'hypostase, la quantité de sérosité est habituellement considérable, et, en quelque sorte, à son maximum ; la capacité normale des ventricules ne suffit même pas toujours à le contenir, et elle a subi une dilatation qui peut être facilement appréciée ; mais on conçoit combien il est difficile, en ce cas, de faire la part des causes multiples, quoique de même nature, qui sont intervenues dans la production de l'épanchement (1).

Il n'en est pas de même aux périodes moins avancées de la maladie et voisines de son début : les congestions partielles, liées au travail de désorganisation locale, peuvent aussi, selon nous, entraîner des transsudations séreuses dont le siége, plutôt que l'abondance, constitue l'importance pathogénique ; en raison de l'atteinte prédominante des corps striés et des couches optiques, la circulation veineuse qui est en relation immédiate avec celle de ces centres, devient particulièrement le siége des phénomènes congestifs localisés : l'état variqueux des plexus choroïdes des ventricules et des veines de Galien en est un témoignage irrécusable ; et telle est, sans doute, l'origine des épanchements

(1) Il serait facile d'éviter cet embarras en se rangeant à l'ancienne opinion de Louis, qui ne reconnaissait qu'une seule cause possible de ces épanchements : *l'agonie* ; mais il en est aujourd'hui de cette assertion comme de celle de l'éminent observateur relative aux altérations du foie et de l'encéphale dans la fièvre typhoïde, altérations qu'il croyait être *cadavériques* : on sait l'interprétation bien différente qu'il convient de leur donner depuis les récentes et remarquables recherches de Chèdevergne.

(Louis, *arch. de médecine*, 2ᵉ série, t. IV, p. 231).

ventriculaires intercurrents localisés, qui se révèlent par des troubles fonctionnels particuliers, de
nature convulsive, dont nous aurons bientôt à apprécier la valeur sémiologique.

Les autres cavités ventriculaires du cerveau, le
troisième ventricule en particulier, peuvent être
également envahies par la sérosité épanchée, surtout lorsque à la période ultime de l'affection,
l'épanchement a acquis des proportions considérables ; mais, quelles que que soient les suites de cet
envahissement, il ne constitue, en définitive, qu'un
épiphénomène, et il ne saurait avoir ici, même par
son siége (troisième ventricule), l'importance pathogénique, d'ailleurs un peu exagérée, que lui
attribue Abercrombie dans la détermination de
certains ramollissements (1).

Nous avons dit, ailleurs (2), un mot des petites
cavités kystiformes remplies de sérosité, qui succèdent à une destruction limitée de la substance
encéphalique; si nous les rappelons ici, c'est pour
insister de nouveau sur la distinction qu'il convient
d'établir entre celles de ces cavités qui succèdent à

(1) Nous entendons ces ramollissements sur lesquels a tant insisté Abercrombie, impliquant spécialement la voûte à trois piliers,
le septum lucidum, le corps calleux, etc., et presque toujours consécutifs à l'hydrocéphale aiguë : ce sont là, comme on le voit, des
conditions bien différentes de celles dont il s'agit ici, et ces différences ont frappé Abercrombie lui-même, puisqu'il en fait le principal motif de ses dissidences avec le professeur Rostan sur la
nature de la maladie.

Abercrombie, *loc. cit.*, traduction Gendrin, p 27.
(2) Voy. p. 94.

un véritable foyer hémorrhagique, et celles qui procèdent du ramollissement : les premières sont constamment tapissées par une pseudo-membrane vascularisée capable, en quelque sorte, de faire les frais de la petite quantité de sérosité qui suffit pour les remplir; les secondes, dépourvues de revêtement membraneux, offrent plutôt, même dans leurs localisations les plus restreintes, les caractères qui appartiennent aux véritables foyers de ramollissement. Ces foyers ne constituent pas une cavité complète et réelle; à leur centre voltigent des filaments déchiquetés, traces des éléments nerveux mutilés et en voie de désorganisation, et sont traversés, à la manière de ponts, par des brides celluleuses et par des capillaires très-ténus, d'où l'aspect aréolaire que présentent quelquefois ces petits foyers; ils sont enfin imprégnés par le liquide de transsudation séreuse, lequel, en se mêlant au tissu cérébral altéré, concourt à augmenter a diffluence.

Les choses ne se passent pas autrement pour les foyers beaucoup plus considérables que vient baigner le liquide épanché, lesquels sont alors constitués, surtout au sein de la substance blanche des circonvolutions, par une matière semi-fluide et blanchâtre qui a été comparée au *lait de chaux* : cette assimilation, fondée sur l'aspect physique, est juste; mais on en a grandement abusé, selon nous, en tant que caractère anatomique (1).

(1) Cette matière blanchâtre comparée à du *petit lait* par le pro-

Ce n'est pas le lieu d'aborder l'étude de la constitution intime du liquide de transsudation, qui, d'ailleurs, ne diffère pas sensiblement, à cet égard, de la sérosité des hydropysies en général; mais, ce qu'il importe de noter et de répéter ici (car cette remarque a été déjà faite par nous) (1), c'est que l'exsudation dont il s'agit, ou mieux cette *transsudation*, ainsi que nous nous sommes appliqué à l'appeler, est constituée par une variété de sérum albumineux *dénué de tout élément organisable*, se perpétuant, sous cet état, sans *génération plastique*, et paraissant caractériser les altérations *primitivement* chroniques; ces caractères, en quelque sorte passifs, qui se révèlent, en effet, par l'absence habituelle de néoplasmes et de proliférations morbides, appartiennent également aux éléments histologiques tenus en suspension par le liquide, éléments sur lesquels nous avons déjà suffisamment insisté ailleurs pour avoir à y revenir (2).

Il ne nous reste, pour terminer cette étude ana-

fesseur Andral, à du *lait de chaux*, par Cruveilhier et Dechambre, serait exclusivement constituée, selon Durand-Fardel, par la substance cérébrale ramollie, sans intervention d'aucun liquide : notre interprétation diffère radicalement, on vient de le voir, de celle de cet auteur (Durand-Fardel, *loc. cit.*, p. 246.

Guislain, au contraire, accordant, ainsi que nous l'avons dit ailleurs (p. 130), une valeur capitale à la faculté d'absorption de la substance cérébrale, n'est pas éloigné de regarder le ramollissement comme le résultat, dans certains cas, d'une véritable *macération* : nous laissons toute la responsabilité de cette hypothèse à son auteur.

(1) Voy. p. 196 et 197.

(2) Voy. p. 198 et suiv.

tomique bien incomplète, je ne me le dissimule pas, de la congestion encéphalo-méningée secondaire, qu'à dire un mot des phénomènes consécutifs d'irritation congestive : bien que différant, par leur étendue beaucoup plus limitée et par leur nature, de la congestion méningée, ils doivent en être rapprochés comme se rattachant aux mêmes périodes d'évolution de la maladie.

Ces phénomènes sont essentiellement constitués par une multiplication des vaisseaux capillaires, autrement dit par des néo-vascularisations, à la détermination desquelles président deux conditions principales : l'existence d'un foyer d'altération de la substance cérébrale jouant, en quelque sorte, le rôle de corps étranger et provoquant, dans sa sphère, un travail secondaire d'irritation locale ; un arrêt où des difficultés plus ou moins étendues de la circulation normale par lésion primitive des vaisseaux capillaires donnant lieu à des efforts de circulation supplémentaire.

Le siége de ces phénomènes se déduit naturellement des données qui précèdent; ils occupent, dans un rayon plus ou moins étendu, le voisinage des foyers primitifs d'altération de la substance cérébrale; ils se révèlent à la vue simple par l'existence d'une rougeur anormale, plus ou moins uniforme, dont l'aspect et, pour ainsi dire, la forme sont assez bien exprimés par le terme *coup de pinceau*, emprunté à Baillarger. Cette rougeur est surtout appréciable dans les régions qui, à l'état normal, sont peu riches en vaisseaux, comme celles où prédomine la substance blanche ou qui sont uniquement composées de cette substance. Sous l'influence de cette ultrà-vascularisation, la substance grise acquiert aussi, dans son aspect et sa coloration, des modifications facilement saisissables : elle est parcourue par des traînées rougeâtres, violacées, quelquefois même écarlates, bien accentuées, surtout dans le voisinage des petits foyers de ramollissement superficiel que nous avons vus se former à la surface de la couche corticale des circonvolutions.

Dans ces conditions, l'examen microscopique révèle, dans toute leur richesse, pour ainsi dire, les réseaux vasculaires inextricables qui résultent de ce processus irritatif secondaire. Ces réseaux sont essentiellement constitués par des vaisseaux capillaires à une seule tunique, partant de premier ordre, pourvus de noyaux volumineux, et sortant du type normal par leur abondance insolite, leur volume et la richesse de leurs anastomoses; très-accessibles aux altérations régressives et doués, par là, d'une grande friabilité, ils opposent une faible résistance à l'effort du sang, et leur rupture, en offrant aux éléments de ce dernier une nouvelle voie d'extravasation, constitue une condition morbide surajoutée à celles du travail primitif. Nous verrons bientôt quels sont, dans l'ordre symptomatique, les troubles fonctionnels, qui paraissent correspondre, à cet épiphénomène anatomique.

Peut-être aurions-nous à mentionner ici, pour

compléter cette étude, les phénomènes de congestion dont les parties externes du crâne, et la face en particulier, sont le siége coïncidemment avec les congestions intra-cérébrales : ce sujet pourrait même fournir matière à quelques considérations intéressantes sur la solidarité de la circulation intra et extra-crânienne, aux points de vue anatomique et pathologique (1), et le moment serait pour nous opportun de décrire certaines altérations des vaisseaux *émissaires* et des vaisseaux du *diploé*, qui jusqu'ici ne paraissent pas avoir fixé l'attention des observateurs ; mais nous ne nous sommes pas imposé la tâche de ne rien omettre de ce qui touche à la pathologie du vieillard atteint de ramollissement ; le but que nous nous sommes proposé, et le plan que nous avons dû nous tracer pour l'atteindre nous obligent au contraire à nous renfermer dans certaines limites.

ARTICLE V.

Manifestations symptomatiques des congestions secondaires dans le cours du ramollissement spontané.

Aux phénomènes congestifs intercurrents dont nous venons d'étudier les conditions anatomiques,

(1) La plupart des auteurs qui se sont occupés de ce sujet ont été tentés par cette étude des *relations anatomiques* entre la circulation intra et extra-cérébrale, et ont cherché à déterminer la part qui leur revient dans la production des phénomènes congestifs. Voyez surtout :

Abercrombie, *loc. cit.*, p. 370, et *la note du traducteur.*

Durand-Fardel, *Maladies des vieillards*, etc., p. 40.

répondent des troubles fonctionnels de deux ordres : ou bien ces troubles sont de même nature que certains symptômes déjà existants dont ils constituent une aggravation, c'est-à-dire un degré plus élevé d'intensité ; ou bien ce sont des manifestations symptomatiques d'apparition nouvelle.

Lorsque, dans le cours d'un ramollissement dont les déterminations confirmées et prépondérantes dans un hémisphère cérébral ont engendré une *hémiplégie* persistante, surviennent des phénomènes congestifs étendus seulement à cet hémisphère, les accidents paralytiques subissent une aggravation plus ou moins marquée, mais cette aggravation n'est que passagère, et elle traduit par là la nature fugace de la cause qui lui a donné naissance : ces alternatives d'aggravation et de rémission de la paralysie motrice par le fait d'une congestion unilatérale intercurrente, peuvent se répéter un plus ou moins grand nombre de fois.

Mais cette localisation, quoique possible et réelle, ne constitue pas, en cette occurrence, le cas le plus fréquent : les phénomènes congestifs secondaires occupent le plus souvent une étendue en rapport avec l'atteinte habituellement double des hémisphères ; ils embrassent toute la circulation périencéphalo-méningée, et donnent lieu à des troubles généralisés qui portent en même temps sur toutes les fonctions cérébrales. La paralysie devient complète ; la sensibilité générale s'émousse ; l'intelligence est frappée d'une abolition plus ou moins rapide et d'autant plus facile qu'elle était déjà en voie de destruction ; des phénomènes *comateux* surviennent ; en un mot, un *état apoplectiforme* se manifeste avec résolution plus ou moins complète. Si cet état se prolonge, la mort peut en être la suite, d'autant mieux que cette prolongation même favorise l'apparition de congestions hypostatiques. Ce qu'il importe de remarquer ici, c'est que le caractère *apoplectiforme* des accidents est, dans ce cas, le fait d'une *intercurrence*, et non pas celui d'une manifestation *primitive*.

Quoi qu'il en soit, ces accidents peuvent s'atténuer, après une durée plus ou moins longue, mais qui ne dépasse pas habituellement quelques jours : il est rare toutefois que la rémission soit complète ; on voit presque toujours survivre une aggravation des phénomènes préexistants, et cette aggravation successivement accrue par l'influence des congestions réitérées aboutit plus ou moins rapidement au degré maximum et ultime du travail morbide. Le processus congestif se révèle, en ce cas, dans toute son évidence ; et c'est à lui qu'il convient d'attribuer la manifestation intercurrente et passagère des phénomènes apoplectiformes et comateux.

Mais ces phénomènes ne sont pas les seuls que la congestion encéphalo-méningée consécutive introduise dans la symptomatologie de l'affection protopathique ; il en est deux autres qui méritent une sérieuse attention, ce sont : 1° les accidents *convulsifs*, soit cloniques et passagers, soit toniques et permanents (contracture); 2° les phénomènes de dépression intellectuelle ou de *stupeur*.

Une première condition de détermination des accidents convulsifs, c'est le siége même des phénomènes congestifs dans les méninges; il en est une autre, non moins efficace et que nous avons maintes fois signalée, c'est l'épanchement de sérosité et son accumulation, en plus ou moins grande quantité, dans les cavités ventriculaires, particulièrement dans les ventricules latéraux. Il importe, à ce sujet, de distinguer les diverses périodes du processus pathologique : lorsque celui-ci n'a pas encore franchi la limite des localisations congestives, on peut voir se produire des *convulsions* bornées à un seul côté du corps, n'occupant même très-souvent qu'un seul membre (ordinairement le membre supérieur), ou bien encore limitées à la face; ces convulsions sont de forme éclamptique; leur durée, très-variable, ne dépasse pas, en tout cas, celle maximum des phénomènes intercurrents plus ou moins passagers auxquels elles se rattachent; elles se produisent quelquefois avec des intermittences qui marquent des degrés successifs de décroissance et d'atténuation jusqu'à cessation complète.

La manifestation plus généralisée des accidents convulsifs répond à l'extension progressive des phénomènes de congestion secondaire et, conséquemment, aux périodes plus avancées du travail morbide; ils offrent aussi, dans ces conditions extrêmes, un haut degré d'intensité, et concourent puissamment à la terminaison fatale. Nous avons observé un fait dans lequel des accidents de cette nature se sont manifestés avec une prédominance et une violence telles que nous ne résistons pas au désir d'en donner un résumé rapide.

F....., ancien officier d'infanterie, âgé de 74 ans, à Bicêtre depuis plusieurs années, présentait tous les symptômes d'un ramollissement sénile, à une période avancée, savoir : paralysie motrice généralysée, avec prédominance dans le côté droit ; affaiblissement intellectuel se traduisant par une atteinte grave de la mémoire et des difficultés de la parole en rapport avec cette atteinte, une tendance à s'attendrir et à pleurer sans motif, alternant avec une facile propension à de violents accès de colère, lesquels étaient accompagnés d'une espèce de tremblement convulsif des membres supérieurs et de la tête ; enfin, incontinence partielle des fèces et des urines, etc. : tel était l'état de ce malade, lorsque, le 30 janvier 1860, à la suite de pressentiments sinistres, et sans autre manifestation nouvelle qu'un peu de somnolence, il fut pris subitement des accidents suivants : perte de la conscience, abolition généralisée et presque complète de la motilité volontaire et de la sensibilité, secousses convulsives, absolument semblables à celles que détermineraient des décharges électriques, dans les membres inférieurs et supérieurs, plus prononcées du côté droit, vers lequel est irrésistiblement entraînée la tête. Bornées d'abord aux membres, les convulsions ne tardent pas à envahir la face, et elles s'y manifestent avec des particularités qui méritent d'être rappelées : saisie dans toute son étendue, comme d'un tremblement convulsif, la face se ride et devient horriblement grimaçante ; d'abord entr'ouverte et laissant voir la langue tremblante aussi et considérablement tuméfiée, la bouche se ferme bientôt par le rapprochement forcé des lèvres, la peau du menton se ride et se ramasse, en quelque sorte, sur elle-même, tout en bleuissant ; les paupières droites se contractent convulsivement, au point qu'il ne paraît plus exister d'ouverture à cet endroit, tandis que les paupières gauches, soumises seulement à une demi-occlusion, laissent apercevoir le globe oculaire révulsé ; en même temps, la respiration se suspend, et il semble que c'en est fait de la vie du malade.

Cependant, après quelques secondes environ, la respiration, qui paraissait suspendue, se rétablit par une profonde inspiration, et elle se continue haute et ronflante ; les traits crispés de la face se détendent, les paupières se ferment normalement, et le coma se prononce au milieu d'une résolution complète ; une écume blanchâtre s'écoule en abondance par la commissure labiale droite ; cette écume n'est point mélangée de sang, et il est facile de constater, en effet, que la langue n'a pas été mordue. Cet état de rémission dure environ cinq ou six minutes, puis l'accès recommence et se reproduit tel que nous venons de le décrire. Nous avons pu compter six accès semblables séparés à peu près par le même intervalle de temps, si ce n'est les deux derniers qui ont été un peu plus éloignés.

Une saignée générale, pratiquée dès le début, mais n'ayant donné lieu qu'à l'écoulement d'une très-petite quantité de sang épais et comme poisseux, des sinapisations réitérées à la surface cutanée, l'administration dans l'intervalle des accès de plusieurs cuillerées d'une potion antispasmodique, rien n'a pu suspendre et n'a même paru atténuer ces terribles accidents : ils se sont, en quelque sorte, épuisés d'eux-mêmes ; ils ont laissé le malade dans une prostration profonde de forme comateuse, qui bientôt s'est terminée par la mort ; c'est à peine si quelques rares secousses convulsives se sont encore manifestées dans les membres, particulièrement dans ceux du côté droit où prédominait sensiblement, comme nous l'avons vu, la paralysie motrice.

A l'autopsie, à part des foyers multiples de ramollissement à la périphérie et dans les parties centrales du cerveau, foyers sur lesquels il est inutile d'insister ici, il a été permis de constater : 1° un état congestif extrême et généralisé des vaisseaux méningés, caractérisé par la dilatation et la varicosité de ces vaisseaux, et leur réplétion par le sang en stagnation et coagulé par places ; 2° l'épanchement considérable de sérosité légèrement rougeâtre, principalement accumulée dans les ventricules latéraux, dont la cavité est manifestement dilatée.

Les phénomènes convulsifs ne se présentent pas habituellement, il faut en convenir, avec les caractères de généralisation et d'extrême intensité que nous leur avons vu revêtir dans le fait qui précède; ce fait est, sous ce rapport, véritablement insolite, mais il offre, par cela même, dans toute leur évidence et pour ainsi dire en *relief*, les symptômes dont il s'agit, et c'est pourquoi il nous a paru opportun d'en donner ici la relation sommaire.

Dans un même ordre de phénomènes, mais s'offrant avec des caractères différents de localisation et de permanence, nous avons à signaler la *contracture*. Nous ne parlons pas de la contracture primitive, dont on a, selon nous, beaucoup exagéré la fréquence et partant la valeur sémiologique au début du ramollissement (1); il s'agit ici de la *contracture consécutive*, liée aux phénomènes de congestion secondaire et plus particulièrement à la congestion irritative qui se développe dans la sphère et sous

______

(1) Nous sommes, en cela, d'accord avec le professeur Andral, qui a dit : « L'observation nous a démontré que cette contracture *manque* peut-être aussi souvent qu'elle existe. » Dans l'appréciation de cette fréquence, on n'a pas suffisamment tenu compte de l'*espèce* de ramollissement ou, si l'on veut, des conditions pathogéniques diverses qui président à ses déterminations.

Andral, *loc. cit.*, p. 556.

l'influence provocatrice du travail morbide primitif.

Cette contracture se montre habituellement dans les parties où prédomine la paralysie motrice, et affecte de préférence les membres supérieurs : les articulations des doigts, celle du coude, mais surtout l'articulation du poignet, peuvent en être le siége ; le plus souvent les doigts et le poignet du même côté sont atteints simultanément ; et la forme presque constante de la contracture, est la flexion forcée, combinée avec un léger degré d'abduction ; elle est quelquefois douloureuse, et la douleur se manifeste surtout lorsqu'on essaye la réduction, qui est d'ailleurs presque toujours possible ; cette possibilité montre qu'il ne s'agit pas, en ce cas, d'une *rétraction nutritive* des muscles ; celle-ci, toutefois, peut exister, dans ces conditions, mais elle ne se manifeste guère qu'aux extrémités inférieures sous l'influence des lésions de nutrition qu'entraînent, dans le tissu musculaire, les altérations descendantes consécutives de la moelle épinière (1).

Quoi qu'il en soit, nous devons remarquer que la contracture partielle est loin d'être aussi fréquente dans le ramollissement que dans l'hémorrhagie ; le travail de réparation cicatricielle que provoque cette dernière, constitue une des condi-

(1) Si ces altérations consécutives ne sont mentionnées ici qu'incidemment, c'est que notre intention n'est pas d'aborder leur étude qui comporterait de trop longs développements ; elles n'ont, d'ailleurs, qu'une médiocre importance, en raison du degré peu avancé qu'elles acquièrent dans les conditions dont il s'agit.

tions les plus favorables à la production de ce phénomène ; aussi, lorsqu'une contracture très-limitée et permanente apparaît dans le cours d'un
ramollissement légitime, faut-il songer à la possibilité d'une hémorrhagie intercurrente venant se
surajouter à celui-ci, et quelquefois même se su-
perposer à son propre foyer : c'est là un point que
nous aurons à examiner de nouveau, lorsque nous
aborderons la question de la curabilité spontanée
du ramollissement, et l'étude des preuves anatomiques invoquées à l'appui de cette curabilité.

Si nous rappelons ici les phénomènes de dépression intellectuelle et de *stupeur*, c'est que, dans
l'évolution symptomatique de la maladie, ils correspondent et appartiennent à la congestion secondaire et plus particulièrement aux transsudations
séreuses qu'elle engendre : il serait, en vérité, superflu d'insister de nouveau sur le rôle de l'infiltration œdémateuse de la pie-mère et du tissu
cérébral lui-même dans la production de ces
phénomènes, et nous nous sommes, d'un autre
côté, suffisamment arrêté à la description de ces
dernières, pour n'avoir pas non plus à y revenir.

Il nous suffira également de mentionner encore
une fois la part qui revient à la congestion *hypostatique* dans les déterminations et la nature des
troubles fonctionnels ultimes : cette part s'exprime
surtout, on le sait, par le *coma* définitif et la *résolution* complète.

Tels sont, rapidement esquissés, les phénomènes symptomatiques de la congestion secondaire dans ses relations avec le ramollissement; toute sommaire qu'elle est, cette étude suffit, je l'espère, pour faire apprécier le rôle du *processus congestif* dans l'évolution du travail morbide, rôle véritablement capital et qui ressortira mieux encore du résumé symptomatique qui va suivre.

ARTICLE VI.

Résumé symptomatique. — Troubles de l'intelligence considérés dans leur ensemble ; modifications qui leur sont imprimées par les conditions d'âge. — Démence confirmée

§ 1ᵉʳ. — Après avoir fait l'étude analytique et, pour ainsi dire, individuelle des phénomènes qui, dans l'évolution de la maladie protopathique, ressortissent à la congestion, soit primitive ou prodromique, soit secondaire ou consécutive, il n'est pas sans importance de réunir ces traits épars, de les rapprocher dans un tableau synthétique, et d'essayer de reconstituer ainsi, dans son ensemble, la physionomie symptomatique de cet état morbide.

Maintenue dans ses véritables limites, qu'il est si facile de franchir, la congestion cérébrale offre, dans ses manifestations, un certain nombre de degrés successifs, qui varient dans leur nature et dans leur intensité avec la marche ascensionnelle de l'affection protopathique, et qui en sont comme les formes diverses.

Dans les conditions les plus simples, les plus voisines de l'état physiologique, les phénomènes congestifs se réduisent à un peu de malaise céphalique (particulièrement une sensation de lourdeur); à des bouffées de chaleur vers la tête, à quelques teintements ou bourdonnements d'oreille, à un peu de tendance au sommeil; ces symptômes se dissipent promptement, mais pour se reproduire à des intervalles plus ou moins éloignés; ils constituent plutôt l'*imminence* congestive que la congestion elle-même; ils augmentent en se répétant, et il s'y joint, à un moment donné, des troubles plus accentués: les yeux voient comme des *étincelles* et sont pris d'*éblouissement;* un état *vertigineux* s'empare du malade; les objets tournent autour de lui; le sol semble se dérober sous ses pas, et s'il est debout, il s'accroche à l'objet le plus voisin pour éviter une chute qui lui paraît imminente. Puis, à un degré plus élevé, les phénomènes vertigineux entraînent la perte complète de l'équilibre; la chute a lieu, mais le malade se relève de lui-même rapidement, ne conservant qu'une émotion plus ou moins vive de ce qui vient de se passer en lui: à part la légère et rapide obnubilation qui constitue le vertige, l'intelligence est demeurée nette et entière; le malade a la conscience et le souvenir de tout ce qu'il a éprouvé; c'est là, à proprement parler, le *vertige congestif*.

Telle est la *congestion prodromique*, prélude obligé des déterminations morbides confirmées, qui constituent le ramollissement ; elle a donc essentiellement pour expression des *phénomènes vertigineux*, soit seuls, soit accompagnés de perte de l'équilibre, avec ou sans chute, mais sans *perte de la conscience*. Ce dernier fait est capital, et nos observations l'établissent de la façon la plus formelle et la plus constante. Dans sa sphère, ce résultat apporte une pleine confirmation aux réserves du professeur Trousseau, touchant le caractère *apoplectiforme* de la congestion cérébrale (1); mais, est-ce à dire, pour cela, que, comme le veut aussi l'éminent professeur, l'*épilepsie* soit uniquement en cause dans ces conditions? S'il s'agissait réellement, en ce cas, du *vertige épileptique*, il n'est pas, on le voit, un seul vieillard, en imminence de ramollissement, qui ne fût tributaire de l'épilepsie; et celle-ci ressortirait nosologiquement elle-même, au ramollissement. Une pareille assertion ne peut évidemment se soutenir; et nous verrons bientôt qu'elle n'est pas justifiée davantage par l'existence réelle, à une période plus avancée de la maladie, de phénomènes dont la nature *convulsive* pourrait facilement en imposer (2).

(1) Trousseau, *Clinique médicale de l'Hôtel-Dieu*, t. II. p. 182.

(2) Pour apprécier sainement ce point de nosologie, il est indispensable de poser la question autrement qu'elle a été posée et d'établir quelques distinctions trop négligées : La congestion cérébrale vraie peut-elle donner lieu à des symptômes *apoplectiformes et convulsifs?* Voilà, ce nous semble, la question à résoudre. Or, cette solution est fournie, sans équivoque, par les faits, à la condition de mettre les faits à leur place. En restant dans les limites du débat et ne considérant que les cas de congestion *primitive*, il est

Quoi qu'il en soit, avec l'apparition de phénomènes confirmés du côté de la motilité volontaire,
commencent les incertitudes et les difficultés d'une
parfaite délimitation. Il paraît difficile, en effet, de
concilier l'existence d'une paralysie réelle et partielle avec un simple état congestif comme géné-
rateur unique. Cependant, chez le vieillard, dans
les conditions organiques que nous avons essayé
de déterminer, il est possible et même fréquent de
voir un état paralytique réel se produire à la suite
de phénomènes cérébraux, qui ne semblent point
dépasser le niveau de la congestion ; mais il importe de ne pas s'en laisser imposer, à cet égard,
par la simple *rémission* des symptômes paralytiques,

incontestable que celle-ci peut avoir pour expression symptomatique des phénomènes apoplectiformes et convulsifs, mais cela dans
des cas spéciaux qui ressortissent à la pathologie mentale ; il est
permis d'affirmer, par exemple, que cette forme symptomatique
de la congestion est la règle dans la *paralysie générale :* le fait a
été mis d'ailleurs hors de doute dans la discussion de l'Académie
de médecine (1861) par les discours de Baillarger, les judicieuses
remarques de Tardieu, les communications de Moreau (de Tours),
de Billod, de Marcé, etc. Ajoutons que, dans ces conditions bien
déterminées, les phénomènes convulsifs sont le plus souvent *épileptiformes*, sans que l'on soit pour cela autorisé à dire qu'il s'agit
d'épilepsie. Enfin, nous rappellerons que, chez les enfants en bas-
âge, la symptomatologie de la congestion cérébrale revêt aussi fréquemment la forme convulsive en dehors de l'épilepsie proprement
dite.

Baillarger, *Bulletin de l'Académie de médecine*, 1861, t. XXVI,
p. 285.

Moreau (de Tours), Billod, Marcé, *Union médicale*, 1861, p. 171,
210, 216.

ce à quoi l'on est fort exposé en perdant de vue le malade. La paralysie, en effet, semble disparaître en même temps que la plupart des autres troubles fonctionnels; en réalité, elle ne disparaît pas, elle *s'atténue;* il est facile de s'assurer, en suivant le malade, que même longtemps après cette attaque, un affaiblissement marqué de la motilité persiste dans les parties qui en avaient été affectées; des altérations semblables peuvent se produire un plus ou moins grand nombre de fois, selon la fréquence et l'intensité des accidents. D'un autre côté, nous avons vu comment les phénomènes intercurrents de *congestion secondaire* imprimaient une aggravation plus ou moins marquée aux accidents paralytiques précédents.

Si donc il est permis d'attribuer la paralysie motrice à la sphère symptomatique de la congestion cérébrale, ce ne peut être qu'à la condition de ne point séparer cette dernière, dans ses déterminations *primitives* ou *secondaires*, de l'affection protopathique, c'est-à-dire du ramollissement, dont elle constitue, en définitive, le processus.

C'est pareillement à la période des manifestations secondaires qu'il convient de rapporter la forme *convulsive* de la congestion encéphalique; nous avons insisté sur les accidents qui la caractérisent; et, pas plus que les phénomènes vertigineux que nous avons vus constituer l'élément symptomatique essentiel de la congestion prodromique, ces accidents ne sauraient être considérés, sans une confusion palpable, comme une expression de l'épilepsie proprement dite.

Enfin, parmi les manifestations symptomatiques de la congestion cérébrale liée au ramollissement, il faut compter le *délire*, partiel ou généralisé, et s'offrant parfois avec une telle prédominance, qu'il pourrait légitimement constituer une forme symptomatique. Nous avons vu ce délire présenter diverses variétés, que rattachent, cependant, ainsi que nous allons le voir, un lien commun : tantôt, c'est une manifestation délirante *ambitieuse*, dont le principal caractère est d'être très-passagère; tantôt, c'est de la *manie* avec agitation et incohérence; d'autres fois, c'est un délire impulsif, impliquant les actes de la locomotion (délire d'action); enfin, une mélancolie dépressive, avec ou sans stupeur, se traduisant, dans quelques cas, par l'impulsion au suicide. Ces formes délirantes ont été étudiées précédemment sur le terrain des faits; il ne sera pas, néanmoins, sans importance, ni peut-être sans intérêt, de revenir, en quelques mots, sur ces troubles considérés dans leur ensemble, dans le but principal de faire ressortir les modifications qui leur sont imprimées par les conditions d'âge.

§ 2.—Tout d'abord, il est facile de voir que, quelles qu'en soient la forme et la variété, ces troubles intellectuels appartiennent à un même groupe de manifestations fonctionnelles, et qu'ils sont sous la dépendance du même processus : cette homogénéité pathogénique, si l'on peut ainsi dire, n'est point détruite par les alternatives d'*exaltation* et de *dépression* qui caractérisent tour à tour ces manifestations, car ce n'est là qu'une *modalité* symptomatique exprimant un contraste et non une diversité absolue. Mais ce qui constitue essentiellement le lien de ces délires, c'est l'état d'affaiblissement intellectuel qui les domine et qui leur imprime, pour ainsi dire, son cachet.

Les délires dont il s'agit sont, en effet, comme le reflet des atteintes successives subies par les facultés intellectuelles, et ils en expriment le niveau ; aussi les voit-on se mouvoir, en leur expression, dans le cercle plus ou moins étroit auquel se trouve réduit l'intellect du vieillard : ce sont, ou bien les rares éclairs d'une volonté qui s'éteint, se traduisant par les éclats d'une manie passagère ; ou bien des lambeaux décousus de souvenirs ou d'idées servant d'aliment à des délires partiels, dont la systématisation éphémère fait rapidement place à l'absurdité et à l'incohérence qui préludent à la démence confirmée.

Le délire vient-il à revêtir la *forme ambitieuse*, il reste habituellement contenu dans des limites peu étendues ; les fausses convictions qui le constituent naissent d'une ambition, pour ainsi dire, modeste ; elle ne vise pas aux richesses immenses, aux vastes accaparements, elle ne s'affuble guère d'honneurs ou de titres suprêmes. Si, parfois, dans ces conditions , le vieillard va jusqu'à s'attribuer des possessions princières et quelques millions (voy. notre obs. LXII, p. 273), plus souvent il affiche des prétentions plus modérées, dont le chiffre ou le taux reste même indéterminé : il est *riche*, et cela lui suffit. En outre, cette forme délirante n'est pas durable, à moins qu'elle ne tende, ce qui est rare, à une véritable systématisation, et qu'elle ne participe de la *monomanie* (obs, LXIII) ; on s'explique d'ailleurs facilement l'*instantanéité* qui la caractérise, d'un côté par les accidents concomitants et subits qui coupent court aux manifestations délirantes, en imprimant à la maladie une aggravation croissante ; d'un autre côté, par les progrès de l'affaiblissement intellectuel , qui soustrait incessamment au délire son aliment psychique.

Les choses ne se passent pas différemment pour la forme maniaque proprement dite ; les grandes excitations, les violents éclats n'y sont guère de mise ; et , bien que dans quelques cas , on voie se produire à la période congestive un accès de manie véritablement orageuse (obs. LXIV, LXV), ce ne sont point les allures qu'affecte habituellement ce délire ; il s'exprime plutôt par une agitation sans grand fracas, ou du moins ne dépassant pas certaines limites, bien que douée d'une incessante activité et marquée au coin de l'incohérence : c'est cette irrésistible impulsion à agir *sur place* ou dans une sphère peu éloignée, cette façon de *manie remuante*, que nous avons déjà décrites sous le nom de *délire d'action* ou *délire d'activité locomotrice*; l'incohérence des discours et l'accomplissèment inconscient des fonctions végétatives, qui l'accompagnent presque toujours, décèlent encore ici l'influence sur le processus morbide de l'état de démence plus ou moins avancée.

A l'opposé de ces manifestations dont la caractéristique est l'*excitation*, quel qu'en soit le niveau, se montrent les états *mélancoliques* et *hypochondriaques*. Cette mélancolie, nous l'avons vu, se traduit essentiellement par la *dépression* et l'*apathie :* une indifférence profonde ; l'oubli soit involontaire, soit calculé (se produisant, dans ce dernier cas, par un refus obstiné), de satisfaire aux premières nécessités; le défaut d'attention et un mutisme plus ou moins complet tenant non-seulement aux difficultés ou à l'impossibilité d'articuler les mots ou à l'amnésie verbale, mais aussi au manque d'initiative volontaire et à l'espèce d'indécision qui en résulte, etc. ; tels sont les principaux phénomènes par lesquels s'exprime cette situation morbide; à son plus haut degré, cet état touche parfois à la stupeur, et nous avons essayé d'apprécier la part qui revient aux épanchements séreux, à l'infiltration œdémateuse de la pie-mère et du tissu cérébral lui-même, dans la détermination de ces phénomènes symptomatiques.

Dans la genèse de certains de ces phénomènes, il importe de tenir compte de l'influence des modifications que subissent, dans ces circonstances, les sensations internes, notamment celles qui constituent la faim, la soif, etc. On conçoit sans peine que ces sensations atténuées et émoussées laissent indifférentes et muettes les manifestations volontaires qui sont à leur service ; par ces mêmes modifications de la sensibilité interne s'expliquent, d'un autre côté, l'impossibilité d'une appréciation exacte des besoins satisfaits, partant le défaut de mesure dans l'absorption des aliments et les indigestions qui en sont si fréquemment la suite. Telle est encore l'origine de certains états hypochondriaques se traduisant par des convictions plus ou moins absurdes, comme celles de croire que le pharynx est obstrué et imperméable, que l'estomac n'existe plus, que l'anus est bouché, etc. Nous avons observé un vieillard en voie de ramollissement, dont il serait superflu de rapporter ici l'histoire complète, qui a longtemps nourri la conviction intime qu'il avait l'anus obstrué par un morceau de bois ; or, une constipation des plus opiniâtres due à l'inertie des fonctions intestinales, alimentait évidemment cette absurde croyance.

Quoi qu'il en soit, la forme lypémaniaque dont il s'agit n'est pas incompatible, nous l'avons vu, avec l'impulsion au suicide, et cette impulsion est certainement le fait d'une excitation intercurrente et passagère ; mais les moyens de réalisation répondent en quelque sorte à l'intensité de l'entraînement ; rarement le but est atteint d'emblée ; les tentatives avortées se renouvellent un plus ou

moins grand nombre de fois : tantôt c'est un essai
de pendaison mal élaboré ; tantôt une tentative d'asphyxie qui n'aboutit pas ; d'autres fois, un attentat
à la vie avec un mauvais couteau (voy. p. 292) ; presque toujours enfin on voit la faiblesse et l'insuffisance de l'accomplissement au service de l'idée im-
pulsive.

Cependant la réalisation a lieu quelquefois, et
alors des circonstances favorables sont venues en
aide à la conception morbide. Tel est le cas des deux
vieillards dont nous avons dit un mot (p. 291) et
auxquels la hauteur de deux étages s'était offerte,
en quelque sorte, comme une occasion efficace de
réaliser leurs idées de suicide.

Nous avons vu combien rare était l'hallucination
véritable en dehors d'une influence intercurrente
comme celle de l'alcoolisme ; et nous avons montré
comment il était possible d'expliquer cette rareté
par les conditions organiques dont les sens spéciaux sont alors le siége ; aussi ne voit-on guère
éclater, en ce cas, les grands délires de *persécution*
qu'alimentent habituellement les hallucinations de
la vue et surtout celles de l'ouïe.

Ce n'est pas que les idées de persécution imagi-
naire fassent totalement défaut chez le vieillard dans
les circonstances dont il s'agit ; mais elles ont plutôt
leur source dans les modifications que l'élément
affectif subit parallèlement à celles de l'intelligence
et de la sensibilité : emportée dans ce naufrage général de l'être moral, les sentiments affectifs font

place à un profond égoïsme, et c'est lui qui préside
à ces manifestations délirantes, dont le thème est
des plus monotones : ce sont des plaintes et des ac-
cusations surannées qui ont pour constant et unique
objet les préoccupations du *moi*. A les entendre, les
malades dont il est question sont délaissés et abandonnés par leurs proches ; ils ont été depouillés de
tout ce qui pourrait constituer leur bien-être ; les
soins les plus nécessaires à leur état leur sont im-
pitoyablement refusés ; on les laisse mourir de
faim ; une pareille existence n'est plus supportable,
mieux vaudrait cent fois en être débarrassé... Or,
ce désir de mourir n'est pas sincère, et personne
n'aspire plus à vivre que le vieillard dont les plaintes
incessantes semblent exprimer le contraire.

En somme, tous ces états morbides de l'ordre
psychique, dont il serait facile d'amplifier la description, portent, comme on le voit, l'empreinte de
la déchéance intellectuelle et morale au sein de laquelle ils ont, pour ainsi dire, pris naissance ; ils
décèlent, dans leur manière d'être, les conditions
organiques qui président à leur développement,
conditions que nous nous sommes efforcé de mettre
en relief et sur lesquelles nous aurons encore à
revenir ; en un mot, ils ressortissent, dans la
sphère de la pathologie mentale, à ce que nous ap-
pellerons, avec notre savant maître le Dr Lasègue,
la *folie organique* (1).

<hr>

(1) Cette désignation est employée par opposition à celle de *folie*

Sans doute, au début de l'affection, et encore à la limite de l'état physiologique, l'influence de l'organisation morale individuelle, ou mieux du *tempérament moral*, comme on l'a dit, peut se réfléter dans les manifestations délirantes, et la folie fonctionnelle être encore en jeu : nous pourrions en produire ici même quelques exemples s'il n'était temps de nous borner dans cette étude ; mais les progrès du travail morbide et des désorganisations locales qu'il engendre ne tardent pas à amener la prédominance des états *organiques*, et tout cet ordre de phénomènes se brode, en définitive, sur un fond commun de démence qui relève de la destruction successive du foyer organique de l'intelligence et de la volonté.

Nous ne décrirons pas ici la démence confirmée avec tous les détails symptomatiques qui s'y rattachent ; nous n'aurions qu'à reproduire le tableau bien connu de la dégradation physique et intellectuelle à son dernier degré. Il importait surtout de montrer, dans sa réalité, le processus qui dans cet ordre de phénomènes, appartient à l'affection dont nous poursuivons l'étude ; or, ce processus ressort clairement, si je ne m'abuse, de tout ce qui précède ; il est essentiellement dominé par les *conditions*

fonctionnelle, qui signifie un simple trouble de fonction sans altération organique saisissable ; bien que critiquable, peut-être dans les termes, cette distinction est excellente au fond, en ce qu'elle exprime surtout l'influence des conditions *individuelles* sur la forme du délire, en dehors des conditions organiques.

d'âge et par les modifications organiques qui en sont le résultat ; en cela, ce processus est *spécial*, et, bien que, considérés individuellement ou dans leur ensemble , les phénomènes qui la constituent puissent se manifester dans d'autres conditions d'âge et de détermination morbide, ce serait une erreur grave d'en faire une caractéristique symptomatique générale. C'est donc bien à tort que sous la désignation commune de *démence sénile*, on a réuni des faits d'affections organiques cérébrales pouvant appartenir à des sujets de *tout âge;* il y a là une contradiction flagrante, et nous nous expliquons difficilement qu'un esprit aussi judicieux que Marcé ait pu s'y laisser aller (1).

(1) Marcé, *op. cit.* Passim.

CHAPITRE II

RAPPORT ENTRE LES PHÉNOMÈNES SYMPTOMATIQUES ET LES LÉSIONS ORGANIQUES; — DÉDUCTIONS PHYSIOLOGIQUES.

VALEUR SÉMIOLOGIQUE DES SYMPTÔMES DE L'ORDRE MENTAL; — DIAGNOSTIC.

§ 1.—L'étude que nous avons maintenant à aborder, et qui touche à quelques-unes des questions si ardues de la physiologie cérébrale, sera singulièrement abrégée et facilitée par la marche constamment suivie dans le cours de ces recherches : nous nous y sommes appliqué, en effet, à rapprocher, autant que possible, le trouble fonctionnel de sa condition organique, à mettre le symptôme en présence de la lésion génératrice.

Mais cela ne suffit pas : se borner à la simple constatation de ces relations pathogéniques, ce serait s'arrêter, pour ainsi dire, à l'entrée des importantes déductions qu'elles entraînent, et méconnaître l'un des plus féconds enseignements de la pathologie humaine, celui qui permet d'arriver à la connaissance du fonctionnement normal de l'organisme par l'étude de ses dérangements. Établir d'une manière incontestable le rapport constant qui existe entre un trouble fonctionnel et le siége de la lésion qui l'engendre, c'est démontrer l'intime relation qu'il y a entre la fonction et son siége organique : en ce cas, l'*expérimentateur*, c'est la *maladie*, et il n'en peut exister d'autre pour l'homme ; voyons les résultats qui, à ce point de vue, nous sont fournis par les déterminations de l'état morbide dont nous poursuivons l'étude (1).

Il serait inutile, en vérité, de reproduire ici la série des altérations anatomiques que nous avons vues constituer la maladie, de même que les nombreux phénomènes symptomatiques qui correspondent à ces altérations ; l'unique intérêt d'une semblable récapitulation serait dans le rapprochement immédiat qu'elle pourrait permettre entre les deux ordres de phénomènes ; or, une occasion plus opportune d'établir ce rapprochement s'offrira bientôt à nous. Actuellement, ce qui doit, avant tout, fixer notre attention, ce sont les deux résultats suivants, que nos recherches ont mis, nous l'espérons, hors de contestation :

Dans tout ramollissement sénile spontané, il y a *simultanéité* presque constante des altérations de la *couche corticale* des circonvolutions et des altérations

(1) S'il est démontré par les belles recherches de Flourens que les hémisphères cérébraux sont les organes de l'intelligence, ce résultat expérimental, n'embrassant dans son application immédiate que les animaux, ne saurait suffire pour la détermination exacte du siége de l'intelligence chez l'homme : c'est à l'étude des altérations organiques et de leur siége qu'il appartient de le compléter.

Flourens, *Recherches expérimentales sur les propriétés et les fonctions du système nerveux*, etc., 2e édit. 1842.

des régions centrales (en particulier du *corps strié* et de la *couche optique*).

A cette simultanéité d'altérations répond la co-existence des deux facteurs symptomatiques suivants : troubles de la motilité volontaire (*paralysie*), lésion de l'intelligence (perversion et affaiblissement).

Il est impossible de ne pas apercevoir une relation entre ce *double* siége organique et la *dualité* symptomatique qui lui correspond. Ce qui touche aux troubles de la motilité ne nous arrêtera pas : leur localisation organique au foyer central de la volition est un fait établi, et ce fait trouve ici sa confirmation dans l'atteinte constante des noyaux encéphaliques qui constituent particulièrement cette localisation, couche optique et corps strié; on a même accordé, ainsi que nour le verrons bientôt, à la considération des phénomènes de la motilité une attention trop exclusive, laissant presque complétement dans l'ombre, au point de vue sémiologique surtout, les troubles intellectuels : c'est, pour nous, un motif de plus d'insister plus particulièrement sur ces derniers.

C'est un fait constant et établi, si je ne m'abuse, par les recherches qui précèdent que, dans tout ramollissement sénile spontané, il existe une lésion de l'intelligence, lésion dont l'expression variable selon la période du processus morbide, consiste soit dans une *perversion* des facultés intellectuelles, c'est-à-dire dans un délire polymorphe, partiel ou généralisé et presque toujours très-passager, soit dans un affaiblissement progressif de ces mêmes facultés, jusqu'à leur destruction complète; or, cet ordre de phénomènes est constamment lié, l'observation directe nous l'a montré, à l'existence d'une *altération de structure de la couche corticale des circonvolutions*.

Si l'énoncé général de cette corrélation n'est pas nouveau, la démonstration de la *constance* du fait qu'il exprime, dans les conditions morbides dont il s'agit, et la connaissance de plusieurs particularités qui s'y rattachent, lui confèrent, on va le voir, une signification plus positive dans le domaine physiologique proprement dit.

Il y a longtemps déjà que Delaye, Foville et Pinel-Grandchamp ont tiré de leurs observations sur le terrain de la pathologie cérébrale cette déduction que « des altérations manifestes de *la substance grise extérieure* (1) du cerveau existaient dans tous les cas où il y avait un *désordre intellectuel* jusqu'à la mort. » Presque tous les auteurs qui depuis

---

(1) Depuis les belles recherches anatomiques de Foville et de Baillarger, il n'est plus permis, sans commettre une véritable erreur, d'appeler *substance grise, couche grise* cette portion périphérique des circonvolutions à laquelle convient désormais le nom, plus en harmonie avec sa structure réelle, de *couche corticale* ou de *couche périphérique;* il n'en est pas moins incontestable que c'est bien à cette région que s'applique la remarque des trois auteurs cités plus haut.

Voy. Rostan, *Recherches sur le ramollissement du cerveau,* 2e édit., p. 250 et suiv.

Baillarger, *Mémoires de l'Académie de médecine,* t. VIII. 1840; et *Recueil de mémoires,* etc.

se sont occupés de recherches sur ce sujet ont confirmé cette remarque, notamment Lallemand, Calmeil, le professeur Bouillaud, etc. ; mais personne assurément n'a accordé tant d'attention que Parchappe à l'étude de cette question spéciale, et nul n'a su profiter autant que lui, pour son élucidation, des ressources de l'anatomie pathologique, en prenant pour base de ses recherches une maladie qui certes offre le champ le plus fécond et le plus favorable à des investigations de cette nature, la *paralysie générale* (1). Nous avons, en maintes occasions, signalé les nombreux points de contact anatomique et symptomatique de cette dernière affection avec celle qui nous occupe ; et ce rapprochement trouve surtout sa justification dans la démonstration que nous avons faite de l'identité du siége organique des altérations dans la couche corticale des circonvolutions. On comprend dès lors que l'étude de ces deux affections conduise aux mêmes déductions physiologiques, et c'est effectivement ce qui a lieu pour celles qui touchent au siége de l'intelligence.

Mais, en raison des localisations beaucoup plus restreintes des altérations qu'il détermine, peut-être le ramollissement se prête-t-il mieux encore que la paralysie générale à l'étude *partielle* des rapports qu'il est permis de saisir entre le trouble

(1) Parchappe, *Du siége commun de la sensibilité, de l'intelligence et de la volonté*. Paris, 1856 ; — *des altérations de l'encéphale dans l'aliénation mentale*, 1838.

de la fonction et son siége organique, et partant aux recherches qui sont de nature à éclairer la question si obscure encore de la multiplicité et de la localisation des organes cérébraux : nous verrons bientôt en quoi les résultats auxquels nous sommes arrivé nous-même sont favorables ou non à cette doctrine, et quelles espérances il est permis, d'après ces résultats, de fonder sur les investigations à venir.

Ce que nous tenons à constater en ce moment, c'est que la démonstration directe d'une corrélation *constante* entre une altération déterminée de la *couche corticale* et l'existence d'un trouble intellectuel apporte au fait physiologique qui en découle, savoir, la localisation fonctionnelle dans cette région des facultés de l'intelligence, une confirmation capable de le mettre à l'abri de doutes et d'objections véritablement légitimes. Si l'on a pu croire, en effet, que des troubles intellectuels s'étaient manifestés indépendamment de l'altération dont il s'agit, c'est que celle-ci avait échappé à une investigation incomplète ou insuffisante dans ses moyens ; et si, d'un autre côté, des manifestations de l'ordre mental ont fait défaut dans des cas où une lésion de la substance des circonvolutions, et en particulier de leur couche corticale, a été constatée, c'est que ces manifestations, ou bien très-partielles et pour cela difficilement saisissables, ou très-passagères, ainsi que nous l'avons établi, se sont dérobées à l'attention de l'observateur. La conclusion reste donc fatalement celle-ci : à une lésion de l'*intelligence* répond constamment une altération de structure de la *couche corticale* des circonvolutions.

Dans les conditions morbides dont il s'agit, les troubles psychiques affectent deux modes assez tranchés : ce sont, dans l'ordre de leur succession, la *perversion* des facultés intellectuelles, et leur *affaiblissement* progressif jusqu'à destruction complète. Or, est-il possible de saisir un lien entre ces deux modalités symptomatiques et la nature des altérations anatomiques qui paraissent leur correspondre ?

Ce lien ne nous semble pas douteux en ce qui concerne le second mode de manifestations, celui qui s'exprime par l'affaiblissement et la perte des facultés : la destruction progressive des éléments anatomiques primitifs de la substance cérébrale, les modifications plus ou moins profondes que cette destruction entraîne dans les connexions structurales de ces éléments, donnent la raison suffisante des phénomènes d'anéantissement fonctionnel ; et il n'est pas impossible d'y voir également, ainsi que nous aurons occasion de le redire, la cause au moins partielle des phénomènes dépressifs et apathiques qui préludent à cet anéantissement.

Il est moins facile, sans doute, de saisir la relation qu'il peut y avoir, s'il y en a une, entre la manière dont procède l'altération anatomique et la marche assez constante que suit la perte successive des facultés intellectuelles. Dans ce travail de destruction plus ou moins lente, l'atteinte de la *mémoire* ouvre presque toujours la marche : nous avons étudié précédemment les divers modes d'altération de cette faculté complexe, dans ses relations avec la fonction du langage articulé ; nous n'y reviendrons pas.

Mais pourquoi ce processus plutôt qu'un autre ? Y a-t-il dans la nature, et surtout dans le siége de l'altération organique, quelque chose qui puisse en donner une raison satisfaisante ? Existe-t-il à la périphérie des circonvolutions cérébrales un emplacement, une région spécialement dévolus à cette fraction fonctionnelle de l'intelligence ?..... Cela est possible ; mais ni la nature, ni le siége de prédilection des altérations dont il s'agit, ne révèlent d'une manière absolue cette localisation organique : nous disons d'une *manière absolue*, car s'il est vrai (et nous aurons à revenir plus loin sur ce fait) que la plus grande fréquence relative du siége de ces altérations semble être en faveur de la *région antérieure* des hémisphères, il n'en est pas moins certain qu'une lésion des facultés intellectuelles, quelle qu'elle soit, notamment de la mémoire, peut coïncider, les faits le démontrent, avec l'altération d'une région quelconque, antérieure, moyenne ou postérieure, de la couche corticale des circonvolutions. Toutefois, à cette question non définitivement jugée s'en rattache une autre : celle de la relation qui existe entre le *degré* de la lésion fonctionnelle et celui de la lésion organique ; or, cette question est jusqu'à un certain point soluble, et nous allons y revenir.

Il est, avons-nous dit, un autre mode des troubles intellectuels, c'est la *perversion*, autrement dit le *délire :* cette notion emporte immédiatement l'idée d'excitation et d'*exaltation ;* or, il ne nous paraît pas impossible de concilier encore ici la nature du trouble fonctionnel avec celle des phénomènes anatomiques locaux à la période du travail morbide à laquelle ces troubles se manifestent. Cette période, en effet, appartient essentiellement à ce qu'il est permis d'appeler le *stade congestif* de l'affection. Que se passe-t-il, dans ces conditions, au foyer organique de l'intelligence, c'est-à-dire dans la couche périphérique des circonvolutions ? Sous l'influence des altérations vasculaires primitives et commençantes que nous nous sommes appliqué à décrire, se produisent les afflux sanguins anormaux et les stases partielles : que peut-il résulter de cette accumulation de sang exagérée au contact des éléments primitifs où s'élaborent les conceptions, sinon une *surexcitation* anormale de ces éléments, une sorte d'extra-vitalité qui se traduisent symptomatiquement par le délire ?

On conçoit que, dans de semblables conditions, le délire revête de préférence les formes *exaltées* et *agitées*, et c'est effectivement ce qui a lieu, les faits nous l'ont montré. Mais ce caractère d'*exaltation* s'éteint rapidement, et ces délires fugitifs témoignent, par leur durée même, du passage du travail morbide à des modifications d'une autre nature : — doués tout à l'heure d'une intégrité encore compatible avec une exagération ou une déviation de leur fonctionnement, les éléments propres de la substance nerveuse (cellules de substance grise) ne résistent pas longtemps à l'influence désorganisatrice continue et progressive qui s'exerce sur eux ; mutilés, dissociés et bientôt détruits, ils entraînent nécessairement dans leur destruction celle des manifestations fonctionnelles qui leur étaient dévolues ; la démence, en ses divers degrés, est l'expression de cette destruction organique, et si, parfois, dans le cours de cet anéantissement progressif, se produisent quelques éclairs de survie intellectuelle, ils sont marqués au coin de l'*incohérence*, qui résulte du travail de dissociation des éléments de la structure normale, et de l'abaissement des facultés. Est-il besoin de répéter, enfin, que les phénomènes de *dépression* et de *stupeur* qui caractérisent aussi le dernier acte de la maladie sont sous la dépendance des altérations consécutives et en quelque sorte *passives*, qui surviennent à cette période, tels sont les épanchements séreux et les infiltrations œdémateuses, fruits des congestions secondaires généralisées.

A côté et au nombre des troubles de l'intelligence, se placent ceux de la parole ; il y a entre les uns et les autres une liaison si intime que les premiers ne sauraient exister sans les seconds ; c'est ce que l'étude des faits nous a permis d'établir d'une manière incontestable. Rien assurément ne témoigne autant de l'étroite solidarité qui existe entre les actes de l'intelligence et la faculté du langage que cette simultanéité constante de leurs altérations ; s'il en est ainsi, comment séparer les lésions organiques qui correspondent aux troubles intellectuels proprement dits, de celles qui appartiennent aux troubles de la parole : c'est donc aux lésions de la *couche corticale* des circonvolutions qu'il convient de rapporter les uns et les autres, et tel est en conséquence le siége organique des fonctions de la parole, en tant que liées aux actes de l'intelligence; ainsi généralisée, cette conclusion ne nous semble pas contestable.

Mais, il ne faut pas l'oublier, la fonction *générale* du langage comprend physiologiquement deux éléments distincts, quoique indissolubles : un élément relevant immédiatement de l'intelligence, purement psychique, c'est le langage *intérieur*, inséparable de la pensée à ce point qu'il est permis de dire, avec Bouillaud et Gratiolet (1), que la pensée humaine est *le langage intérieur;* puis un élément purement *instrumental* constituant la manifestation *extérieure* de la parole interne, c'est-à-dire de la pensée. Or, les troubles de la parole qui relèvent de la portion instrumentale répondent-ils à des altérations dont le siége, bien déterminé, puisse témoi-

(1) Bouillaud, *Arch. gén. de méd.* 1825, t. VIII, p. 25. — Gratiolet, *loc. cit.*, p. 639.

gner d'une localisation organique constante de cet élément fonctionnel? Il faut convenir que la complexité des phénomènes, dans les conditions dont il s'agit, rend très-difficile la solution de ce problème, qui touche, on le sait, au terrain brûlant de discussions toutes récentes. Il est rare, en effet, nous l'avons montré dans l'étude des troubles fonctionnels en question (voy. p. 320), il est rare que la pathologie réalise l'atteinte exclusivement individuelle de l'un des nombreux éléments de la fonction totale : presque toujours cette atteinte est exprimée par des troubles simultanés des actes de l'intelligence et de la motilité; et à cette simultanéité symptomatique répond très-bien celle de l'altération anatomique des régions périphériques (siége de l'intelligence et de la volonté), et des régions centrales (organes de conductibilité motrice volontaire).

Mais ce fait de corrélation, pour aussi bien établi qu'il soit, n'apporte pas au problème de la localisation organique de la faculté dite du langage articulé (Bouillaud), sa solution définitive. En dégageant autant que possible ce problème de ses complications, sans cesser, pour cela, de le maintenir sur le terrain de la clinique, nous rencontrons à la période initiale de l'affection (période congestive) quelques faits (obs. 62, 64, 70) dont la simplicité constitue une condition assez favorable à l'examen de cette question. L'intelligence alors n'a pas encore reçu une atteinte suffisante pour rendre impossible toute manifestation du langage parlé;

seuls les actes de la motilité sont en cause ; ils sont passibles de deux modes d'altération : paralysie et défaut de coordination motrice, avec ou sans état convulsif. La paralysie n'a point à intervenir, selon la formule bien comprise de Bouillaud ; et d'ailleurs, les troubles de la parole qui en dépendent ont leur raison d'être dans une altération des fibres de transmission ou d'origine de la motilité des organes de l'articulation ; restent donc les troubles par défaut de coordination ou ataxie. Un seul de nos faits paraît réaliser la condition de l'existence partielle de cette espèce d'altération : c'est l'observation LXII (voy. aussi p. 323); par malheur, l'autopsie de ce malade nous fait défaut ; mais l'analogie permet d'affirmer qu'à cette période de l'affection, les déterminations morbides, quelque peu accusées qu'elles soient, ont surtout pour siége la couche périphérique des circonvolutions, d'où il semble résulter que c'est encore dans cette région de l'encéphale que réside le siége organique de la *coordination* des mouvements articulateurs. Ce qui se passe dans la paralysie générale vient à l'appui de cette présomption, car, au début de cette affection, les troubles du langage ne diffèrent pas sensiblement, dans leur nature, de ceux dont il vient d'être question ; et nous avons trop souvent insisté sur l'identité du siége des altérations anatomiques dans cette maladie et dans celle qui nous occupe, pour avoir à y revenir.

La question est maintenant de savoir si le siége organique de la coordination des mouvements nécessaires à l'articulation des mots se trouve en un point quelconque, c'est-à-dire *partout*, dans la couche corticale, ou bien s'il a, dans cette dernière, une localisation fixe : ce que nous enseignent sur ce point les faits étudiés dans ce travail ne saurait permettre une conclusion décisive. Sans doute, ainsi que nous l'avons déjà remarqué, la partie *antérieure ou frontale* des hémisphères est le plus fréquemment affectée; mais il est également incontestable qu'avec des altérations siégeant dans toute autre région, même à la surface des cornes cérébrales *postérieures*, nous avons vu coïncider les troubles, d'ailleurs constants, du langage parlé (1).

En somme, la seule conclusion autorisée à laquelle nous serions conduit, quant à présent, par l'exacte appréciation des faits, s'accorde assez bien

---

(1) Tout en indiquant aussi exactement que possible le siége des lésions anatomiques, nous ne les avons point déterminées, ainsi qu'on le fait depuis Broca, par *circonvolutions;* toutefois, il est permis de s'assurer *à posteriori* que le siége si remarquable (3ᵉ circonvolution frontale de l'hémisphère gauche) signalé par cet éminent observateur ne constitue pas, dans les conditions particulières qui nous occupent, un fait exceptionnel par sa fréquence ; c'est pour cela sans doute qu'il n'a point frappé notre attention. La prédominance de ces altérations, concordant avec un trouble spécial du langage dans l'*hémisphère gauche*, ne résulte pas non plus de l'ensemble de nos observations : elles démontrent que l'un et l'autre hémisphère sont atteints avec une fréquence sensiblement égale (voir p. 73), et que même, en une certaine période de l'affection, les deux hémisphères sont presque toujours frappés à la fois. Mais, nous le répétons, pour apprécier sainement ces différences dans les résultats, il importe de tenir compte des différences dans les conditions pathogéniques de la maladie.

Voy., pour plus de détails sur ce point, Valleix, *Guide du médecin praticien*, t. II, 5ᵉ édit., p. 163 et suiv.

avec celle que Parchappe exprimait récemment en ces termes :

« Toute altération notable de la couche corticale dans une région quelconque des deux hémisphères, ayant pour effet d'entraîner une lésion notable dans l'intelligence et expressément dans la mémoire, peut déterminer une altération dans la fonction de la parole, en rendant impossible l'enchaînement des idées, la représentation des idées par des mots, et l'acte de volonté motrice qui, pour la réalisation du langage articulé, doit pouvoir commander les mouvements *coordonnés* pour la production des sons articulés qui représentent ces mots » (1).

L'étude de la corrélation des symptômes et des altérations anatomiques soulève une autre question qui peut trouver quelques éclaircissements, sinon une solution complète, dans les résultats de nos recherches : Existe-t-il une relation saisissable entre le *degré* de la lésion intellectuelle et le degré de l'altération anatomique de la couche corticale des circonvolutions ?

Flourens, qui a déjà posé cette question, pense que les fonctions intellectuelles sont compatibles avec une *certaine limite* d'altération (2). De son côté, le professeur Bouillaud, pour expliquer la persistance du fonctionnement intellectuel dans certains cas d'altération réelle des circonvolutions, invoque,

(1) Voy. *Gazette médicale de Paris*, 6 mai 1865, p. 269.
(2) Flourens, *loc. cit.*

non sans raison assurément, la *suppléance* fonctionnelle des hémisphères cérébraux. Mais ces maîtres
éminents paraissent ne comprendre, dans leur interprétation, que les cas extrêmes, et laisser de côté
les cas intermédiaires dans lesquels l'atteinte de
l'intelligence est *partielle* et ne porte que sur une
portion plus ou moins restreinte de l'ensemble de
ses facultés. A ce point de vue, l'intégrité de l'intelligence est chose tout à fait *relative*, et un certain
degré de son fonctionnement peut, en effet, se concilier avec une certaine limite d'altération ; mais,
par cela même qu'elle a subi une atteinte partielle,
on ne peut dire qu'elle a conservé son intégrité.
Cette distinction n'est pas seulement l'expression de
la réalité, elle a de plus, ainsi que nous le montrerons bientôt, une haute importance pour le diagnostic.

Quoi qu'il en soit, il semble ressortir de nos recherches, qu'un rapport saisissable et assez constant
existe entre le degré du trouble fonctionnel et celui
de la lésion organique, à laquelle ce trouble correspond ; nous ne reprendrons pas en détail tous les faits
propres à établir la vérité de cette proposition ; un
résumé rapide des principaux phénomènes qui constituent le processus morbide à ses diverses phases,
suffira, d'ailleurs, à cette demonstration ; nous avons
essayé d'atteindre ce but dans le tableau schématique
suivant, lequel présente, d'un côté, l'énoncé des
altérations anatomiques ; de l'autre, celui des manifestations symptomatiques correspondantes :

LÉSIONS ANATOMIQUES.

TROUBLES FONCTIONNELS.

Périodes de début.

Altérations commençantes des vaisseaux capillaires : *dilatations* et varicosité ; — *stases partielles ;* pressions, refoulement,— déformations commençantes des éléments primitifs de la substance nerveuse.

Phénomènes congestifs simples et partiels : lourdeurs de tête, étourdissements ; phénomènes *vertigineux ;* — hésitations et faiblesses de la motilité.

Dilatations vasculaires plus prononcées ; — stases persistantes (surexcitation des éléments nerveux) ; — dégénérescence de la paroi vasculaire et ruptures partielles de celle-ci ; — épanchement globulaire, lent et partiel ; — dissociation et raréfaction commençante des éléments nerveux (*couche corticale* des circonvolutions et noyaux gris centraux, corps striés, couches optiques).

Phénomènes congestifs plus intenses et répétés ; — troubles intellectuels : délires partiels et temporaires caractérisés par de *l'excitation* ; — troubles de la motilité : paralysie partielle et passagère ; — phénomènes convulsifs et ataxiques localisés aux lèvres et à la langue : lésions de la parole, etc.

Périodes de confirmation.

Destructions partielles des éléments nerveux et des connexions structurales des divers systèmes de fibres et de cellules; — phénomènes de congestion secondaire ; — efforts de circulation supplémentaire ; — néovascularisations ; — transsudation séreuse, etc.

Troubles permanents de l'intelligence, à caractère *dépressif* et *apathique ;* — perte successive des facultés : *mémoire ;* — démence progressive ; — lésions complexes de la faculté du langage ; — lésion du principe d'incitation des mouvements volontaires : paralysie confirmée ; — convulsions, contracture ; — phénomènes de stupeur, etc.

Désorganisation complète aux divers foyers de l'altération.

Destruction totale des éléments anatomiques primitifs et des connexions structurales.

Généralisation des phénomènes congestifs secondaires,

Démence confirmée.

Abolition du principe d'incitation des mouvements volontaires et de la sensibilité.

Vie végétative.

On le voit, le *degré* de l'altération fonctionnelle
répond assez bien au degré de l'altération anatomique, nous ne disons pas à l'*étendue* de cette altération, car il n'est pas indifférent de distinguer,
dans ces conditions, les limites de la lésion organique en *étendue* ou, si l'on veut, en *surface*, du degré même de cette lésion, c'est-à-dire de *destruction organique* qui la constitue. Cette distinction est
tout aussi nécessaire à une saine appréciation de la
question de corrélation qui nous occupe, que la
considération de la *nature* même de la lésion, de
son *siége* exactement déterminé, de sa génération
lente ou *rapide*. Combien n'a-t-on pas méconnu ou
oublié ces distinctions capitales, lorsqu'on a jeté
légèrement dans la science, comme des objections
sérieuses et des exceptions à la loi physiologique
de la corrélation fonctionnelle et organique, des
faits d'atteinte *subite* ou *rapide* par *traumatisme*,
d'une région plus ou moins étendue de la substance
cérébrale ? Sous aucun rapport, de tels faits ne sont
comparables à ceux dans lesquels des modifications lentes, progressives, et spontanées, se produisent au sein des organes.

§ 2. **Diagnostic**. — *Valeur sémiologique des troubles
de l'intelligence.*

Si les recherches qui précèdent ont ajouté
quelques lumières à la connaissance de la maladie dont nous poursuivons l'étude, elles en au-
ront par cela même éclairé le diagnostic, et leur

but essentiel sera atteint : c'est donc à montrer
en quoi et comment concourent à ce but les résultats de cette étude que se réduit actuellement notre
tâche.

Or, d'une part, en nous efforçant de déterminer
les conditions génératrices de la maladie, autrement dit ses conditions pathogéniques, nous avons
marqué, en quelque sorte, sa place distincte parmi
les affections qui s'en rapprochent par le siége organique et par certains caractères anatomiques
(*ramollissement* de la substance cérébrale), mais qui
en diffèrent par ces conditions mêmes ; nous avons,
en d'autres termes, satisfait à l'une des obligations
du diagnostic, qui est de distinguer entre elles les
diverses espèces de ramollissement du cerveau : c'est
ce qui constitue le *diagnostic pathogénique*, sur lequel
pourraient presque nous dispenser de revenir les
longs détails que nous avons consacrés à ce sujet
dans la PREMIÈRE PARTIE de ce travail (voyez ch. IV,
p. 138 et suiv. ; et art. II, p. 208, etc.). Il nous suffira de rappeler, à cet égard, que la valeur qu'il
convient d'accorder à l'influence de l'âge (*sénilité*)
et aux conditions pathogéniques qu'elle engendre,
est capitale ; que le caractère de *spontanéité* de la
détermination morbide exclut, par le fait même, les
ramollissements *accidentel* et *traumatique*, lesquels
diffèrent également par le *processus ;* que la pré-
existence d'un état cachectique dû à une affection
chronique organique d'une partie de l'économie
autre que l'encéphale (affection cancéreuse, tuber-

culeuse, etc.) constitue l'une des conditions spéciale, indépendante de celles de l'âge, on pourrait dire une condition *spécifique* de détermination du ramollissement cérébral (1); qu'enfin la présence d'un produit morbide primitivement développé au sein de la substance de l'encéphale ou de ses membranes (cancer, tubercule, etc.), ou l'existence d'une maladie quelconque (hémorrhagie, hydrocéphale, méningite, etc.) jouant le rôle d'affection génératrice ou protopathique relativement au ramollissement, sont autant de conditions étrangères au développement de l'espèce qui nous occupe.

Mais le *diagnostic* a une autre tâche à remplir, et ce n'est pas la moins importante : elle consiste à distinguer l'affection dont il s'agit des maladies cérébrales dont il se rapproche le plus par sa *physionomie symptomatique*, et avec lesquelles on peut être porté à la confondre : c'est là le *diagnostic nosologique;* il puise ses éléments dans l'appréciation et la subordination des phénomènes symptomatiques révélés par l'étude clinique.

Parmi ces phénomènes, ceux qui relèvent d'une lésion de l'intelligence et de la volonté ont plus particulièrement fixé notre attention; c'est donc à

---

(1) Il s'agit de ces ramollissements qui avaient déjà frappé le professeur Andral par certains caractères anatomiques (*anémie* du tissu cérébral), dont nous avons fait plus haut une catégorie à part, et qui, d'après les récentes recherches de Charcot, semblent devoir être rapportés à une thrombose artérielle. (Voy. p. 277.)

faire ressortir ici leur valeur sémiologique que nous devons surtout nous attacher ; et nous allons voir que cette valeur est presque capitale, quoique fort négligée.

Toutefois, l'importance sémiologique des troubles intellectuels a été entrevue par quelques auteurs : Georget, et après lui le professeur Rostan (1), ont regardé l'*aliénation mentale* et la *démence*, comme pouvant « précéder souvent » le ramollissement cérébral. « Lorsqu'une attaque de paralysie, a dit un auteur plus récent (2), coïncide avec du *délire*, ou surtout a été *précédée* par du délire, on peut être *certain* qu'il s'agit d'un ramollissement. » Mais ce n'est pas, on le conçoit, sur une proposition aussi vague et aussi indéterminée qu'il est possible d'asseoir une pareille certitude : combien d'états morbides, même en dehors de ceux qui affectent primitivement l'encéphale, peuvent avoir pour expression symptomatique le délire ! Et combien ce mot seul de *délire* est lui-même vague et pour ainsi dire abstrait, tant que sa véritable signification n'a pas été fixée par une détermination exacte des conditions qui président à son apparition, et des formes que, dans ces conditions, il est apte à revêtir. En nous appliquant à réaliser cette détermination pour le ramollissement sénile spontané, nous avons substitué à une désignation symptomatique

----

(1) Georget, *De la Folie*, p. 490. — Rostan, *op. cit.*
(2) Durand-Fardel, *op. cit.*, p. 200.

générale et indéterminée des symptômes définis, dont l'intervention, comme caractères diagnostiques, devient dès lors véritablement efficace.

Préludes obligés de la démence, à laquelle elles mènent plus ou moins rapidement, ces manifestations délirantes caractérisent à tel point la maladie, dans ses premières phases, que lorsqu'il est possible de les constater chez un sujet que les conditions d'âge rendent tributaires du ramollissement, elles ne permettent pas le moindre doute sur la réalité de cette affection. Ce serait tomber dans de fatigantes redites que de rappeler même les diverses formes de ces délires, sur lesquels nous avons surtout insisté.

Que l'on ne s'attende pas non plus à nous voir passer successivement en revue toutes les affections cérébrales pour les séparer du ramollissement; ce procédé, quoique assez généralement suivi, n'a d'autre résultat, selon nous, que d'encombrer le diagnostic de difficultés inutiles et, en quelque sorte, artificielles. Il importe surtout d'établir les conditions qui réalisent la possibilité d'une confusion, et de se mettre, en autres termes, sur le véritable terrain du diagnostic.

Or, distinguer l'*hémorrhagie cérébrale* du ramollissement, voilà le point capital du *diagnostic* de cette affection; et c'est en ce cas que se révèle, comme nous allons le voir, toute l'importance des signes tirés de la considération des troubles intellectuels.

Le véritable point de contact entre le ramollissement et le raptus hémorrhagique, c'est l'existence de phénomènes *apoplectiformes*; mais combien sont différentes, dans l'un et l'autre cas, les conditions de l'attaque apoplectique! L'*hémorrhagie* débute et s'annonce par cette attaque; c'est pour ainsi dire son premier acte, et s'il est précédé par des phénomènes précurseurs qui ne diffèrent pas sensiblement, par leur nature, de ceux du ramollissement, ils sont loin de se produire avec les mêmes caractères de forme et surtout de fréquence : tandis que, dans l'*hémorrhagie*, les symptômes précurseurs, quand ils existent, se réduisent à la manifestation rarement répétée d'un état congestif passager qui pourrait, à la vérité, constituer un avertissement efficace, mais qui demeure très-souvent inaperçue; dans le *ramollissement*, les attaques congestives se reproduisent avec une ténacité particulière; leur nombre est pour ainsi dire illimité, et lorsqu'un observateur attentif s'impose, comme nous l'avons fait, l'obligation d'assister, sans perdre de vue le malade, à cette période de l'affection, il est surtout frappé par cette réitération constante et cette fréquence des phénomènes congestifs. Il en résulte que ces derniers ne constituent pas seulement des prodromes, mais une véritable phase de la maladie, et l'on conçoit combien ils peuvent concourir à la faire reconnaître, quand il est permis de les constater avec certitude.

Nous avons suffisamment insisté sur ces phé-

nomènes considérés en eux-mêmes,[1] pour avoir
à y revenir ; nous nous contenterons de rappeler qu'ils sont surtout caractérisés par la *forme
vertigineuse* de la congestion cérébrale, et qu'ils
sont habituellement accompagnés des manifestations délirantes dont nous nous sommes appliqué à déterminer les variétés. Lors donc que
survient l'attaque apoplectiforme, le malade n'est
point, comme dans le cas d'*hémorrhagie*, vierge, pour
ainsi dire, de troubles intellectuels, et l'existence
antérieure de ces derniers constitue, quand elle a
pu être constatée, une excellente marque distinctive
entre les deux affections.

Mais il peut se faire qu'une attaque apoplectiforme éclate chez un sujet qui se trouve à la fois
dans les conditions d'une hémorrhagie et d'un ramollissement cérébraux, et aux antécédents duquel
il est impossible de remonter avec une suffisante
certitude. Deux cas peuvent alors se présenter :
ou bien, sans mourir subitement, le malade reste
sous le coup de cette attaque, c'est-à-dire sous le
coup d'accidents qui, à une rémission imperceptible
près, ne lui permettent de recouvrer ni la conscience, ni les manifestations de la vie animale
compatibles avec l'existence ; or, dans ce cas, l'autopsie seule est capable d'éclairer le diagnostic. Notons cependant que cette terminaison brusque et
rapide est moins dans les habitudes du ramollissement que dans celles de l'hémorrhagie, à moins
qu'au ramollissement lui-même vienne se sur-

ajouter une hémorrhagie réelle, fait dont la possibilité doit toujours être présente à l'esprit du clinicien.

La seconde alternative est celle dans laquelle le malade se *relève*, plus ou moins rapidement, de l'attaque apoplectique; les éléments du diagnostic doivent alors être puisés soit dans les phénomènes qui constituent l'attaque elle-même, soit dans l'évolution consécutive de la maladie. Or, nous avons hâte de le dire, les phénomènes apoplectiques propres ne sauraient offrir des caractères différentiels suffisants; peut-être ces accidents sont-ils un peu moins accentués dans le ramollissement, peut-être l'attaque y est-elle moins subite, la sidération moins complète; mais ce n'est pas sur de pareilles nuances qu'il est possible de fonder une distinction légitime, et force est d'en chercher les signes dans les phénomènes consécutifs.

Ces phénomènes appartiennent, d'une part, aux troubles de la motilité, et, d'autre part, aux manifestations morbides de l'ordre intellectuel. Il est assez généralement admis, depuis Rostan, que, tandis que les phénomènes paralytiques s'atténuent ou restent stationnaires dans l'hémorrhagie, ils s'accroissent au contraire dans le ramollissement, ou que, du moins, s'ils y éprouvent une notable rémission, ils ne tardent pas à reprendre une marche ascendante. Sans doute cette notion est exacte et mérite d'être prise en sérieuse considération; mais pour avoir une valeur diagnostique réelle, elle ne

doit point être exclusive ; elle doit même, selon nous,
céder le pas à la considération trop délaissée des
troubles intellectuels ou, tout au moins, lui être as-
sociée. Il résulte, en effet, de tout ce qui précède,
que les troubles de l'intelligence dans le ramollissement ne datent point de l'attaque apoplectiforme ; antérieurs à celle-ci, ils en reçoivent une
aggravation nouvelle et s'affirment de plus en plus
jusqu'à constituer la démence complète.

Les choses ne se passent pas ainsi dans l'hémorrhagie cérébrale : revenu ·de la stupeur apoplectique, le malade ressaisit, sinon la vigueur première, au moins la plupart des attributs de son
intelligence ; s'il survit une atteinte de celle-ci, elle
consiste plutôt dans une sorte de *pusillanimité* que
dans un état qui traduise la destruction partielle ou
totale des facultés et qui constitue la démence en
ses divers degrés. Ce n'est pas que la démence ne
puisse résulter aussi de la présence d'un foyer hémorrhagique dans le cerveau et du travail morbide
consécutif qui s'y rattache ; mais elle est, en ce cas,
le produit d'une évolution tardive chez un *hémiplé-*
gique de longue date, lequel a été soumis ordinairement et à des intervalles plus ou moins éloignés, à
plusieurs récidives de la maladie première, jusqu'à
ce qu'il soit emporté par une attaque plus intense
que les autres. Ces conditions de processus s'éloi-
gnent trop, en vérité, de celles qui caractérisent
l'évolution du ramollissement pour qu'il y ait matière à confusion.

Nous avons signalé et nous nous sommes appliqué à faire ressortir les points de contact qui existent entre le ramollissement sénile spontané et la *paralysie générale* : c'est particulièrement par l'identité du *siége organique* que s'établit ce contact; mais, il ne faut pas l'oublier, cette identité n'est que partielle; elle réside essentiellement dans une atteinte constante, de part et d'autre, de la *couche périphérique* des circonvolutions : bornée presque toujours à de petits emplacements dans le ramollissement proprement dit, cette altération tend, au contraire, à occuper une large surface et à envahir même la couche périphérique tout entière, dans la paralysie générale; il en résulte que si des troubles symptomatiques de même nature répondent (ce qui est incontestable) à cette localisation organique identique des altérations, ils présentent dans leur durée, leur étendue et leur accentuation, des différences profondes.

Mais là où les deux affections se séparent complétement l'une de l'autre, c'est dans le fait de l'implication des régions centrales de l'encéphale qui président aux déterminations de la motilité volontaire : constamment affectées, et dès le début, dans le ramollissement, ces régions, notamment les corps striés et les couches optiques, ne le sont que très-exceptionnellement et consécutivement dans la paralysie générale; aussi les localisations paralytiques, de règle dans le premier, n'existent pas, à proprement dire, dans la seconde; bien plus,

ce n'est pas de l'amyosthénie réelle que l'on observe dans la paralysie générale (si ce n'est aux
périodes extrêmes), mais bien des phénomènes
d'*ataxie* motrice. Si l'on ajoute à tout cela la différence des conditions d'*âge*, non-seulement il paraî-
tra facile d'établir cliniquement la distinction de ces
deux états morbides, mais encore ne trouvera-t-on
pas peut-être suffisamment justifiée la nécessité
d'un pareil diagnostic.

Quelques considérations sur le traitement et la curabilité du ramollissement sénile spontané.

Le cadre, nous n'osons dire le but de ces études, étant rempli, nous en pourrions fixer ici le terme; mais les recherches de nosographie pure n'ont pas été l'unique objet de nos préoccupations, et, ainsi qu'on a pu s'en convaincre par la lecture des faits particulièrement relatés dans la DEUXIÈME PARTIE de ce travail, nous n'avons point délaissé la question dont la solution doit être, en définitive, le but essentiel de nos efforts : celle qui touche à la *curation* de la maladie. Toutefois, nous avons hâte de le dire, nous n'abordons pas ici cette question pour la traiter complétement, n'ayant pas l'intention de refaire le bilan fastidieux de tous les moyens de médication proposés et mis en usage contre cette affection. Notre tâche, plus simple et plus en harmonie avec nos recherches personnelles, se réduira à peu près à l'énoncé d'une *conclusion* que paraissent légitimer les résultats fournis par un mode de traitement qui, sans être nouveau, n'a pas été peut-être apprécié à sa juste valeur, et surtout n'a pas été suffisamment réglementé dans ses applications.

Mais à côté et même avant la question de thérapeutique, s'en présente une autre, qu'il est impossible de délaisser entièrement : c'est celle de la *terminaison ou de la curabilité spontanée* du ramollissement. Bien que nous ne nous dissimulions point l'importance et l'intérêt qui s'y attachent, nous n'en dirons ici que peu de mots; pour la traiter convenablement, une étude complète des diverses altérations qu'infligent au tissu cérébral les états morbides voisins du ramollissement, serait indispensable. Que de confusions ont dû être commises à ce sujet! Et pour n'en signaler que quelques-unes, combien de fois le mode de réparation d'un *foyer hémorrhagique* n'a-t-il pas été attribué au ramollissement proprement dit! A-t·on songé à distinguer les cicatrices dues à l'une ou l'autre de ces affections de celles qui appartiennent au processus *syphilitique*? Ce que nous savons aujourd'hui de la *sclérose* du tissu nerveux (et nous ne savons pas tout) ne permet-il pas de supposer que bien souvent l'induration du tissu cérébral a été détournée de son origine réelle au profit de telle ou telle doctrine? En somme, il y a là tout un petit chaos à débrouiller : bien loin de nous est la prétention d'y parvenir, et, en tout cas, ce n'est pas ici le lieu de l'entreprendre.

Limité à la considération exclusive du *ramollissement cérébral*, le problème dont il s'agit est encore loin d'être élucidé : les arguments produits par les auteurs que ce sujet a spécialement occupés (1), ne sauraient être regardés comme définitifs, car ils

(1) Voyez Dechambre, *Gazette médicale*, 19 mai 1838.
Cruveilhier, *Anat. patholog.*, avec planches, 33e livraison.
Lallemand, *op. cit. Lettre II et passim.*
Sims, *Gazette médicale*, 28 juillet 1838.
Durand-Fardel, *op. cit.*, p. 403 et suiv.

ne reposent point sur une parfaite détermination de l'espèce morbide. Le ramollissement, nous le savons maintenant, n'est pas *un*, partant son mode de terminaison ne peut être apprécié d'une manière absolue et toujours identique ; de même que la nature et l'évolution du travail morbide, ce mode est subordonné à la diversité des conditions étiologiques et pathogéniques. Que dans le ramollissement provoqué par une cause accidentelle, un *traumatisme*, par exemple, le travail morbide tende et arrive à la délitescence complète, rien n'est plus admissible et plus concevable : ces conditions d'éventualité, en dehors de toute prédisposition constituée par l'existence d'un état organique local et primitif, sont des plus favorables à une semblable terminaison. On sait aujourd'hui qu'elle est également possible pour le ramollissement dû à une oblitération artérielle (embolie) ; cette possibilité paraît, du moins, démontrée par quelques faits, à la vérité, très-rares, et elle est subordonnée au siége de l'oblitération dans l'une des carotides ou des vertébrales, c'est-à-dire en deçà du cercle de Willis, siége qui seul peut permettre le rétablissement suffisamment rapide de la circulation par les voies collatérales.

Mais en est-il de même lorsque des conditions organiques locales primitives, nées de l'évolution physiologique même de l'individu, président à la détermination de la maladie ? C'est le cas du ramol-

lissement sénile spontané, et celui, par conséquent, que nous avons surtout à examiner.

Or, la curabilité spontanée de la maladie peut se
traduire de deux manières : 1° par une modification favorable survenue dans les phénomènes symptomatiques, durant la vie; 2° par les révélations,
après la mort, du travail anatomique local.

Que nous apprend, au point de vue qui nous occupe, l'étude de l'évolution symptomatique de l'affection? C'est que, s'il y a des temps d'arrêt, des
rémissions, même fréquentes, dans le processus pathologique, celui-ci n'en a pas moins une marche
ascendante et fatale. Sans doute, ces rémissions
sont parfois tellement complètes, surtout dans les
premières phases de la maladie, qu'on peut être
facilement entraîné à la croyance d'une guérison
réelle; c'est une *illusion* qu'entretient aisément la
négligence habituelle de ne pas suivre les malades
qui, d'ailleurs, échappent si facilement à une observation peu vigilante. Nous en pourrions rappeler ici bien des exemples : tels sont, nous n'hési-
tons pas à le dire, la plupart des faits qui ont été
donnés avec la meilleure foi, du reste, et passent
pour des cas de guérison spontanée (1). Un grand
nombre de ceux que nous avons relatés nous-
même auraient pu également donner le change, si
nous ne nous étions imposé la tâche d'épier attentivement nos malades : n'eût-on pas été autorisé,

(1) Voyez surtout Durand-Fardel, *op, cit.*, p. 403 et suiv.

par exemple, à considérer comme guéris les sujets
dont les observations sont rapportées pages 269 et
286, si, après les rémissions plus ou moins nombreuses et complètes dont ils ont été l'objet, ils eussent été perdus de vue?

Le professeur Rostan ne s'y est pas laissé tromper, et les sages réserves qu'il met dans l'expression de son jugement sur cette question, témoignent
des doutes motivés qu'il a puisés dans l'interprétation exacte des faits. « Je l'ai *soupçonnée*, dit-il (*la résolution*), dans deux circonstances seulement, ce qui
est infiniment peu, eu égard au grand nombre de
ramollissements cérébraux que j'ai pu observer...; »
Puis il ajoute : « Les observations que l'on a publiées
dans l'intention de prouver la possibilité de la résolution de cette maladie ne me paraissent pas con-
cluants, et ne sont nullement propres à me faire
changer d'opinion, à me faire regarder le traitement antiphlogistique comme souverainement efficace. J'ai vu les symptômes de la première période
du ramollissement disparaître; mais, comme ces
phénomènes peuvent dépendre d'une simple congestion, et qu'ils sont douteux lorsque la seconde
période ne survient pas, il est impossible d'en rien
conclure pour la question qui nous occupe » (1).

Telle est la conclusion à laquelle nous sommes
arrivé nous-même; et la vérité sur cette question,
en ce qui concerne le véritable ramollissement sé-

____

(1) Rostan, *op. cit.*. p. 171-172.

nile spontané, ne saurait être mieux exprimée que par ces paroles de l'illustre observateur.

Ce que nous savons aujourd'hui de la nature du travail morbide qui constitue anatomiquement la maladie, confirme de tous points les enseignements fournis par l'étude de son évolution symptomatique. Ce travail, en effet, est essentiellement caractérisé par une tendance à la destruction progressive des éléments de la structure normale, tendance d'autant plus fatale qu'elle a sa source dans des conditions organiques irrémissibles, constituées par l'*insénescence* des organes de la nutrition locale. Comment concilier avec de pareilles conditions la possibilité d'une réparation définitive?

Cependant de véritables efforts de réparation existent, on ne saurait le nier : le travail d'élimination et de résorption qui s'accomplit au sein du foyer morbide; les phénomènes de régression dont les produits pathologiques de formation nouvelle sont le siége; les néovascularisations qui s'organisent au pourtour et dans la sphère des foyers d'altération, ce sont là autant de témoignages irrécusables des tentatives réactionnelles de l'organisme contre les atteintes qui lui sont portées : mais, dépourvues des ressources nécessaires que ne sauraient leur fournir ni l'état languissant des forces générales frappées par la décrépitude, ni l'état des organes de la nutrition locale en voie de destruction, ces tentatives avortent et demeurent impuissantes; le travail de désorganisation l'emporte; de là ces *vides* plus ou moins étendus que rien ne remplace; ces cavités, dont l'aspect quelquefois aréolaire tient à la présence de filaments celluleux ou vasculaires qui les traversent, remplies ou non de sérosité, mais n'offrant presque jamais, dans ces conditions, les véritables traces d'une réparation complète et *cicatricielle*. Du reste, en admettant que certaines cicatrices, cavités celluleuses et aréolaires, plaques jaunâtres, etc..., puissent être regardées comme les emplacements d'un foyer de ramollissement éteint, et comme un effort de réparation plus ou moins réalisée, est-il possible de voir là les témoignages d'une curabilité réelle et définitive, lorsque, d'un autre côté, on se trouve en présence de phénomènes paralytiques et de troubles intellectuels persistants et souvent progressifs, et lorsque les conditions organiques inhérentes à la maladie réalisent l'imminence incessante d'une nouvelle détermination morbide?

On comprend, dès lors, qu'il soit difficile de rencontrer un exemple de *guérison authentique* du ramollissement sénile; le professeur Rostan n'a pu en produire un seul, avec la meilleure volonté, et il ne se console d'un résultat aussi affligeant que par l'espoir qu'il met dans les progrès ultérieurs de la science. Quels que soient ces progrès, ils ne sauraient assurément détruire une réalité immuable; mais il est incontestable qu'en réalisant une connaissance plus approfondie de la maladie, ils permettent d'apprécier plus sûrement les ressources que l'art peut lui opposer, et qu'ils mènent plus directement aux indications rationnelles.

Sans doute, si l'esprit de système avait présidé à nos recherches, nous aurions à faire ici le triste aveu d'une grande impuissance : conduit par l'étude non préconçue des faits à un résultat complétement différent de celui auquel sont arrivés certains auteurs, qui ne croient aux ressources de la thérapeutique qu'autant qu'elle s'adresse à un travail morbide de nature *inflammatoire*, nous n'aurions qu'à nous déclarer désarmé et réduit à la triste nécessité de contempler l'évolution fatale de la maladie. Le temps n'est pas éloigné, en effet, où l'influence exclusive d'une doctrine aveuglait à ce point les esprits, qu'en dehors de l'*inflammation* il ne pouvait exister de traitement rationnel des maladies ; pas plus que les autres, le ramollissement ne pouvait trouver grâce devant cette fatale formule : Hors de l'inflammation, point de thérapeutique, c'est-à-dire *point de salut*. On s'explique par là les violents efforts tentés par les auteurs qui ont payé leur tribut à cette despotique influence, pour imprimer le sceau de la doctrine à la maladie qui nous occupe ; et certes, les plus louables intentions ont présidé à ces tentatives, puisqu'elles avaient pour but de découvrir le seul côté de l'affection qui parût accessible à la thérapeutique. La manière dont s'exprime, à cet égard, l'un des auteurs qui, sans contredit, ont apporté le plus de conviction et de talent à la démonstration de cet ordre d'idées, mérite d'être rappelée :

« L'histoire du ramollissement cérébral, dit Durand-Fardel, me paraît des plus propres à mettre en lumière l'influence que l'anatomie pathologique peut exercer sur la thérapeutique. En effet, tant qu'ont dominé, touchant la nature de cette maladie, les diverses opinions dont nous avons essayé de montrer l'inanité, il est évident que la thérapeutique d'une affection considérée comme analogue à la gangrène, comme spécifique, sénile, etc., a dû être *toute négative ;* les efforts du praticien devaient tendre à peu près exclusivement à distinguer ces diverses espèces de ramollissement du ramollissement inflammatoire, *le seul qu'il pût raisonnablement essayer de traiter ;* et nous savons maintenant qu'aucune tentative sérieuse n'a encore été faite, *n'a pu* être faite dans ce sens... S'il est vrai, comme je crois l'avoir démontré, que le ramollissement, chez les vieillards aussi bien qu'aux autres âges de la vie, soit toujours, sauf peut-être d'infiniment rares exceptions, une *affection inflammatoire,* on doit présumer, *par cela seul,* qu'il n'y a rien dans la nature de cette maladie qui s'oppose à sa *curabilité...* » (1).

Heureusement, il est permis d'en appeler de ce jugement sommaire ; et, bien que nous ayons été

____

(1) Durand-Fardel, *Traité du ramollissement du cerveau*, p. 499.

conduit par nos recherches à cette conclusion profondément contradictoire avec celle qui précède,
savoir, que le ramollissement spontané chez le
vieillard *n'est point une affection primitivement inflammatoire* et qu'elle est, dans ses déterminations, sous
la dépendance immédiate des *progrès de l'âge* (1), nous
ne croyons pas, pour cela, avoir enlevé à cette maladie aucun des bénéfices qu'elle est et sera toujours
en droit de retirer de l'intervention de l'art ; bien
plus, des résultats si opposés touchant la nature du
travail morbide n'entraînent point de modification
sensible dans le mode de traitement qu'il convient
de lui opposer ; et il n'y a point là contradiction,
ainsi que nous allons le voir : la différence gît principalement dans l'interprétation.

Si l'on considère que le fait même de la *sénilité*
constitue essentiellement l'imminence de la maladie
dont il s'agit, et que ce fait est *fatal* chez l'homme,
l'on concevra qu'il y ait peu de chose à dire du traitement *préservatif*. Mais, s'il n'est pas possible de se
préserver de la *vieillesse*, on peut, du moins, mettre
celle-ci à l'abri des nombreuses influences individuelles ou extérieures qui sont de nature à aggra-

(1) Les animaux n'échappent pas, en vieillissant, aux altérations
primitives des vaisseaux capillaires du cerveau, telles qu'elles se
développent chez l'homme sous l'influence des progrès de l'âge :
nous en avons montré à la *Société de biologie*, en 1863, un cas remarquable observé sur une chienne âgée de 12 ans ; et le Dr Vul-
pian a communiqué à la même société le résultat de recherches
intéressantes sur ce sujet.

Voy. *Comptes-rendus et mémoires de la Société de biologie*, 1864.

ver ses aptitudes morbides. Les règles et les préceptes qu'il convient de suivre, à cet égard, sont du domaine de l'hygiène morale et physique, et nous devons nous contenter ici d'en recommander la plus stricte observance. Mais, parmi ces influences adjuvantes, il en est une souverainement efficace, que nous avons déjà maintes fois signalée, et qui ne saurait être trop souvent rappelée : c'est l'*abus des alcooliques*; il importe d'autant plus d'y insister que l'alcoolisme *crée*, ainsi qu'on l'a justement dit, *une vieillesse anticipée* par les altérations qu'il engendre au sein des tissus organiques, notamment dans les organes de la circulation encéphalique (1).

La maladie, une fois déclarée, il importe de subordonner les indications à deux de ses phases distinctes : à la première période, ou période initiale, le rôle du *processus congestif* dans les déterminations de l'affection est, on le sait, capital; c'est ce processus qui doit, en conséquence, commander et gouverner, en quelque sorte, les indications. Mais, qu'on ne l'oublie pas, les phénomènes dont il s'agit sont essentiellement constitués par des *stases* passives régies par les altérations vasculaires primitives; s'ils appellent et s'ils exigent, ce qui n'est pas douteux, les *émissions sanguines*, ce n'est qu'à

---

(1) Qu'il nous soit permis de remarquer, en passant, que, puisque les altérations organiques dues aux progrès de l'âge sont de même nature que celles qui sont attribuables à l'alcoolisme, ces dernières ne sauraient être regardées, ainsi qu'on l'a dit, comme *spécifiques*. Voy. Lanceraux, *Séances de l'Acad. de médecine et Gazette hebdomadaire*, 1865.

titre de moyen de *déplétion locale* destinée à favoriser, autant que possible, la circulation capillaire cérébrale, en atténuant les obstacles partiels qui s'opposent à sa répartition et à son cours normaux : ce sont donc les émissions *locales* qui conviennent presque exclusivement à ce but, et il n'est pas de moyen qui soit plus de nature à le remplir que les *ventouses scarifiées* appliquées à la nuque. On en peut, effectivement, régler l'action à volonté, et il permet une évaluation exacte de la quantité de sang extrait; ce n'est pas là une chose indifférente, car, si c·s déplétions doivent être fréquemment réitérées, en raison des faciles récidives des phénomènes congestifs, il importe qu'elles soient modérées dans leur quantité; les larges spoliations, que rien n'autorise, dans ces conditions, ne sauraient, d'ailleurs, le plus souvent, être permises par l'état des forces; ce qui le prouve, c'est la facilité avec laquelle une émission sanguine, même très-modérée, provoque la syncope chez certains malades : tel a été le cas de notre observation LXX (p. 324). D'après nos recherches, la quantité du sang extrait ne doit guère dépasser 300 grammes, et la moyenne de 250 grammes est presque toujours suffisante pour le but à réaliser.

Ainsi envisagé et réglementé, l'emploi des émissions sanguines locales constitue assurément un moyen d'une efficacité réelle, capable non-seulement d'enrayer rapidement les préludes actuels de la maladie, mais même d'ajourner, presque indéfiniment, l'explosion des accidents plus graves par lesquels elle se confirme : c'est ce dont témoignent la plupart des faits rapportés dans la DEUXIÈME PARTIE de ce travail, et dont il serait superflu de reprendre ici la relation (voy. les obs. LI, LII, LV, LVI, LVII, LVIII, LIX, LX, etc.).

A la période confirmée du ramollissement, les conditions d'affaiblissement des forces et souvent de cachexie imposent le choix de moyens d'une autre nature : les agents *toniques* et légèrement stimulants ont alors une importance capitale, et s'il est indiqué de faire appel à des moyens de révulsion ou de débilitation momentanée, ce ne peut être que dans les cas où cette conduite est commandée par l'existence de complications, ou par des phénomènes suffisamment intenses d'irritation locale secondaire; même dans ces circonstances, il convient d'user avec une extrême réserve de la médication antiphlogistique proprement dite, et l'on sera d'autant moins porté à méconnaître ce précepte, que l'on songera davantage à la coexistence habituelle d'une affection chronique de l'organe central de la circulation.

FIN

EXPLICATION DE LA PLANCHE

Fig. Ire. — Vaisseau capillaire de la couche corticale des circonvolutions chez un homme de 80 ans, affecté de ramollissement (voy. obs. Ire) : ce vaisseau est le siége de dilatations partielles qui lui donnent l'aspect *variqueux* : c'est un exemple de ce que nous avons appelé l'*état moniliforme* des capillaires.

(200 *diamètres*, microscope Oberhœser.)

Fig. II. — Cristaux d'hématoïdine dans un foyer de ramollissement de la couche optique. (300 *diam.*)

Fig. III. — Capillaires de la couche corticale des circonvolutions dans un point affecté de ramollissement (obs. Ire), laissant échapper des globules sanguins par des ruptures spontanées de leurs parois. (200 *diam.*)

Fig. IV. — Vaisseaux capillaires du corps strié dans un cas de ramollissement, à la période extrême de désorganisation (obs. Ire). Ces vaisseaux offrent des dilatations énormes ; quelques-uns complétement rompus sont réduits à l'état de tronçons informes ; leurs parois sont recouvertes par des granulations transparentes réunies en petits amas ; le sang dont ils sont remplis, soit à l'état globulaire, soit à l'état de *cumuli* stagnants, est décoloré et jaunâtre. Tout près des vaisseaux se voient de petits amas de globules sanguins en train de se dé-

former et de se décolorer ; des *cumuli* de substance rouge disséminés annoncent un commencement de cristallisation de
la substance colorante.   (300 *diam.*)

Fig. V. — Vaisseau capillaire de la couche optique dans un
foyer couleur *hortensia* et *rouge-carmin*. Ce vaisseau, très-irrégulier dans son calibre et dilaté en ampoule par places, présente sur ses parois une accumulation considérable de *matière
adipo-athéromateuse* ; sa lumière paraît être presque complétement obstruée dans une grande étendue ; les branches secondaires elles-mêmes sont envahies par le dépôt morbide.
                              (300 *diam.*, *un peu amplifié.*)

Fig. VI. — Corps granuleux, et globules transparents libres
dans un foyer de ramollissement.   (300 *diam.*)

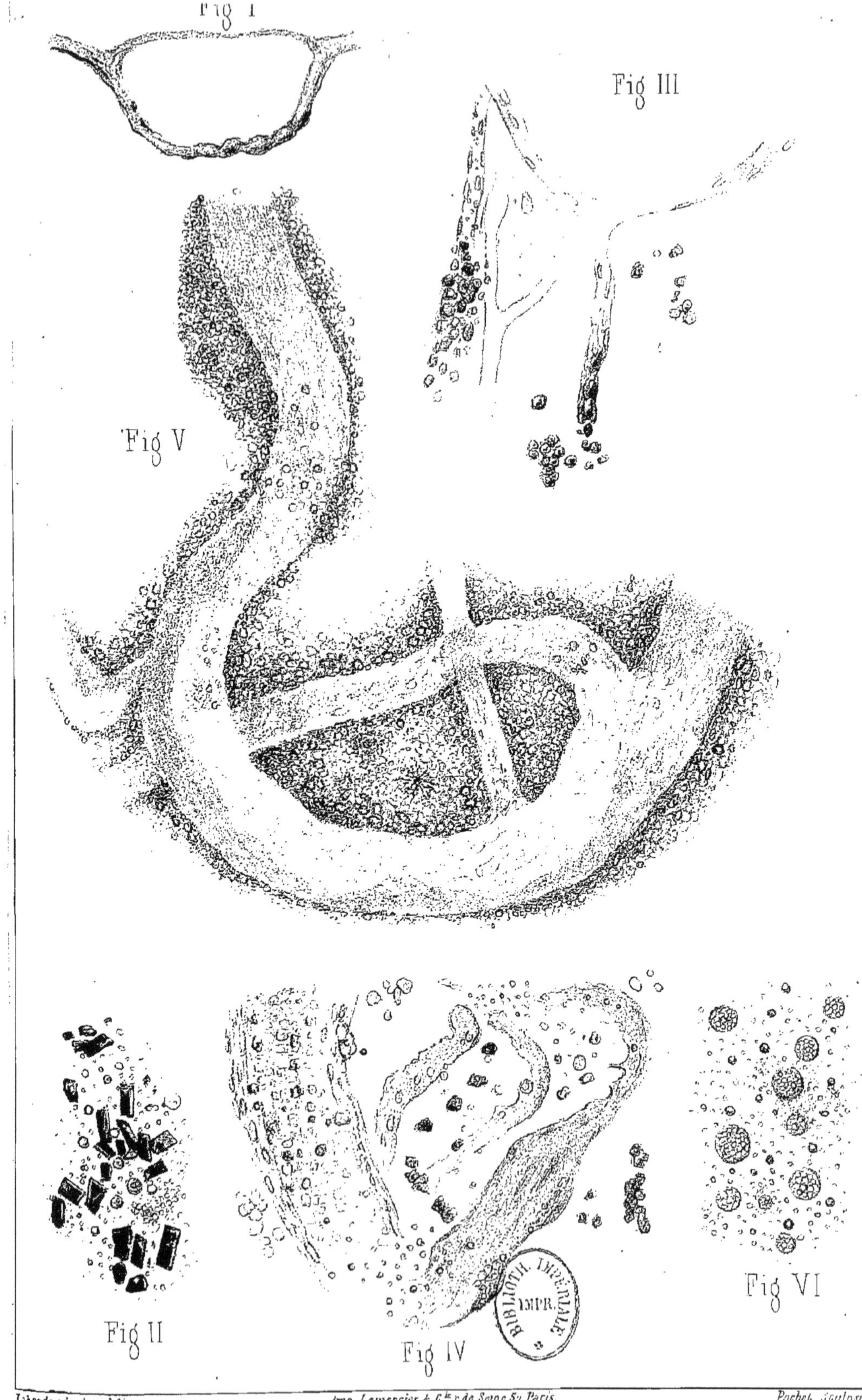

Fig I
Fig III
Fig V
Fig II
Fig IV
Fig VI

TABLE DES MATIÈRES

ERRATA.

Page 126, ligne 13, en remontant, au lieu de *fig.* 1, lisez *fig.* 3 (supprimez *pl.* iii).

Page 127, ligne 4, en remontant, au lieu de *fig.* 1, lisez *fig.* 5 (supprimez *pl.* ii).

Page 131, ligne 8, en remontant, supprimez *pl.* ii.

Page 192, en note, au lieu de *pl.* ii, *fig.* 1, lisez *fig.* 5.

Page 231, ligne 4-5, en remontant, au lieu de *constitués*, lisez *constituées*.

Page 245, ligne 3, au lieu de *pourrait*, lisez *pouvait*.

Page 332, ligne 3, en remontant, au lieu de *intime*, lisez *in situ*.

Page 369, ligne 2, en remontant, au lieu de *emportée*, lisez *emportés*.

Paris. — Typographie A. PARENT, rue Monsieur-le-Prince, 31.